湛庐 CHEERS

与最聪明的人共同进化

HERE COMES EVERYBODY

U0364420

每一次
深重的呼吸

Every
Deep-Drawn
Breath

[美] 韦斯·埃利 著
Wes Ely

田行瀚 王磊 译

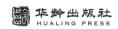
华龄出版社
HUALING PRESS

测一测

你了解重症医学吗

- ICU 后综合征是患者在被抢救和治愈后，由抢救措施引发的大脑
  和身体层面的新的疾病吗？

  A. 是

  B. 否

- 谵妄是 ICU 治疗过程中出现的一种（　）的副作用。

  A. 常见

  B. 不常见

- 要想与患者建立有效联系，医生可以：

  A. 专心而完整地倾听患者的心声

  B. 和患者就最重要的事项达成一致意见

  C. 与患者的故事建立联系

  D. 以上均是

扫描左侧二维码查看本书更多测试题

献给

我的妻子金·亚当斯，谢谢你对我的爱。

母亲，谢谢您让我接受文学的熏陶。

父亲，谢谢您让我对技术产生兴趣。

我的女儿泰勒、布莱尔和布鲁克，谢谢你们的理解。

采摘工、患者及其他所有人，

谢谢你们在我人生的不同阶段告诉我什么是重要的。

有时候，荣耀会点亮一个人的心灵。几乎每个人都会有此类经历。

你可以感觉到它在生长或者像引信燃向炸药一般在酝酿。

这是来自胃部的一种感觉，是神经和前臂的快感。

皮肤感受着空气的抚摸，每一次深呼吸都充满了甜蜜。

起初它给人一种打哈欠的愉悦；

继而在大脑中熠熠生辉，进而整个世界在你的眼前闪烁。

——约翰·斯坦贝克（John Steinbeck），
《伊甸之东》（*East of Eden*），1952

温故重拾初心，知新开拓重塑

安友仲

北京大学医学部重症医学系主任

北京大学人民医院重症医学科主任

科学求真，医学求善，艺术求美。

医学的初心是建立在善心助人的基础上的，但行医的结果则未必尽善尽美。因此，古今中外的医学同道们都曾学习并强调过一条行医准则："首先，不伤害（First, do no harm）。"

作者埃利医生是国际著名的重症医学医师，他和他的团队以研究谵妄及镇痛镇静的工作而为人们所关注。我认识他已近 20 年，读过他的文章，在几次国际会议上聆听过他的讲座并曾有过短暂的交流讨论。通过阅读本书，加深了我对他和他的工作的了解。

"一千个人眼中有一千个哈姆雷特"。本书既可以视作埃利医生的自传，也可以视作一部重症医学发展简史，还可以视作医患关系和医疗安全改进的部分实践总结。作者在书中叙述了自己的成长经历：如何从一位力争救活每一位危重病人的"书生意气、挥斥方遒"的年轻重症医生，到逐渐关注经自己救治而存活病人的后续生活质量，成为认识并致力于预防 ICU 后综合征（PICS）的团队领袖，逐渐感悟并回归医学的初心：造福于患者，并且首先不伤害（患者）。

埃利医生的年龄，以及学医和从事重症医学的时间与我近似。作为同龄同道者，在中国改革开放 40 余年与国外交流日渐增强的背景下，阅读此书时我对他的成长经历和对重症医学的认知变化感同身受。尽管在某些专业问题上的看法未必一致，尚有待医学发展和临床研究的验证，但不妨碍我对本书的赞赏，并愿意推荐给众多的读者，特别是重症医学同道阅读。

感谢译者：烟台毓璜顶医院重症医学科的田行瀚医师。曾经与他短暂共事的经历让我了解到，他是一位勤于实践且善于提问、思考的优秀医师。因此，我对他能够在繁重的临床工作之余，倾力翻译本书以介绍给中国读者深表钦佩。

医者须追求真善美，仁心而精术，融善心、科学、艺术于一体。它山之石可以攻玉，相信读者阅毕，定会有所感悟并受益。是以为序。

ICU，生死的旋转门

王一方

北京大学医学部教授

　　ICU 是生命复苏技术缔造的现代医学杰出成就，是替代模型、战争模型、战士思维在重症医学领域里的伟大实践。它深刻地改变了生死博弈的旧版图，让命悬一线的危重症有了新的希望，造就了许多濒死复活的奇迹。在人们的观念里，既往的危机重重大多可以转化为满满生机。永不言弃成为危重症救治的新纲领。

　　但是，临床伦理学家们没有解除对 ICU 技术的哲学伦理"拷打"，问题的根本是：怎样的死亡值得逆转？高技术的单行道造就的"不死不活"（植物人）境遇是否符合人们对于生命的理解与期许？没有品质与尊严的生命是否值得拥有？姑息缓和模型、顺应模型是否还有临床合理性？这些问题的求解催生了安宁缓和医疗模式，使得重症医学专家有了"将军思维"，渴望接纳、尊重自然死亡，在全力抢救（CPR）与不选择积极抢救（DNR）之间有了回旋的余地。

无疑，ICU 是一道生死的旋转门，有一只看不见的手在操控着它。在平常人眼里，复苏技术的进退收放造就了关键的扳机效应，来自 ICU 现场的韦斯·埃利大夫却给我们开启了一个全新的反思视角，剑指重症复苏技术，重审 ICU 的价值。对于那些生命储备力缺失的老年慢病患者，ICU 里只能苟延残喘，一无生命品质，二无生命尊严，对此，不觉得奇怪；但对于那些生命力旺盛的中青年患者，人们臆想中是一过性、短暂性的危机，ICU 的介入可望穿越沼泽地，踏上生命的新岸。然而，事与愿违，正是强制性通气，镇静与制动干预使得 80% 的 ICU 患者只是获得"复苏"，而失去"复活"的品质，出现 ICU 后综合征（PICS）。PICS 表现为获得性痴呆（失智），发生谵妄、脑雾，或者是获得性肌肉和神经性疾病（失能），轻症患者也会出现创伤应激综合征，发生选择性（痛苦）记忆强化，抑郁、焦虑、恐惧、忧伤、情绪低落（失意），无法回到既往的生命轨道中去，生活变得没有品质、没有尊严。他们认知困难、思维短路、语言艰涩、行为失序。再也无法回到运动场，甚至家庭、职场，无法驾车、交际，甚至无法自理生活，财务自主丧失。这似乎还不是偶发的个案，据埃利评估，在欧美大约 3/4 的复苏患者患上这种 ICU 后综合征。诚然，ICU 让人幸运地"活过来"，如何让他们"活下去""活得好"？"双刃剑"难题的破解是横亘在重症医学面前的新使命。

获益、风险、代价一直是 ICU 里盘恒的三个价值博弈点。在患者和家人心中，即时追逐的无疑是获益的多寡，而医者则需要平衡三者的张力，世事无完美，有得就有失。熊掌与鱼，不可得兼。无疑，ICU 大夫手捧着患者生命的全部载荷，希望越大，失望越深，而且 ICU 是"销金窟"，它是全世界最贵的"卧室"。一间 ICU 的造价是五星级宾馆总统套房的 6 ~ 10 倍，各种生命维持机器的转动都在十倍、百倍地吸附社会、家庭财富，而且花钱越多，复苏的希望就越渺茫。这一法则彻底击碎了人们花钱续命的美梦，而花钱赌命，人们是否愿赌服输，考验着每一个家庭的团结与集体意志。人财两空的局面会休克人们的健全意识，冲动的魔鬼会将死神的孽债算在辛勤劳作的医护人员身上，ICU暴力一直是医患关系恶质化的梦魇。无论如何从伦理上去提升医护人员的道德魅力，都无法克服ICU风险，解铃还须系铃人，充分认识、继而逐步破解、缓解ICU后综合征，有效改善医疗品质，切实提升患者的后ICU生活品质，或许才是逆转医患关系恶质化的良方。

埃利的目光不仅停留在ICU技术的精进上，他似乎更关注ICU文化。当今的ICU文化依然由技术主义所主导，原因是它的历史很短，技术却很辉煌。这么短的时空里创造出那么耀眼的业绩着实让人钦佩，但技术只是ICU里的工具理想，而不是价值理性。ICU是生命的拐点，也是人生转场的节点，开启了生命—死亡、富贵—贫贱"转身"的全新思考。ICU不仅只是高新技术的汇集所，还是人性、财富的分离器。生命无价，医疗有价；技术无情，医护有情。埃利要让ICU里更完整、更温情、更友善，力图规避现有技术干预的后续伤害，立足于全要素、全方位、全流程的生命康复，让后ICU生活更惬意，需要ICU大夫具有更多的共情、反思和关怀。这本书无疑是埃利"新ICU文化"的有益尝试，全书既有ICU叙事的魅力，又有临床反思的深度；既有ICU的历史叙事，又有丰满的患者叙事。如同叙事医学创始人丽塔·卡伦所言："只有听得懂他人的疾苦故事，才能开始思考如何解除他人的苦痛。"期待ICU大夫重新回到临床现场，通过还原ICU干预细节，反思每一项举措的得失收放，打捞失落的生命价值。将技术主义遮蔽的苦难拯救价值重新发掘出来。

亲爱的读者诸君，或许您不是ICU大夫，或许只是自己或家人进出过ICU的过来人，或者是对医疗剧中ICU场景咋舌惊诧的普通人，您可以并不关心ICU技术的精进，但您一定要关注埃利所倡导的ICU文化。因为它关涉我们的医疗、健康走向。

看见全人

我至今记得首次作为嘉宾在中国举办的一个科学大会上发言的情景。那是我学术生涯中最感人的经历之一，因为现场的听众都是博学之士，他们追求卓越，对于如何在中国推广"最佳医疗"这一议题表现出极大的热情。我们分享了重要病患的趣事以及顶尖科学研究，致力于构建可能的最高品质的医学标准。如今，20年过去了，我仍然非常珍视与中国的医学专家及其他同事的合作。此外，我在世界各地有许多中国同事，他们教给我很多中国的美妙文化和对卓越执着追求的精神。

能够将《每一次深重的呼吸》中这些真实人物的故事以及他们的真实生活叙事成书，将这种关于人文与技术进步的信息传遍全球，是我的极大荣幸。我们必须努力地将过去25年重症护理的研究成果融入我们医院的日常工作中，直接服务于病患。只有充分尊重并关心我们的患者，我们才能为他们提供最好的照顾，陪伴他们度过重症疾病，走向康复。在经历了这样的生命威胁后，我们的患者及其家庭需要经历艰难的康复过程。仅靠科学是无法达到我们为他们寻求的"全人"治愈的。这正是《每一次深重的呼吸》想要传递的。

愿你在这些文字中找到自己的心声。更为重要的是，读到这些真实的生活事件时，希望你能深入自己的心灵和思绪，思考它们如何与你的人生故事产生共鸣。这不仅仅是一本关于医学的书，更是关于人与生活的书。

愿您在执业生涯中能够得到满足，更为重要的是，在个人生活中获得幸福与欢乐。这些患者及其家庭在《每一次深重的呼吸》中分享了自己真实的经历，期望能为您的人生旅程提供启示与鼓舞。他们希望让您真实地看到他们。本书的所有收益都会捐献给我们创建的基金会，旨在支援那些幸存的患者及其家庭。这是一种深沉的爱的体现。与我们的受难者深切共情的程度，与我们为他们提供的支持和治愈的意愿，是成正比的。这正是《每一次深重的呼吸》想要传递的。让我们共同努力，推动一个更美好、更具人文关怀的社会向前进。

如我在前言中所述：我在医学中的"追求"是始终看到每位患者背后的人性，首先与他们建立人与人之间的情感联系，然后再运用技术治疗。在这个高度科技化的世界中，人文关怀与同情心的结合，无疑是最能够真正为他人带来益处的方式。

重回最初的誓言

许多人相信医学是建立在善心的基础上的，即愿患者安好。但实际上不仅仅如此，医学的目标必须有更高的标准：仁慈，即造福于人。这让我和患者建立起信任，也是我的技术和实践的基石。作为被患者信任的回报，我承诺我会永远全力以赴帮助患者，并且永不伤害他们。每次走进医院，我都会提醒自己这一承诺之重堪比一份契约。

在我职业生涯的早期，我曾误入"歧途"。虽非有意，但出于渴望掌控每一种医疗情境，我没有充分去倾听患者的声音。医患之间最大的财富在于彼此深入而真诚的交流。当这一点得到增进，特别是在痛苦的时候，两个人可以建立起近乎神秘的精神纽带。一种互惠的联系，将我们带到一个跨越文化、社会和种族界限的仁慈和同情之地。如果没有这样的交流，我们之间将始终存在巨大隔阂。

当我还是一名年轻的 ICU 医生时，我竭尽全力，只为拯救生命。这样做，有时会牺牲患者的尊严，并对他们造成伤害。这种情况就发生在当我放弃了同患者宝贵的眼神交流和交谈，而代之以药物麻醉和数百小时的深度镇静时，我曾认为这样做是"必要的"。患者和他们的亲人逐渐开始让我认清自己思想上的错误。我打破了自己同患者之间的契约，剥夺了患者在自己的医学叙事中的声音。这段旅程带我回归了我最初的誓言，即首先要做到不对患者造成伤害，由此促成我写下这本书。

好消息是我们现在对自己所面临的问题有了更深入的了解。作为一名医生和一名科研人员，我与同事们一道协作，为治愈患者开辟了一条更好的道路。我从本书的个体临床经验所学到的东西在更大范围内被证明是正确的，因为成千上万的患者同意医者将他们的时间、疾病和血液样本作为国际医疗调研的一部分。这是真正意义上的他们的故事。他们的生活也使我领悟到一些真理，这些真理远远超出了医学的范畴，已融入我生命的每个瞬间。

几乎每个人都会担心自己或者自己所爱之人罹患危及生命的疾病。这一点在新冠疫情暴发期间变得极其明显，病毒传染的方式迫使所有人采取严格的隔离措施，当时数百万人感到孤立无援和丧失自我。我非常希望我们可以从书中那些患者身上得到的经验教训，以及后续我们在治疗方法上的改进，为现在和未来几十年中应对流行性疾病提供有效的应对措施。没有人会选择成为患者，但每个人都可以选择保持对患者的关注。每个患者，不仅仅是他的心脏或是肺，他整个人，无论思维、身体还是精神都处在危急之中。

我在医学上探索的"所以然"是把患者看作一个完整的个体，首先与患者接触与交流，其次才是使用医疗手段。在现代医学世界中，人性和同情心的强大结合是造福他人的最佳方式。作为一名医生，这是我所信守的誓言，也是我做好丈夫、父亲、儿子、兄弟和朋友的方式。

作为一名 ICU 医生，我们将抢救患者视为唯一的目标，可我们也看到各种损伤伴随而来，这意味着患者和他们所爱之人要一直面对残留的痛苦和持续存在的挑战。

第 8 章　重设镇静剂的使用标准　117

为什么我们从未质疑过镇静的标准做法？MENDS 的研究证明，在重症监护室内外，对患者进行更轻程度的镇静对他们更有益。

第 9 章　重塑重症护理模式　135

人类的精神比任何药物都更强大，而那是我们需要通过工作、游戏、友谊、家庭来滋养的东西。

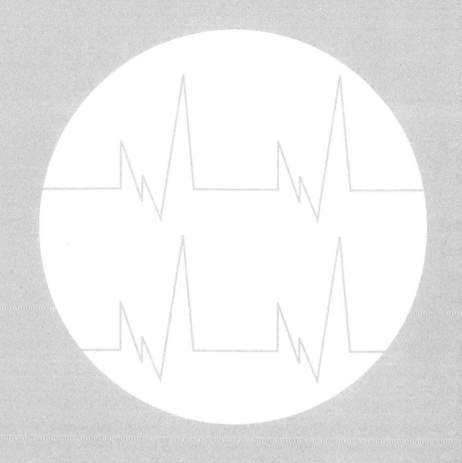

EVERY DEEP-DRAWN BREATH

导 语

聆听每一位患者的声音

有时，生活会以艺术的形式呈现，而那些残存在我们记忆中的瞬间，很大程度上就是我们对生活的理解……我们生活中那些漫长的悲剧，那些春天的抒情诗和打油诗构成了我们的大部分人生。

——诺曼·麦克莱恩（Norman Maclean），
《年轻人与火》（*Young Men and Fire*）

天就快亮了，接下来把那个年轻人的腿部骨折处理好，我今天的值班工作也要结束了。我伸了个懒腰，抬头一看，发现露丝出现在创伤处置室里。大家称她为"鸭子女士"，她那只脏兮兮的白鸭子正从一个破旧的鞋盒上的洞里探出脖颈，不停地嘎嘎叫着。露丝是本地的一位传奇人物，她的出现堪称一景。我曾多次在新奥尔良的法语区看到她和她的鸭子，但这是我第一次在医院里看到她。露丝刚遭人殴打，血从她破裂的眉弓流下来。和新奥尔良的许多人一样，她受伤时就会长途跋涉来到慈善医院。给她缝合伤口时，我问了很多一直想问的问题，当然，我的声音盖过了鸭子的叫声。

处理完伤口之后，她把鸭子递给我，接着就尽情地跳起吉格舞，向急诊室里的所有人致谢。她像哥萨克人跳戈帕克舞一样踢着腿，我也跟着一起跳了起来。我在大学时代就会跳这种舞，不过从来没有手捧着鸭子跳过。我们都笑了。只有在慈善医院里，患者不用签各种委托书。在慈善医院供职的那段日子里，无论患者的经济状况如何，有没有保险，我都从未见过任何人被拒之门外。我们也会收到一些"酬劳"，比如一罐小龙虾、煮熟的螃蟹或者装在保鲜盒里的卡琼香肠。当露丝离开的时候，新一天的阳光从滑动玻璃门的门缝钻进来，更多的患者涌了进来。

1985 年，我作为杜兰大学医学院的学生，来到新奥尔良。慈善医院位于气候潮湿的南方，创院 250 多年来一直为穷人中的穷人提供医疗服务，这里是他们的避难所。这里的空气中充满了历史气息。医学界的偶像人物奥尔顿·奥克斯纳（Alton Ochsner）、迈克尔·狄贝基（Michael DeBakey）和鲁道夫·马塔斯（Rudolph Matas）几十年前曾在这里接受过医学训练，并留下了他们卓越的印迹。多年来，慈善医院一直是美国最大的医院。晚上，我们这些医学生会偷偷爬上中央 20 层楼的楼顶，俯瞰这座拥有 2 680 张床位的庞然大物，思考我们在成为医生的道路上还有哪些鸿沟需要跨越。那一刻，我们会感到一阵眩晕。正面是那些需要救治的患者，他们信任我们。在某一个这样的夜晚，室友达林·波特诺伊（Darin Portnoy）和我约定，在今后的行医生涯中，我们将尽最大努力去帮助那些最需要我们的人，那些无法为自己的权益发声的人。他们也许是世界上许许多多像露丝一样的人。

20 世纪 80 年代，在数量庞大的未参保人员面前，美国联邦政府和州政府对慈善医院的拨款往往杯水车薪。绷带、纱布和 X 光片经常短缺。由于没有雇用抽血师和转运患者的预算，医学生和正在接受训练的医生不得不负责抽血并推着患者去做手术。有时候停电了，没有窗户的走廊一片漆黑，手术根本无法进行。但我们就这样坚持做下去。一天晚上，我不得不嘴里叼着一支手电筒来替产妇接生。我不断扭动脖子，调整光照射的角度，以看清产妇的脸、血压计和婴儿。

急诊室里总是挤满了人，拥挤到不得不绕来绕去才能穿过等待就诊的人群。这里既是门诊部，也是创伤中心，为流感患者、癌症晚期患者、枪伤患者及其他形形色色的患者提供医疗保障。人们哀号着，呼救着，各种嘈杂的声音交织，就像我们工作的配乐，促使我们坚持下去。不过慈善医院的人道主义精神，就像锅里慢炖的密西西比酱一样醇厚，令我极为受用。

在上大学之前的 5 个夏天里，我一直在家乡路易斯安那州什里夫波特以南的农场里干活。我的工作就是采摘紫壳豌豆、四季豆、甜椒、西红柿、秋葵和土豆。我家的生活很拮据。父亲几年前就撇下我们去过另一种生活，而母亲在当地一所教会高中担任英语教师，收入微薄，我只能在南方的骄阳下挣工钱来贴补家用。

和我一起干活的有黑人、棕色人种、白人，受过正规教育的人和没受过正规教育的人，年轻人和上年纪的人，我在他们中都很受欢迎。黎明前，我们在半明半暗的天光里，边聊天边把干草捆好摞起来。就在那一刻，我仿佛觉得自己属于这里。但我并不属于这里。随着年龄的增长，我开始意识到自己的生活和采摘工的生活之间的差异。最初的明显差异是，我会离开农场去外面的世界，而他们会留在这里，日复一日地投入田野的劳作中，永远不会有所改善。这就是他们的一生，无论他们多么努力工作或怀抱梦想，可能都不会有什么改变。而一些在他们看来的"小毛病"：每次微笑时才会显露的脓肿破溃的溃疡、腿上永远无法消散的淤青，以及因为没有及时缝合而渗出血水甚至招来苍蝇的伤口，可能一个月甚至一两年都不被在意，直至影响他们的生计。我开始明白，即使采摘工知道他们的生计依赖于自己的身体，也不可能长时间地住院接受治疗。他们没有像我一样的医疗保障。况且我周围还有很多人帮助我、引导我、扶持我，我即使摔倒也不会摔得太惨。

我开始在农场工作之前的一个夏天，母亲为我和我所在游泳队的 5 个小伙伴组建了一个读书会。我们每天游泳两次，在日落前大约游 14 000 米，然后一起阅读我母亲推荐的书并展开讨论：约翰·斯坦贝克的《人鼠之间》（*Of Mice and Men*）、约翰·诺尔斯（John Knowles）的《独自和解》（*A Separate Peace*）、S. E. 欣顿（S. E. Hinton）的《追逐金色的少年》（*The*

Outsiders）。我为黑人作家玛雅·安吉洛（Maya Angelou）的《我知道笼中鸟为何歌唱》（*I Know Why the Caged Bird Sings*）而着迷，这是她在阿肯色州斯坦普斯成长的回忆录。我以前从未读过这样的书，无法想象她何以能在长期的创伤和不公的阴影下，默默负重前行。当我和采摘工们一起劳作时，我经常会想起年轻时的玛雅。她在自己的故事中没有发言权，这与采摘工的生活类似。虽然她后来重获发声的权利，并且光彩夺目，但恐怕这些不会发生在我认识的那些年轻的采摘工身上。我有预感，即使他们发出呐喊，也没人会听到。

我想成为一名医生的渴望在那片肥沃的土地上生根发芽，而这最初仅仅源于我有着帮助他人的想法。此时此刻，《人鼠之间》里的一段对话涌上心头：

乔治说："我们有未来……"莱尼插嘴说："为什么？因为……因为我有你照顾我，你有我照顾你，这就是为什么。"

我喜欢"为需要我的人服务"这个想法，而当我来到慈善医院时，我觉得我找到了自己的使命。

在学医的第三年，我迎来了自己的第一位患者：萨拉·波利奇（Sarah Bollich）。萨拉在新奥尔良东部第九区欲望街的一间隔板猎枪屋里长大，她23岁。我们是同龄人。她有一个一周岁大的孩子，她本应该在家里和她的宝宝在一起。而现在，她却因为重度休克蜷缩在一条棕色毯子里，颤抖着躺在大型开放式ICU病区里。萨拉患有围产期心肌病，这是一种罕见且致命的心肌疾病，只发生在少数孕妇或产后妇女身上。当我第一次见到萨拉时，她看着我，眼睛里充满了恐惧，好像在祈求帮助，但却说不出来话。她害怕自己会死。作为一名医学生，我的工作是看护她，每天要在油漆斑驳的金属病床旁看守几小时。我对萨拉进行了医学常规检查：视诊、触诊、叩诊和听诊。她奋力呼吸，用颈部和胸部额外的肌肉来获得足够多的氧气。每当她的血压降到 50 mmHg 时，我都会万分焦急，这远低于我被告知要维持的 70 mmHg。医院没有新型电子泵，所以当药物从静脉输液袋通过导管流入萨拉的静脉时，我只能通过计算每分钟的滴数来手动调整多巴胺的剂量。滴数太少，她的血压会下降，然后我就会增加滴数，用手指滚动输液软管上的调节阀来尝试让她的血压恢复。为了使萨拉的病情好转，我每天要花费大量时间，重复着这项乏味的工作。虽然隔帘之外的重症病房嘈杂、忙碌，但在这里，我只集中精力照顾她。她紧紧握住我的右手，满是汗水，我能感觉到那源自恐惧。

"埃利医生，我怎么了？""为什么我不能跟我的孩子待在家里？"萨拉一次又一次地问我。

作为初出茅庐的医学生，出于对自己学识的不自信，我只能含糊其词地回答。但是我知道，虽然我们希望她的病情好转，但她的血压太低，心脏在衰竭，她可能会死。我能从她的眼睛里看到她已经知道了自己的结局，我相信她也能从我的眼睛里看到自己的命运，但她仍愿意信任我的治疗，也愿意相信我。

一天晚上，萨拉的血压再次暴跌，一直降到 40 mmHg。我的手指滚动着调节阀，看着滴速加快。这次她需要大剂量的药物和多巴胺才能维持安全血压。我再次转过身去安慰她，看到她脸上满是恐惧。她抓住我的手，我僵住了，也紧紧抓住她的手。监护仪上的心律变为室性心动过速，这意味她的心跳极其危险，警报声随即响起。我感觉到她握住我的手松开了。护士和住院医师赶来抢救。他们把一根管子塞进她的喉咙，开始进行心肺复苏，试图恢复萨拉的心律。接着轮到我了。我此前从未做过胸外按压，我向下按压，松开，然后再次向下按压，我的手掌紧紧地压在她的胸部，以此拼命向她的大脑输送血液，让她活下去。但毫无效果，她离开了。我所能做的就是盯着监护仪上那条凄凉的直线。我们没能治好她，仅仅因为没有设备。

也许我应该接受萨拉的死是重症疾病发展的必然结果，但我不能。我感到内心遭受重创。在我这个医学生看来，似乎完全不该出现这种结果。她是那么年轻、健康，还有大好的人生等着她。她从小看着沿密西西比河顺流而下的油轮和明轮船长大，并且好奇它们要驶向何方，想知道她是否也能去那里。但是现在，这些再也无法实现了，她离开了这个世界。我无法接受这种事情发生。我意识到我想做的不仅仅是帮助别人。"帮助别人"这个想法突然变得毫无意义，就像一个十几岁的少年不成熟的思考。我想抗击死亡。那一天，我意识到致力于重症医学、拯救生命才是我的使命。我对这个决定感到兴奋，我会全身心投入最好的训练中，并运用最新的技术去拯救下一个萨拉和世界上所有像萨拉一样的患者。

1989 年，我从医学院毕业，在维克森林大学医学中心（原鲍曼格雷医学院）做住院医师。第一次在 ICU 值班时，我接诊了一位名叫特蕾莎·马丁（Teresa Martin）的患者。当我第一次见到特蕾莎时，她正处于病情危急时，服用了镇静剂，处于麻痹状态，通过气管插管（从咽喉插入一根塑料管）连接呼吸机进行呼吸。同时她的胳膊和腿毫无血色，苍白且伴有散在花斑。救护车在她自杀未遂后赶到，并在 30 分钟后把她送进了 ICU。她在吞服一把药片后失去了知觉，期间吸入了少量呕吐物，现在肺、心脏和肾脏等器官功能处于不同的衰竭阶段。护士告诉我，当他们找到特蕾莎时，她曾短暂地苏醒并哭了，说自己犯了一个愚蠢的错误，她不是真的想死，接着就又昏倒了。作为一名内科实习医生，我发誓要尽我所能让她活下来。这一次，与慈善医院不同，我们拥有全套的重症监护设备能帮助我取得成功。

首先，我们需要为特蕾莎进行深静脉置管，以测量中心静脉压，输注抗生素、药液和其他药物。为了抓住学习机会，实习医生会抢着接手这项复杂的操作。我立即开始做准备，用碘剂擦洗她的脖子和身体，用天蓝色无菌布覆盖她的身体，并在她的皮肤上插入各种针头和扩张器，将导丝放入她的颈内静脉，然后进入她的心脏。这样一来，我就为她的身体恢复争取了一些时间。我现在的工作是控制呼吸机、静脉药物和镇静剂，并通过监护仪观察她的器官是否正在好转。

三天后，特蕾莎的肾脏开始衰竭，这是病情加重的表现，但我找到了解决办法。我将另一根导管插入她的腹股沟，开始用透析的方式来实施血液净化，透析机放在离她头部 1 米多远的地方。我停下来看了看特蕾莎，她身形瘦小，孤独地躺在病床上，不省人事，周围都是维持她生命的机器，不时地发出哔哔声。我暗下决心，要为这个不能发声的患者竭尽所能。

我已经照顾特蕾莎好几周了，反复穿刺让她身上遍布针孔，皮肤淤青，抽血渗出。她的肺部因肺炎而实变，气胸 6 次，一次又一次地塌陷，每次我都需要通过胸腔闭式引流（切开她的胸部并在她的肋骨之间插入塑料管）来排出气体。我们就是这样一次次把特蕾莎从死亡边缘拉回来，这简直不可思议。

在这一系列的治疗程序中，我们用苯二氮䓬类药物及吗啡来实施镇静和镇痛。我们对所有患者都这样做，以免患者在 ICU 感到恐惧。特蕾莎的父母每天都来医院探视两次，长时间注视着他们失去知觉的女儿，显得异常悲伤与憔悴。我没有什么实质的进展可以告诉他们，只是表示我们正在尽最大努力并采用最新的技术来挽救他们女儿的生命。特蕾莎的母亲站在女儿的床头，经常流泪。她母亲说："我不明白她为什么这么做，她平日里看起来很开朗。"这常常让我无言以对。

终于，特蕾莎的休克症状缓解了，血压稳定了下来。我为她撤掉了呼吸机。一个接一个器官的功能恢复，预示着她正在渐渐好转。但她的肾脏仍然有问题，需要继续透析。她已经住院好几周了。她的父母已心力交瘁，日渐沉默，不敢再抱有希望，但又不愿放弃希望。在接下来的几天里，她的肾脏功能逐渐恢复正常。我松了一口气，仿佛自从特蕾莎入院后我就一直无法畅快地呼吸。我转动旋钮，关闭设备，各种哔哔声随之消失，然后我自豪地告诉她的父母她会越来越好的。尽管困难重重，可她还是活了下来。

当身体进一步康复后，特蕾莎回家了。6 周后，她来医院做胸部伤口的复查，护理员推着坐在轮椅上的特蕾莎慢慢地进了诊室，她的母亲陪在身边。特蕾莎凝视着前方，眼袋很重，仿佛只是一具年轻女性的躯壳，没有问候，没有微笑。她茫然地盯着我，我不确定她是否还记得我。

特蕾莎的母亲进门后急切地问道："为什么她不能屈伸胳膊和活动肩膀？"她的母亲看起来很疲惫，甚至比当时来医院看望女儿时还要疲惫。特蕾莎出现了一系列的并发症：无法正常吞咽，无法自行入睡和如厕，不能自己洗澡、穿衣，一次只能走几步，完全无法爬楼梯。她再也无法回到自己原来的行政助理的工作岗位上。这一系列病症让我摸不着头脑，也不清楚问题的根源，因而无法立即给出应对措施，所以我做了我该做的事：安排血液检验和 X 光检查。

血液检查没有显示任何明显异常，但特蕾莎的胳膊和腿的 X 光片显示，她的肘部、肩膀和膝盖有大量钙沉积。特蕾莎患上了异位骨化症，这是由于重度炎症和长期不活动导致的骨骼异常发育，就好像她的关节里长出了岩石。我从未见过这样的情况，也不知道该如何处理。

当我给特蕾莎看那些恼人的片子时，她一点反应都没有，但她母亲点了点头，好像有什么事情已经得到证实，好像她现在获准可以谈论其他问题。她告诉我，特蕾莎的大脑遭受创伤，她变得健忘，变得胆怯。特蕾莎的母亲在座位上挪动了一下，瞥了一眼坐在轮椅上的女儿，叹了口气说道："她现在就像变了一个人。"

特蕾莎和母亲离开后，我把门关上，独自坐在诊室里。通常，当我接诊完一个患者后，我会马上接诊下一个，但这次不行。那天一大早，当我看到预约患者名单上特蕾莎的名字时，就开始期待一次胜利的重聚，想象着她会兴奋地说"你给了我全新的生命！"，哪怕给我一个微笑。我原以为她现在已经重新开始工作，和朋友们一起欢笑，并享受与死亡擦肩而过之后的生活。事实却是，她变成一个坐在轮椅上的身心俱残的年轻女人。她现在的生活甚至比几个月之前我照顾她时更糟糕。如果她再也不能走路了怎么办？如果她的大脑受到永久性损伤怎么办？在我的内心深处，我意识到她在重症监护病房所接受的治疗对她造成了伤害。她入院时伴随着器官衰竭，我们已经医治好了，但不知为何，她又得了完全不相关的并发症。她的身体和大脑遭受了新的创伤。我本以为找到了自己的使命，把患者从死亡的深渊中拉回来，但现在我不太确定了。我开始怀疑拯救生命是否也会造成伤害。

我在现代医学领域的经历是本书的基础。在医治特蕾莎之后，我开始明白重症医学是如何偏离了它充满希望的开端，并迷失了方向。尖端技术如何既能成倍提高危重症患者的生存率，又能无形中降低许多重症康复者的生活质量？拯救生命是否应该是 ICU 医生的唯一目标？在这一过程中，我发现过去 50 年来医学界对人性的忽视才是问题的根源。尽管之前的重症文化根深蒂固，但作为新时代的医生，我们必须改变对重症文化的认识，以及在 ICU 中提供医疗服务的方式。患者的生命全赖于此。通过他们的故事，你会体会到生命得到拯救后的样子，虽然对于医生来说这是个"好结果"，可患者回家之后会发现自己的生活如此受限，以至于有时会希望自己根本没有活下来。

你将明白在 ICU 中为什么传统的靠呼吸机来照护患者的"镇静和制动"护理措施应该被淘汰。你也将看到更人性化的医疗手段在成千上万个 ICU，包括我自己的 ICU 中得到应用。在这里，医护人员不仅拥有过硬的医疗技术，还充满了人文关怀。这种全方位的护理更人性化，科学技术和人文关怀缺一不可，它们带来的益处也有证可循，为危重患者及其家属带来了新的希望。是时候让这种全新的 ICU 医疗手段得以普及了。

仅仅在美国，平均每个人一生中都会有不只一次的重症住院经历，每年超过 600 万患者进入 ICU 接受治疗，其中就可能包括你或你所爱的人。在 ICU 中得到的护理将会直接影响患者的康复。本书提倡以患者为中心的护理，当然不仅仅是在 ICU 中。也许你本人或者你身边的人就是一位重症康复者，你会在接下来的经历中重新认识自己，意识到你并不孤单，你还可以得到更多的帮助。

显然，危重病的发展并不是在患者走出 ICU 时就结束了，其治疗也不仅仅局限在医院，而应延伸到家庭和社区之中。这是像我这样的 ICU 医生义不容辞的责任。在我们拯救的生命中扮演支持者的角色，给每一位患者发声的权利，并倾听每一位患者的声音。

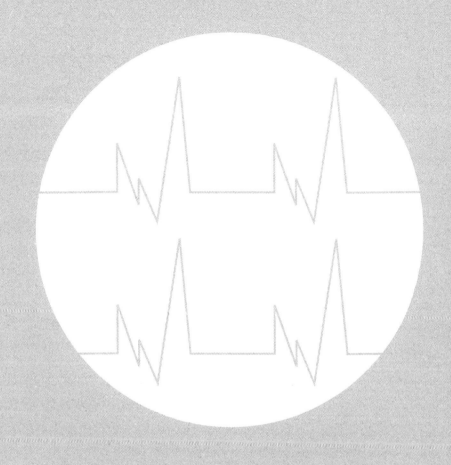

EVERY DEEP-DRAWN BREATH

第 1 章

重症不是改变了生活，而是彻底摧毁了生活

作为 名ICU医生，我们将抢救患者视为唯一的目标，可我们也看到各种损伤伴随而来，这意味着患者和他们所爱之人要一直面对残留的痛苦和持续存在的挑战。

重症不是要改变你的生活，而是要将你的生活打得粉碎。

——保罗·卡拉尼什（Paul Kalanithi），医学博士，
《当呼吸化为空气》（*When Breath Becomes Air*）

抢救措施让他们患上了新的疾病

理查德·兰福德（Richard Langford），1955 年出生于田纳西州，是一位传教士的儿子，他注定要引领并服务于当时纳什维尔的底层民众。理查德自小就学会了自信地表达和过俭朴的生活。小时候，每天早上，在去上学前，他会挨家挨户地推销小丑波佐卡片①，每张售价一美分。多年后，读大学的他当选为学生会主席，主持学生会工作。所有这一切都在促使他成为家中的第三代传教士。

不过在此之前，理查德结了婚，有了两个女儿，并熬过了离婚的艰难时光。在获得教牧学博士学位后，他在纳什维尔的第十八大道南边创办了一座教堂并担任牧师。后来，他携带积蓄远赴他乡传教，与此同时，他也为世界卫生组织工作。

"那是我人生中最丰富多彩的岁月。"他说着，点了点头，眼

---

① 一种集换式卡牌。——编者注

镜微微歪斜。这是我第一次听他诉说自己的过往。在最近一次腹部手术后，为了给理查德进行复查，作为朋友的我来到他母亲莉塔的木板房。理查德靠在躺椅上，面带微笑回忆着，四周环绕着塑料花和烛台。他的母亲93岁，理查德已经和她一起生活了12年。他每天睡18小时，偶尔会弹弹钢琴，看看电视。他告诉我，当他约了医生、接受治疗或有朋友来看望时，他会花一整天的时间来做准备。上午，他会在10点左右醒来，但仍感到疲惫，常常需要花上几小时打起精神去洗澡。而等他穿好衣服，往往已经过了午饭时间。"以前的我是那么精力充沛。"他叹了口气补充道。此刻，像我这样的来访会让他感到筋疲力尽。

2008年，当理查德注意到他的膝盖问题已经开始影响自己打网球时，他决定接受选择性膝关节置换术，这是一项在全世界每天进行数千场的常规手术。他本应在一周内出院并挂着拐杖行走，三个月后便可重新回到网球场。然而事与愿违，手术后他出现了严重的肺部感染。他住进了ICU，靠呼吸机和插管维持了4周。当他终于能够出院时，他的生活彻底改变了。他不得不搬回去和母亲一起住。他当时认为这只是暂时的，但他再也没能回到自己的家中。他已经生活不能自理，记不住简单的方向，记不住什么时候该吃药，也想不起自己把车停在了哪里。

"最可怕的是大脑乱得像一锅粥，"理查德说。目前他的情况仍然如此。每当他讲述一个故事时，他的大脑似乎总是阻止他记起最重要的部分。"整个故事最终听起来很荒谬。"这使他不再适合向他的会众布道或为那些有需要的人做一对一的心理疏导。他别无选择，只能辞去他热爱的工作。当时，他才53岁，比现在的我还年轻些。他那曾经充实的生活一点一点在萎缩。

"我觉得自己被抛弃了，"他说，"生活中，我的大脑甚至……都不能思考，更别提处理任何事情，这还是……"他欲言又止，不断思索着，嘴唇翕动，仿佛已经找到了合适的词语似的。"这真的很难，真的让我很烦恼。"说完，他摇了摇头。此时，在这间闷热潮湿的房间里，他已泪流满面，沮丧和绝望溢于言表。

理查德的女儿阿什利曾经告诉我："他的记忆是完整的，但丧失了执行能力。就如同一位前国际象棋大师坐在棋盘前，他知道自己会下，但看着棋盘上的所有棋子，他却记不起规则，甚至记不起这个游戏的名称。"

理查德患有 ICU 后综合征（post-intensive care syndrome，PICS）。重症患者从 ICU 转出后，其大脑和躯体往往会出现各种问题，这种虚弱的状态就是 PICS 的症状。特蕾莎是我见过的第一个 PICS 患者，不过当时我还不知道有这种病。我估计她的生活状态和理查德差不多，但我也不太确定。我后来没能一直跟踪她的情况。今天，全世界有数百万人正在与 PICS 做斗争，其中一些人是感染新冠病毒的重症康复者。他们中的大部分人不知道自己患上了一种实实在在的病。除了 ICU 的护士和医生，很少有医护人员听说过 PICS，公众对此更是知之甚少。因此，大多数人几乎无法获得应对 PICS 所需的医疗资源。

PICS 最令人震惊的一点是：患者康复后并没有受到当初导致他们住进 ICU 抢救的疾病的影响，反而是那些抢救措施让他们患上了新的疾病。他们的大脑出现的问题，例如理查德患有的那些症状，被认为是 ICU 获得性痴呆，而他们的机体失能则往往是指 ICU 获得性肌肉和神经疾病。PICS 也可能表现为心理健康问题，主要表现为抑郁症和创伤后应激障碍（post-traumatic stress disorder，PTSD）。患 PICS 的既有年轻人，也有老年人。他们的社会地位、经济状况和教育背景千差万别。

仅在美国和欧洲各国，每年就有数以千万计的人住进 ICU，其中一半以上（许多研究表明是 3/4）的重症康复者在出院后多年，仍患有自 ICU 转出后出现的认知、心理和（或）生理方面的功能障碍。虽然紧急住进 ICU 的患者，PICS 的症状尤为严重，但这种状况也会发生在像理查德这类进行选择性手术后出现并发症的患者身上。大多数患者及其家人，甚至许多医生，认为从 ICU 转出意味着与危重症的战斗以胜利告终，但往往患者们最煎熬的日子才刚刚开始。

在疫情期间，我一次次看到大家喜气洋洋地庆祝那些经过数周或数月治疗的患者出院的视频。尽管活下来是值得庆祝的一件事情，但我仍担心他们回家后可能会发生什么！可能一小时后，他们回到家时，连迈上屋门前的台阶都做不到，或者甚至记不起往日生活的点点滴滴。同其他重症康复者一样，他们似乎没有意识到自己即将经历病后生活的新常态。他们的生活可能自此发生永久性的改变。为了活下来可能需要付出巨大的代价。尽管每个人都告诉他们"能活下来就很幸运了"，但有时候在重症康复者看来却并非如此。

我想知道当理查德意识到自己的生活无法恢复如初时，他的内心是什么滋味。我第一次见到他，是在由范德堡大学危重症、脑功能障碍和生存权益（Critical Illness，Brain Dysfunction，and Survivorship，CIBS）中心举办的 ICU 后综合征支持活动中。CIBS 中心是我在 10 多年前创立的，现在我和我的同事普拉蒂克·潘德哈里潘德（Pratik Pandharipande）博士是该中心的联合负责人。我们这里有 90 多名医护人员，专注于研究和护理持续受危重症影响的患者。每周神经心理学家詹姆斯·吉姆·杰克逊（James "Jim" Jackson）博士和 ICU 医生卡拉·赛文（Carla Sevin）博士会牵头为重症康复者举办聚会和咨询活动。

虽然这个重症康复者群体中的大多数人，包括理查德，在 ICU 住院期间并不是我的患者，不过后来他们都来到这里寻求帮助。他们中有纳什维尔本地的，也有从全国各地打电话来咨询的，甚至还有从海外通过 Zoom 视频通话软件联系到我们的。确保患者从 ICU 的阴霾中走出来，才是重症医学的良性发展方向。他们出院后仍需要我们，同时他们也需要彼此间的相互鼓励与支持。我第一次见到理查德时，他正坐在长长的会议桌旁，笑着同另一位我结识多年的 ICU 重症康复者萨拉·贝丝·米勒（Sarah Beth Miller）交谈。后来我才知道，理查德为了避免在繁忙的州际公路和市中心驾驶时感到紧张，开车绕了很远的路，花了较正常用时多两三倍的时间来参加活动。活动的时间定于每周二下午一点，这是我们经过精心选择后确定的，以便参与者可以避开交通高峰时段，毕竟格外小心驾驶是他们每个人病后新常态的一部分。

在桌子对面，我捕捉着理查德和萨拉谈话中的只言片语，从奥斯卡奖到普利策奖，从他们的童年到现在生活的不可捉摸，从中我感觉不到他们存在任何认知障碍。没有人看得出他们正在为大脑随时有可能不听使唤而痛苦，或为此感到窘迫和无助。直到后来，在理查德与大家交谈的过程中，当他试图回答一个具体的问题时，我才注意到他当时思维的混乱。他告诉我这种症状可能会突然发作，表现为说话语无伦次，不着边际。这就好像他一次又一次避开州际公路，走遍视野所及的每一条小径，无休止地绕来绕去。虽然听他说话是种折磨，但我却开始慢慢理解了他的痛苦。

理查德来参加活动时会穿着一件熨烫平整的衬衫，并打着领带，这是他外出的固定装束。但此刻在他的家里，他只穿着一件褪色的海军连帽衫，看起来是那么委顿憔悴。我想是时候告别了，于是起身准备离去。我瞥了一眼杂乱的厨房，看到一箱艾德熊无糖乐啤露①。理查德说他靠喝这个撑过每一天。

"等一下，"他走向他的钢琴，"让我为你弹奏一曲，好吗？"

----

① 一种口感极像啤酒，但不含酒精的草本饮料。——译者注

他拉开琴凳坐下，脸上绽放出灿烂的笑容。夕阳的余晖照亮了木板墙和他昔日荣获的奖状镜框。我站在门口，他歪着头看向我，然后开始演奏。琴声有些走调，但随后理查德放声高歌："我看到了漫天繁星，我听到了滚滚雷声……"[1] 我想此刻的他可能是回想起了自己做传教士的日子，也可能仅仅是为能掌控当下的自己而高兴。我停下来，听着他振奋人心的歌声，再次被重症康复者质朴的勇气所震撼。他们完全有能力重塑自己破碎的生活。

亲人在失落和痛苦的漩涡中越陷越深

早在 2003 年，我就认识萨拉，当时她的 ICU 医生将她介绍给杰克逊博士和我进行神经心理学测试。她留着灰色短发，带酒窝的脸上泛着微笑，整个人散发出积极乐观的光芒。她在离纳什维尔不远的古德利茨维尔的一个农场里长大，自幼与马为伴，骑术高超。在我的办公室里，她告诉了我她母亲最近过世的消息。她很健谈，话语中充满热情。虽然她的眼里噙着泪水，但我能感受到她的乐观，她不是那种沉溺于悲伤的人。

萨拉的故事听起来既熟悉又特别，一场突如其来的重症让她的生活偏离了轨道。在 2002 年 5 月 27 日之前，也就是在她住进 ICU 那天之前，她的生活一帆风顺。她在电话公司工作了 30 年，是田纳西州中南贝尔公司雇用的第一批女工程师之一，即使后来经历了公司合并重组，她也依然得以留任。她本希望在阵亡将士纪念日那天好好放松一下。然而事与愿违，她发了一场高烧，被送到急诊室时已晕厥，不省人事。

---

[1] 原文为 "I see the stars, I hear the rolling thunder…"。歌词出自猫王埃尔维斯·普雷斯利的歌曲《你真伟大》(*How Great Thou Art*)。——编者注

在接下来的 12 小时里，萨拉被诊断为肺炎、败血症和急性呼吸窘迫综合征。她的肺里充满了液体，心脏和肾脏极速衰竭。她被紧急转入 ICU，并装上生命维持装置，通过呼吸机辅助通气，并注射了镇静剂。她曾濒临死亡，在昏迷和谵妄之间徘徊，产生幻觉，并感到恐惧和困惑。直到 7 月 4 日美国独立日这一天，室外传来的烟花声使萨拉有了患病后第一个清晰的记忆，而这时她已经在 ICU 度过了 5 周多的时间。

萨拉与杰克逊博士和我取得联系大约是在她出院一年后。她说自己的身体出了很大问题，但她不知道问题的根源在哪里。在她历经濒死后的头几个月，她一直在家中休养，试着恢复体力。"我甚至连一把叉子都拿不起来。"她说。她的母亲搬过来和她一起住，否则她根本无法正常生活。她的妹妹黛安和弟弟肯也被叫过来一起帮她料理日常事务。萨拉接受了物理治疗，但并没有什么效果，即使上下楼都十分困难。

三个月后，萨拉认为自己该回去工作了，这也是她身边的人所希望的。之前她病了，一直住院，现在她活了下来，是时候让生活重回正轨了。她鼓起勇气，蓄足气力回去工作，准备从她离开的地方重新开始，可似乎没那么简单。

"回到办公室的第一天，"萨拉解释说，"我打开电脑，看了一些东西，然后想'嗯……我该做些什么'。我打电话给我的同事唐娜。'好吧，'她说，'运行你的报表。''什么报表？'我问道。"萨拉在大学学过微积分、复数等数学理论。在电话公司，她在复杂工程概念方面是公认的行家，可现在她却连自己的工作是什么都想不起来。

萨拉开始居家办公，从早上 6 点开始，到晚上 10 点才能结束一天的工作，而之前她每天只需工作 8 小时。她的主要问题是难以集中注意力，她再也无法保持专注，这是导致她工作效率低下的原因。房间里的一只苍蝇或者外面的噪声都可能分散她的注意力，她会花 15 分钟想这些东西，而非工作。在住进 ICU 之前，她一直是一个爱读书的人，无论走到哪里都带着一本书。

但在那之后，我在阅读时可能会看 black（黑）这个词，然后想："好吧，这句话完全读不通。"所以我又读了一遍，这个词是 back（后），而不是 black（黑）。我完全读不进去，因为读每句话都会遇到这种情况。这些文字就是读不通。

萨拉来到 CIBS 中心，希望杰克逊博士和我帮她解开困惑。她向我们讲述了她的虚弱和疲惫，以及她不得不每天花 16 小时才能勉强完成工作，这让她觉得自己就像变了一个人。更糟糕的是，似乎没有人意识到她仍在生病。这一点我很理解，虽然在我看来她也一切正常。

首先，萨拉接受了为时 2 小时的神经心理学测试。杰克逊博士用韦氏成人智力量表（Wechsler Adult Intelligence Scale，WAIS）对她进行测试。测试结束之后，当我们坐下来讨论结果时，她的第一个问题是"我的智商是多少"，她似乎很想知道结果。而这通常不是我们关注的重点，因为它不是衡量一个人在处理日常生活任务（如驾驶、工作和度过一天）中的表现的最佳标准。

"哦，很不错，"杰克逊博士看了看结果说，"高于平均水平，在 110 左右。""什么？"萨拉惊呼。她看起来很失落。"我的智商一直在 140 左右！"

我盯着萨拉，以确认那对她确实是个巨大的落差。原来，借助工作的便利，她之前曾多次测试自己的智商。"嗯，怪不得我再也不能像以前那样处理工作了。"她轻声地补充道。

她的智商严重下降。正如杰克逊博士解释的那样，基于认知测试的智商随着时间的推移应该趋于稳定，因为测试结果是根据年龄调整的。即便与二三十岁时相比，她的大脑机能会因为经历正常的衰老过程而减弱一点，但是她的智商应该保持大致不变。我知道，智商测试根据年龄、受教育程度和性别进行调整后，每15分为一个标准差，而萨拉的智商竟然下降了近30分。这好比一个智商一般的人的得分为100，如果他的智商下降两个标准差，即下降到70分，就意味着他存在智力障碍。萨拉的认知能力已严重受损，她清楚地认识到了这一点。她摘下眼镜，慢慢地用衣角擦了擦镜片。

后来，萨拉告诉我，她之前只是觉得有些不对劲，她是一名数学专业的学生，却再也无法做到平衡收支，但当时她还没有意识到自己的智力下降到何种程度。现在我们以数据的方式将其呈现出来，这让她明白自己的智力到底下降了多少。想起曾经的自己，再看看现在与过去的巨大落差，萨拉内心的凄凉可想而知。

从那之后，这种场景我经历了很多次。每当患者一想到自己住进 ICU 前后的生活所呈现出的巨大差异，他们往往会质疑这样做是否值得。我们试着想象一下，原本数学天才萨拉每天可以轻松地运用复杂的方程式来处理自己的工作，有一天突然患上危及生命的肺炎，虽然经过治疗活了下来，但她却连几十年来最擅长的工作中最基本的东西都不记得了。尤其是当她认识的每个人都在若无其事地说她看起来很好的时候，对于萨拉来说，这是最让她难以接受的。从 ICU 历劫活下来之后，她的朋友、家人、同事甚至她的医生都不认为她有什么问题。

从萨拉出院到现在，已经过去了 15 年。她在 52 岁的时候退休了，这比她计划的退休时间提前了 10 年。每天工作 16 小时让她不堪重负，她为自己创造了一种新的生活方式。在某种程度上，这是一种比较乏味的生活，但萨拉却不这么看。她想出了一个相当激进的疗愈方法，即玩数独和拼词游戏。此外，她还重新开始阅读。她相信这种被她称为"大脑康复"的方法可以帮助她重新激活自己的神经网络。

　　我问她对那些从 ICU 出院后饱受折磨的人有什么建议，她很快给出了答案："不要被你的过去或者未来所左右，找到你热爱的事。"对她来说，在一档为特殊儿童举办的骑马活动中充当志愿者，可以让她忙碌起来。"丘吉尔说过，'马外在的某些东西有益于人的内心。'你听说过吗？"她问道。我不曾耳闻。然后，她告诉我，一个患有严重孤独症、很少说话的 3 岁女孩在她第一次骑马的时候喊出了："妈妈！"

　　"我们简直不敢相信！所有人都激动得哭了。"萨拉停顿了一下，"这种令人喜悦的场景在我之前工作的电话公司里是不可能见到的。"

　　我注意到，只有像萨拉这种虽然不喜欢但能接纳自己现状的患者，才能在康复的过程中取得最显著的进展。此外，他们觉得自己找到了"和他们一样"的人、能够理解自己痛苦的人，这不仅能够增加对自己处境的忍耐力，而且随着时间的推移能逐渐使自己真正接纳自己的现状。我的女儿布莱尔向我介绍了维克多·弗兰克尔（Viktor Frankl）的《活出生命的意义》（*Man's Search for Meaning*）一书，这本书讲述了作者在纳粹集中营中的经历。它帮助我认识到 ICU 重症康复者重塑自己处境能力的重要性、缩小他们的预期和实际的生活质量之间巨大落差能力的重要性，以及去寻找自己人生的意义。

　　2012 年 10 月，在萨克拉门托，我与数百名医院管理人员、医生和护士就如何加强 ICU 中的患者护理，以及如何进一步改善他们从 ICU 出院后的生活，做了一次演讲（了解更多相关内容，可参见附录"患者、家庭和陪护者的资源"）。在那里，我听到 ICU 重症康复者安东尼·鲁索（Anthony Russo）讲述了他从 ICU 转出后的生活经历。他详细介绍了他每天与认知障碍、抑郁和焦虑的艰苦斗争。他的症状可以说是相当典型的 PICS。意外住进 ICU 使他的生活发生了翻天覆地的变化。安东尼正值壮年，每天坚持长跑 8 千米。2009 年的一次董事会会议上，坐在他旁边流鼻涕的男人导致安东尼感染了甲型 H1N1 流感。在不到一天的时间里，病毒击垮了他的身体，就像水管爆裂迅速淹没房子一样，他的肺部渗出大量液体，血压骤降直到休克，他的肾脏和大脑因此无法获得足够的血液，必须使用呼吸机和透析机，以致他数周处于谵妄状态。此后，他的人生永远地改变了。

萨克拉门托会议后又过了几年，安东尼和他的妻子黛布拉来到纳什维尔 CIBS 中心见我，因为他们现在的处境非常艰难，并且担心自己的婚姻会破裂。平日里，安东尼时而沉默，时而恼怒，黛布拉感觉自己被抛在一边，并且她不知道该如何帮助丈夫。在与他们交谈中，有些事情让我相当震惊，他们是从那次会议上我做的演讲中第一次听说了 PICS。尽管安东尼当时站起来，当着满屋的陌生人讲述了他的生活是如何在住进 ICU 后变得难以掌控的，但他并不知道自己其实患有疾病。而 PICS 可以解释他所有的症状。而在那之前，当他把自己的遭遇讲给许多保健专家听时，没有人能做出解释。这件事让我一直在反思，除了空洞的 ICU 会议和专业期刊之外，我们是否也像其他 ICU 医生那样从未向人们传授哪怕一丁点 PICS 的知识？

2019 年，在萨克拉门托召开的医院质量研究所会议上我再次发言。在我旁边的讲台上，安东尼和黛布拉站在那里，向观众宣传和讲解 PICS 对 ICU 重症康复者生活的摧残。我的女儿布鲁克和我一起参加了那次会议，会后安东尼夫妇邀请我们去他们家里吃晚饭。他们的家是一幢如画一般漂亮的房子，坐落在纳帕谷南部的一座 28 公顷的葡萄园中。他们经营着建筑和房地产业务，葡萄产业也在蓬勃发展。每个采摘季，他们的葡萄园每公顷葡萄产量约为 8 吨，红葡萄供应给柯波拉酒庄酿造赤霞珠葡萄酒，白葡萄供应给埃莫洛酒庄酿造白葡萄酒。

我们坐在院子里共进晚餐。院子四周是刻有石雕和爬满修剪整齐的常春藤的围墙。一同就餐的有安东尼、黛布拉、他们的女儿莱利、女婿杰夫、小外孙马克斯以及我们父女。在这个美好的夜晚，我们享用了一顿丰盛的晚餐，有新鲜蔬菜、柠檬鸡、烩饭和水果馅饼，还有一瓶他们用自己的葡萄酿制的赤霞珠葡萄酒。经过多年的奋斗，安东尼一家似乎过上了他们梦想的生活。但我知道，在这幸福的表象之下，他们的真实生活异常艰难。

在从 ICU 出院 10 年后，安东尼仍然患有严重的抑郁症。他告诉我有时候他希望自己当时没有活下来，他觉得那样的抢救得不偿失。同许多其他重症幸存者一样，他患有创伤后应激障碍，时常感觉自己受到致命的威胁，好像被一种自己无法理解的、无处不在的危险所包围。对于许多重症康复者来说，他们的创伤后应激障碍与他们在靠机器来维持生命期间的谵妄多梦有关。其中许多梦境充满了血腥暴力。在一些梦境中，大脑试图将一些常规的医疗程序，如磁共振检查、插入导管，转换成伤害场景。谵妄状态下的梦让患者感觉像是真实的经历，而且极难摆脱。安东尼害怕入睡，因为他知道自己会重新梦到那些可怕的场景，只是他不将其称之为梦。"这是一些仿佛真正发生过的事。"他告诉我，在那些场景中，他未能拯救自己的女儿莱利，并一次又一次地看着她死在自己面前。那些场景几乎每个晚上都在他脑中盘桓。

在 ICU 重症康复者中，有 1/5 的人会患上创伤后应激障碍，有 1/3 的人会患上抑郁症和焦虑症。这种心理损伤通常会加剧身体和认知障碍，使重症康复者更难脱离家庭，恢复社交或重返工作岗位。随之而来的孤立感和挫败感使问题更加复杂。有数据显示，超过一半的患有 PICS 的患者从 ICU 出院后一年仍未能重返工作岗位。

晚餐在欢声笑语中度过，而我观察到安东尼会不时地从座位上站起来踱步，或者躲进厨房里。这让他看起来永远无法真正放松下来。我怀疑他是否患有某种形式的静坐不能①，就好像他体内有一个马达在不停地运转，但这种表现有可能是焦虑造成的。他整个人处于一种紧绷状态！每次他离开座位时，我都注意到黛布拉的眼神会随着他移动，留意他的一举一动。他所承受的这种折磨显然也深深影响着他的整个家庭。我们一次又一次地看到，重症康复者的亲人在失落和痛苦的漩涡中越陷越深，以致有时他们自己也会患上抑郁症、焦虑症和创伤后应激障碍。这是一种家属 ICU 后综合征，我们称之为 PICS-F（F 指代"家庭"）。许多家庭不堪重负，最终妻离子散、亲友疏远。尽管安东尼夫妇的婚姻遇到了麻烦，但他们仍然彼此相守，我真为他们高兴。

太阳落山时，我们的晚餐也接近尾声，小马克斯爬到他祖父的腿上，他是唯一一个对安东尼的痛苦一无所知的人。我看着他们依偎在一起，我希望此刻安东尼的痛苦能消弭于无形，让他能体悟到更多活着的美好。

关注重症康复者的生活质量迫在眉睫

作为一名 ICU 医生，我不愿承认理查德、萨拉和安东尼所患有的一系列大脑和身体疾病是在他们转入 ICU 后出现的，并且在他们离开 ICU 之后 10 多年仍然存在。作为医生，我们认为自己当时在做自己的本职工作，即挽救十几年前原本必将消逝的生命。抢救患者是我们唯一的目标，可我们也看到各种损伤伴随而来。尽管我们在 CIBS 中心所做的工作可以减轻他们的痛苦，但却无法将其彻底消除，这意味着他们和他们所爱的人要一直面对残留的痛苦和持续存在的挑战。

---

① 静坐不能（akathisia），来自希腊语，本意为"无法坐下"。患者主观上存在不安及被迫活动的冲动，客观上多表现为重复运动，尤其是下肢，如不停摆动或交叉双腿、持续踱步、坐立不安等。——编者注

理查德、萨拉和安东尼是旧式重症监护理念的受害者，即强调不惜一切代价挽救生命。一种标准化的抢救方法是让机械通气患者保持深度镇静，并用药物使其保持肌松状态，此时他们被固定在病床上，与家人和朋友隔绝，往往会陷入谵妄状态。回想起来，这无疑是最容易导致 PICS 滋生的温床。当年作为一名年轻医生的我，既想做出改变，又想拯救生命。事实证明，我应该做出更进一步的思考，应该为重症康复者今后的生活着想。它将是一段需要我用后来的 20 多年时光来完成的旅程。

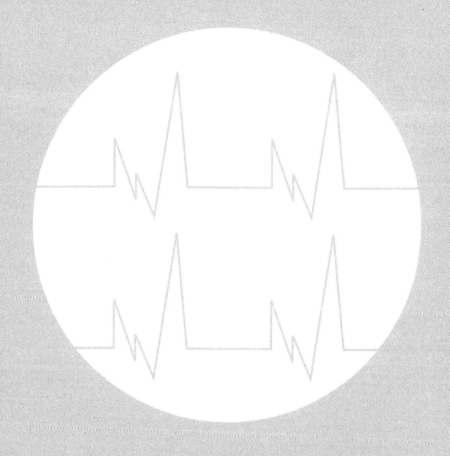

EVERY DEEP-DRAWN BREATH

第 2 章

早期的重症医疗是让重症患者"活下来"

当患者离开 ICU 时，病房里看起来如战场般一片狼藉。生与死仅有一线之隔，乃至可以用 1 根头发、1 分钟来衡量。

我知道事物的进步总是缓慢而艰难的。

——居里夫人

与不断变异的新冠病毒激烈地战斗

一个夏天的周末，我和家人一起去田纳西州大雾山的克林曼斯穹丘远足。我们沿着流淌的潺潺溪水，穿过森林，来到了一片高山草地。沉浸在大自然中有助于整理自己的思绪。虽然有可能会遇到熊，但这种潜在的危险让我有一丝丝兴奋，而登顶总会带给我某些惊喜。这一次也不例外，望着近千米外的远山，我的心情豁然开朗。尽管当天酷热难耐，但山顶却很冷，这让我感受到天气是如何在短时间内发生变化的。我感觉自己就像浩瀚宇宙中的一粒尘埃，如此渺小却又如此鲜活，深深地根植于此时此地。

当我们下山时，一场不期而至的暴雨将我们淋成了落汤鸡。我们沿着小路，匆匆奔向林中的避雨之所。当我们终于摆脱了倾盆大雨时，才发现自己浑身已被淋湿，湿漉漉的衣服紧贴在身上，靴子里也灌进了水，走起路来吱吱作响。我们笑了，面对肾上腺素、大自然的绝对力量以及那被其支配的不可抗拒的无助感，我们只能像无头苍蝇一样疲于应对。

我在 ICU 中有着不同的强烈感受。这么多年过去了，每当 ICU 沉重的大门打开，有新患者转入时，我仍然有这种感受。在这里，我时刻准备应对大自然抛过来的任何情况。当重症突然降临时，我绝不会轻易向其屈服。当新的一天来临时，我意识到我的生活即将与许许多多的人产生交集。即便此刻，也可能有患者被推进来让我救治，在这里经历他们一生中最糟糕的一天，而我的职责就是找到帮助他们的最佳方式。即使没有蓝色代码[①]，我们所做的每一件事也都伴随着紧迫感、兴奋感和潜在的危机感。我们心里总有一种有事要发生，并且我们需要时刻做好准备的感觉。而作为 ICU 医生，我们应时刻思考这样一个问题："我们的团队今天应如何战胜死亡，如何让我们的患者转危为安？"

当我走进新冠病毒感染重症病房时，我意识到我们正在与一种变异中的病毒激烈地战斗，在我们进行反击的同时，这种病毒感染的致死率越来越高。其中很多患者需要进行透析，一些患者需要使用呼吸机，还有一些患者需要使用体外膜肺氧合（Extracorporeal Membrane Oxygenation，ECMO）。即使是在呼吸机的帮助下，他们的肺仍在超负荷运转，肺炎导致肺部损伤严重，无法进行氧气和二氧化碳的交换。我们用 ECMO 来替代患者的肺，将静脉血从他们的体内引出，经过膜肺氧合之后，再通过静脉将血液输回患者体内。病房里里外外摆满了各种机器，这是我们用于对抗这种致命疾病的武器，还有专业护理师、护士、药剂师、呼吸治疗师、物理治疗师和作业治疗师，到处都是穿着防护服的医护人员。我们全员上阵，当时的场景用前线战场来形容也毫不夸张。

临近中午时，专业护理团队看起来非常焦躁，但仍行动迅速，以应对又一次无法预见的病情恶化。他们的患者刚刚出现肺部破裂症状，需要紧急进行胸腔闭式引流术。

---

① 蓝色代码（Code Blue），突发呼吸心脏骤停应急抢救程序。——译者注

一位医生摇头说："看他的胸片，有大量气胸。"

我点了点头。一看胸片就知道患者有一侧肺已经塌陷，因而当我转身去看患者时，她的呼吸困难并未让我感到惊讶。患者突然出现了如此多的并发症，就好像他们的身体受到了来自四面八方的攻击。我们刚刚解决了一个问题，但就在我们转身的那一刻，其他问题又接踵而至。

最近几周，患者先是出现呼吸功能衰竭，然后是肾脏和大脑的衰竭。但这还没完，病毒的攻击在他们的体内形成了一种不寻常的渗气模式，这是我以前从未见过的情况。患有这种皮下气肿的三名患者因胸部、腹部甚至面部渗气而变形，他们的眼睑和生殖器因充气而变得无法辨认。有那么一瞬间，我甚至觉得他们所爱的人应该庆幸自己没看到病毒感染对他们身体造成的破坏。但后来我发现我错了，在患者病情危重之时，他们的家人迫切希望见到自己亲人的愿望比其他任何时候都更强烈。

当我还是一名年轻医生时，我曾认为人体的器官之间是互不连通的，但实际上人体就像电影中那些古老的豪宅一样，遍布着暗门和秘密通道。我了解到这一点是在几年前的一个晚上，那时候我即将完成一万小时的急诊医疗实践（我认为花这么多时间来磨炼一项技能可以使我成为急诊科专家）。一个年轻人来到我的诊室，说他胸痛。我在为他开具了心电图和 X 光片检查后，转而为下一名患者看病。当检查结果出来之后，我打开影像，看到他心脏周围有空气，我很困惑地问道："先生，你今天做了什么？"他说："除了去看牙医，我什么也没做，牙医用涡轮钻拔掉了我的一颗牙齿。"这时我才恍然大悟，空气一定是喷进了这位患者的牙龈，并通过他颈部的秘密通道，一直渗到他的胸部和心脏周围。我向他保证他并无大碍，空气会自行吸收，并让他第二天再来做检查，以确保我的诊断是对的。

遗憾的是，对于那三名患者来说，虽然我现在知道他们体内出现空气渗入，但他们的情况并不那么简单。通过暗门渗入的空气量已经达到了危险水平，呼吸机每进行一次通气，他们的身体变形就会加重一分，这也表明他们的病情极为严重。当这种情况第一次出现在我们的新冠病毒感染重症病房的时候，我们考虑的是怎样才能以最佳方式解决，甚至考虑了这样做是否存在可行性。我们咨询了胸外科医生马修·巴切塔（Matthew Bacchetta）。在医学界常见的那种"哦，对了"式的对话中，他发现自己几年前曾在波士顿遇到过一次这种罕见的情况。他采用了一种称作"鳃裂"（gill slits）的技术来应对。我们现在要做的就是学习他的做法。在患者乳头的皮肤上开两个切口，以便让渗入的空气慢慢地流出来。

越来越多的重症患者转入 ICU 延续生命

今天，当你走进任何一家经过认证的 ICU 时，你会看到一些很容易被认为理应配备的设备。这些配备着大量价值上百万美元先进科技设备且宽敞明亮的病房，在 15 年前却仅仅是一排排摆放着笨重机器的狭小、昏暗的房间。慈善医院那间破旧的开放式重症监护室，与目前的重症监护室相比可谓简陋至极。当患者身体内部出现状况时，医生会将这套设备精确地调整到战斗状态，有针对性地治疗每一名患者。在美国，建造一间现代化的 ICU 病房的成本为每平方分米 2 000 ~ 4 000 美元，而丽兹酒店的一间客房的造价仅约合每平方分米 400 美元。即使不考虑医生的工资、药品、饮食、日常保健、实验室化验、补充的药液、影像学检查和生命维持方面的开销，一间设备齐全的 ICU 病房依然可能是地球上最奢侈的"卧室"。如果加上这些支出，在 ICU 住一周的平均费用高达 10 万美元。

这里拥有器官衰竭的危重患者所需的现代医学能够提供的一切，包括先进的全天候计算机监控、多条中央静脉输液管、营养管、导管、呼吸机、透析机、超声、磁共振成像和通过泵注系进行输送的各类药物。当患者即将出院时，ICU病房看起来如战场般一片狼藉。如果没有这些设备和技术的干预，患者的重要脏器可能早已停止工作，他们的生命也会随之结束。如今，在ICU里我们有越来越多的方法将死神拒之门外。

仅在美国，每年在医疗保健方面的支出就超过3万亿美元，预计未来10年，这一支出将上升到美国整个GDP的1/5左右。相比之下，其他工业化国家的平均支出仅为GDP的1/10。在过去20年里，美国在重症监护方面的支出翻了一番，达到1 000多亿美元，而且这个数值肯定还会增加。值得关注的是，虽然全美医院的病床总数总体保持不变，但ICU病床的比例却在稳步上升。随着医学专业技术和急救技术的发展，越来越多的在家中或者疗养院中可能死亡的危重症患者得以住进ICU。现在，正是借助这些先进技术和设备，我们才得以更好地救治患者，因而，越来越多的重症患者住进了ICU，并得以延续生命。

随着急救设备变得越来越便携，越来越普及，越来越容易被更多的医护人员使用，某些重症患者得以在ICU以外的其他病房接受越来越复杂的护理。全美国大约3 000家医院的ICU，每天监护着超过10万名濒临死亡的危重症患者。数据显示，这些患者在ICU住院的时间加在一起超过了2 500万天，可以想见，全球的数据将何等触目惊心。

随着世界各地危重症患者数量的增加，在拯救生命方面，重症医学已经取得了长足的进步。从1988～2012年，重症患者的病死率降低了1/3。脓毒症是患者转入ICU的主要原因。这是一种因免疫系统对细菌、病毒或真菌感染反应过度，导致多个脏器功能衰竭的疾病。2000年，超过60%的患者死于难治性脓毒症休克。脓毒症休克是心血管系统严重衰竭，必须用快速静脉输液和药物来维持患者的生命体征。数十年来，全球数百名科学家和众多研究团队对脓毒症进行了研究，包括匹兹堡的德里克·安格斯（Derek

Angus）博士、伦敦的凯西·罗恩（Kathy Rowan）博士、布鲁塞尔的让-路易斯·文森特（Jean-Louis Vincent）博士、多伦多的约翰·马歇尔（John Marshall）博士以及悉尼的西蒙·芬弗（Simon Finfer）博士。2020 年，这一疾病的致死人数减少了一半，只有约 30% 的重症患者死于脓毒症休克。在这一进步时期，在不断推动越来越复杂的临床干预措施的过程中，我们开始反思一些关键问题：拯救生命应该是医生在 ICU 的首要任务吗？这真的是我们成功的最好标志吗？

在漫长而丰富的医学发展史中，重症医学是一门新兴学科，可追溯的历史仅 150 多年。今天，我们经常能从电视节目中看到重症医学的身影，很难想象这门学科很晚才诞生。在 19 世纪 50 年代的克里米亚战争期间，英国护士和医疗改革者弗洛伦斯·南丁格尔（Florence Nightingale）要求将病情最严重的患者安置在离护士站最近的地方，以便对其进行更密切的监护。这就是重症监护的精髓：将病情最严重的患者单独安置在一个特定地方来进行救治。到了 20 世纪 20 年代中期，现代重症医学的先驱、神经外科医生沃尔特·丹迪（Walter Dandy），在约翰·霍普金斯医院开设了专门的 24 小时监护病房，为重症康复患者提供服务。在第二次世界大战期间，意大利和北非设置专门的休克小组，用以抢救大量重伤士兵。1942 年，在震惊世界的波士顿椰林夜总会大火之后，马萨诸塞州总医院仅仅用了几小时，就建起了一个临时烧伤病房，用以照护 39 名重症患者。大约在同一时间，罗切斯特的医生梅奥兄弟、新奥尔良慈善医院的医生奥尔顿·奥克斯纳（我在 50 年后才知道）和纽约医院的医生都为那些接受越来越复杂手术的患者，如切除肺、胃和食道的术后患者建立了大型康复室。事实证明，专门为病情最严重的患者设置病房是非常明智的，这使他们的存活率翻了一番。但直到 20 世纪 70 年代，这种病房的设置才在美国的医院中普及。

起初，专门的康复室主要用于对患者的监护。随着医疗技术的飞速发展，康复室成为收治重症患者的地方。在许多方面，重症监护的发展与现代医疗技术的进步保持同步，但并不与保障重症患者的利益保持同步。

大学时期，我阅读了埃弗雷特·罗杰斯（Everett Rogers）的《创新的扩散》（*Diffusion of Innovations*），并为他的理论所吸引。他阐述了创新是如何真正扎根，并随着时间的推移而被采用，直到普及的。罗杰斯将创新的采用者分为 5 类：创新者、早期采用者、早期众多跟进者、后期众多跟进者和滞后者。于是我开始以这一视角来观察我周围的世界。马文·莱斯曼（Marvin Lessman）是我在农场和采摘园工作时的雇主。他是一个典型的早期采用者。每年春天，他都会驱车南下，前往得克萨斯州的里奥格兰德河谷，购买早生的秋葵和番茄植株，以及产量更高的新品种种子，以便在竞争中抢占先机。我和他一起去过几次，听他阐述了他的策略。这种做法确实行之有效，使得他的农场在方圆几千米内蔬菜产量最高。自从得知了这个理论，我经常能看到它发挥作用，在医学领域体现得尤为明显。创新者和早期采用者会不断促使我们前进，以到达该领域的前沿。

呼吸机的出现就是一个例子。新冠疫情期间，这种急救设备是 ICU 中主要依靠的设备，每年可挽救数百万患者的生命。呼吸机能够为肺部严重受损的患者提供通气支持，并为其身体恢复争取时间，不过它是一个很晚才被发明出来的设备。19 世纪末，原始的呼吸机仅用于帮助患者呼吸，与今天的呼吸机相去甚远。其工作原理是将患者置于一个类似圆桶的装置里，用风箱来牵拉胸壁，从而形成胸膜腔的负压，进而把空气吸进肺里。这些所谓的负压呼吸机在接下来的 40 年里不断演进，1928 年菲利普·德林克（Philip Drinker）和小路易斯·阿加西兹·肖（Louis Agassiz Shaw Jr.）发明了大家所熟知的"铁肺"[①]，从而将负压呼吸机的发展推向了顶峰，并在 20 世纪 40 年代和 50 年代脊髓灰质炎流行期间发挥了巨大的作用。从当时拍摄的那

[①] "铁肺"是一个连接着泵的密闭铁盒子，患者的头部露在外面。当"铁肺"中的空气被吸出时，新鲜空气进入患者的肺内；当"铁肺"中的压力升高时，肺内的空气被压出去。"铁肺"拯救了许多人的生命，它是第一个代替人体器官功能的机器。——译者注

些令人震惊的照片可以看到，体育馆大小的病房里摆满了一排排这样的装置，让数十名脊髓灰质炎患者得以呼吸。在"铁肺"的帮助下，呼吸衰竭的脊髓灰质炎患者的死亡率大幅下降，这在当时具有划时代意义。

尽管这些"铁肺"发挥了巨大作用，但它们并不是今天我们使用的正压呼吸机的前身。正压呼吸机虽然是在 20 世纪 50 年代以前研制出来的，但直到丹麦暴发脊髓灰质炎疫情才得到广泛使用，当时受感染和窒息的患者数量激增，严重超出可用"铁肺"的数量。俗话说，需求乃发明之母，当一种新的疾病出现或一种旧的疾病出现新的变化时，医学界必须迅速做出应对。在哥本哈根，面对数十人死亡，而整个城市只有一个"铁肺"的情况，另一位创新者、麻醉学家比约恩·易卜生（Bjørn Ibsen）医生提出了一个全新的解决方案。

1952 年夏天，哥本哈根的脊髓灰质炎患者激增至 900 人。在最初因呼吸麻痹而进入布莱格达姆斯医院（当时唯一能收治该病患者的医院）的约 30 名患者中，72 小时内有 27 人死亡，其中许多人因脊髓灰质炎病毒攻击他们的神经，导致抑制呼吸而死。布莱格达姆斯医院的医务主任亨利·拉森（Henry Lassen）医生面临的情况十分严峻，因为他的医务人员没有充足的"武器"来对抗疾病。他的同事摩根·比约尔内布（Mogens Bjørneboe）医生有一个主意。摩根催促拉森咨询在布莱格达姆斯医院临时工作的麻醉师易卜生医生。但是，在丹麦严格的医学等级制度中，大多数医生同拉森一样，思维方式仍停留在战前时期。拉森主导该领域已 13 年，易卜生的新奇想法很难打动他。摩根转而请自己的朋友来做顾问，而疫情仍在肆虐。

不过，比约尔内布坚信易卜生可以提供救治方案。两年前，在从纽约到丹麦的客轮上，比约尔内布遇到了从波士顿回国的易卜生的妻子多丽丝。她向比约尔内布表示她的丈夫非常高兴能在马萨诸塞州总医院的麻醉科工作，而这是一个在丹麦刚刚获得认可的新兴领域。完成住院医师的培训后，易卜生回到了丹麦。1952 年 6 月，比约尔内布收治了一名患破伤风的婴儿，拉森此时正在休假，当他一筹莫展时，麻醉师易卜生挺身而出。易卜生使用从植物中提取的有毒物质筒箭毒使婴儿进入麻痹状态，并在他的气管中插了一根管子，为他手动呼吸。虽然婴儿最终死亡，但当脊髓灰质炎在夏季晚些时候肆虐时，比约尔内布又想起了易卜生。因为破伤风与脊髓灰质炎在某种程度上有着类似的症状，可以尝试采用相同的治疗方法。

比约尔内布说服拉森允许易卜生研究脊髓灰质炎患者的病历记录和尸检报告，进而提出一套可行的救治方案。易卜生提出的方案如下：在患者的气管上切开一个创口，插入一根管子，通过正压将空气送入患者体内，而不是用"铁肺"将胸壁向外牵拉形成胸膜腔负压。当易卜生提出这个方案时，拉森虽然怀疑这样做是否能奏效，但还是默许了易卜生的方案，而易卜生的方案最终得到了验证。

同年 8 月，12 岁的女孩薇薇·埃伯特（Vivi Ebert）因呼吸麻痹被送往布莱格达姆斯医院。病毒侵入了她的脑干和脊髓，导致她难以呼吸。根据易卜生和拉森的说法：

> 她的情况非常糟糕，四肢瘫痪，喘不过气来，发绀，多汗。

她有气管插管的指征，但在很多人眼里她的死亡是不可避免的。易卜生对她进行气管插管后，在管子上接了一个装满氧气的橡胶气囊，通过挤压气囊将氧气输送到她的体内。这就是所谓的袋式通气。最初，她陷入昏迷，已濒临死亡，无法配合通气，其他医生认为其必死无疑，都选择默默离开。无奈之下，易卜生给她注射了 100 毫克的麻醉剂喷妥撒，很快，她就能配合通气，于是她得救了。薇薇成为第一批通过正压通气存活下来的患者之一。一种治疗呼吸衰竭的新方法自此登上了历史舞台，重症医学又向前迈出了一大步。

气管切开术取得成功之后，易卜生和拉森用这种方法救治了布莱格达姆斯医院的其他脊髓灰质炎患者，并在医院设立了一个新的科室来收治此类患者。剩下的唯一问题是如何确保空气能够在患者气管插管后进入他们的肺部。在接下来的几个月里，约 1 500 名哥本哈根大学的医学生坐在切开气管的患者床边，夜以继日地对他们进行人工气囊辅助通气，直到患者能够恢复自主呼吸。尽管疫情肆虐，但 1952 年 11 月中旬，患有呼吸衰竭的脊髓灰质炎患者的病死率已从 87% 降至 31%。

易卜生和比约尔内布的超前思维，在整个医学界引发了一场巨大的变革，同时机器与工程技术在后来对患者的救治中发挥了重要作用。在此后不到一年的时间里，在瑞典的斯德哥尔摩，欧洲再一次暴发了脊髓灰质炎疫情，工程师和科学家们以易卜生的急救方法为基础，紧急研发出了第一代正压呼吸机。这种呼吸机依靠电力运行，无须手动进行袋式通气。

从哥本哈根那些雏形设备，到今天在任何一流的 ICU 中都随处可见的先进的电子呼吸机，呼吸机有了长足的发展。此外，易卜生为重症呼吸系统疾病患者设置独立病房的思路，也为丹麦及其他地区的医院为重症患者设置独立病房铺平了道路。

这段医学史上的佳话令我赞叹不已。此外，医生们面对一种新疾病所表现出的创造力和决心，以及医学生们忘我的付出，也令我心生敬意。不过尤其让我欣慰的是，正是比约尔内布和易卜生的妻子多丽丝在船上的那次偶遇，最终使两位医生得以并肩作战。一切仿佛命中注定一般。在医学界，这样的故事时有发生，只是意义的大小不同。

直到最近我才了解到，薇薇·埃伯特虽然后来又活了 20 年，她如饥似渴地读书、画水彩画、坠入爱河并结婚，但她离开布莱格达姆斯医院时却四肢瘫痪，靠呼吸机度过了余生。她不幸的命运并不能抹杀易卜生的首创之功，更不可能消减 1952 年哥本哈根医学界应对脊髓灰质炎大流行的举措对重症医学的推动作用。相反，她的经历提醒我，那些重症康复者，那些在获救后奋力活下去的人，才是这个故事的核心部分，而他们的故事往往不为人知。

重症监护领域的创新继续蓬勃发展。20 世纪 40 ～ 60 年代是医疗技术发展最令人振奋的时期，大量新发明涌入医院。人工肾脏诞生于 1943 年，在 60 年代应用于临床。这一时期也是起搏器、心肺旁路机、手持式超声扫描仪、除颤器以及各种新型呼吸机发展的时代。这些设备以各种方式帮助患者通气，并配有报警系统，提醒医务人员注意患者的肺内压力等问题。特效药青霉素开始量产。血型和血液储存相关知识的发展，意味着可以收集和储存血液供危重患者输血。最初，血库的发展得益于第二次世界大战中大量美军士兵的推动。黑人外科医生、医学研究员查尔斯·德鲁（Charles Drew）博士发明了一种处理和保存血浆（血液去除红细胞后的液体部分）的方法，使其便于运输和储存。他领导人们开展了全国血库工作，鼓励美国人向美国红十字会捐献血液，以加工成血浆，作为战争储备，挽救了无数生命，并使输血成为现代医疗的重要手段。

但遗憾的是，无孔不入的种族主义随之而来。起初只允许美国白人献血（这意味着德鲁博士本人也被禁止献血），后来在遭到强烈抗议之后，黑人也获得了献血的权利，但仍被区别对待。血液被标记为"白种人"（Caucasian）或"黑人"（Negroid）。1964 年通过《民权法案》之前，这一直被作为常规的做法在整个美国医疗保健系统中执行。直到 20 世纪 60 年代末和 70 年代初，阿肯色州和路易斯安那州才结束这种做法。

随着时间的推移，医学领域的创新层出不穷，首例肝、肺、胰腺和心脏单器官移植陆续实现。这是患者们的福音，医生们开始运用他们的新技术来拯救生命。从头至脚裹着隔离衣的医生和护士开始专攻重症医学，他们被这个新领域深深吸引，在监护仪和警报装置的持续辅助下，守护着那些濒临死亡的患者。

20世纪60～70年代，人们追随易卜生医生的脚步，将不同科室的重症患者转至重症医学科，并由这一新兴学科中专注于重症监护的医生为这些重症患者提供全天候的特别护理。第一批开设重症医学科的专家包括：巴黎的克劳德·伯纳德（Claude Bernard）、莫斯科的弗拉基米尔·亚历山德罗维奇·内戈夫斯基（Vladimir Alexandrovitch Negovsky）、匹兹堡大学的彼得·萨法尔（Peter Safar）和阿克·格伦维克（Ake Grenvik）、加州大学洛杉矶分校的马克斯·哈里·威尔（Max Harry Weil）。这些专科病房越来越受到医生和公众的欢迎，重症监护室很快在全国各地的医院中涌现。

到了1981年，95%的美国医院都设有ICU。医疗保健的面貌在极短的时间内发生了改变。即使病情最严重的患者，现在也能在可能危及生命的情况下生存下来，而在10年或20年前，这绝无可能。我对此有亲身体会。我儿时最好的朋友之一，我们读书会的成员、游泳健将斯蒂芬·蒂格尔（Stephen Teagle）曾多次在ICU接受治疗。斯蒂芬出生时患有囊性纤维化，这是一种会损害肺部、消化系统和其他脏器的遗传性疾病，他经常出现严重感染，最终引发败血症，被送进什里夫波特市中心的ICU。他常会错过一些游泳训练，进入ICU治疗，然后再回来。我们对他的缺席和回归已经习以为常。我们不知道的是，如果斯蒂芬早10年出生，极有可能活不过5岁。

将患者视为世界上唯一重要的人

随着这些令人惊叹的急救设备的出现，医学界的思维发生了转变。尽管希波克拉底誓言没有明确要求医生拯救生命，但他们开始相信这样做是自己的分内之事，即使在最极端的情况下也是如此。现在他们拥有了将这种信念变为现实的工具，或者至少这种可能性就掌握在他们手中。这种思维模式将我吸引到重症医学这个领域，因为 ICU 医生是能挽救患者生命的人。他们不会让有新生婴儿的年轻母亲死去，比如我的患者萨拉。他们凭借令人眼花缭乱的技术，为患者脱离死亡的危险带来了最后的希望。所以，我想加入他们的行列。

1992 年秋天，我兴奋地给母亲写了一封信，告诉她我即将专攻呼吸与危重症领域。那时我已经完成了在维克森林大学医学中心内科住院医师的 3 年实习工作，并以研究员的身份留在那里继续接受 3 年的训练。在医学院上学的第一天，我就爱上了来自新泽西州的姑娘金·亚当斯（Kim Adams）。她曾在麻省理工学院研究癌症，为癌细胞在显微镜下所呈现出的美丽的色彩图案所吸引。她充满活力且有趣，她的眼中充满了对世界的好奇。后来我们结婚了，住在温斯顿－塞勒姆，这也意味着两位医生开始一起生活。我觉得自己已经步入成年。我为自己找到了一位导师，即重症医学科的临床实践和研究室主任艾德·哈波尼克（Ed Haponik）医生。我相信母亲得知这件事后一定会非常高兴。母亲曾是许多高中生的导师。她曾邀请学生们到我们位于知更鸟路的家中，辅导他们为演出莎士比亚戏剧而学习台词。上小学的时候，我喜欢听他们的讨论。他们似乎知道很多，我希望能从他们那里汲取知识。

一周后，母亲打电话到我的办公室，说她收到了我的信，询问我有关工作的更多细节。但我正要去哈波尼克医生的诊所，马上就要迟到了。"我正在学习如何使用生命维持设备，"我说，"来拯救那些因各种危及生命的疾病而器官衰竭的患者。我回头再打给您。"

作为哈波尼克医生的助理，我最先接触患者。这里大部分患者患有慢性肺病，我需要为每一位患者书写病历，以便我们共同确定最佳治疗方案。特别是对于新患者，我努力让自己做好心理准备，以便能对他们进行病史采集和体格检查，这是一个细致而漫长的过程。但那天我感到很匆忙。在进入诊室之前，我没来得及看患者的病历。当我打开门准备向第一个患者介绍自己时，我吓了一跳。一位女士向我打招呼："您好，医生，今天很荣幸见到您。"我目瞪口呆，站在我面前的是玛雅·安吉洛博士，我的激动之情不言而喻。

自从 15 年前参加母亲的夏季读书会以来，我就对《我知道笼中鸟为何歌唱》这部作品念念不忘。而现在这本书的作者就站在我的面前。她是勇气的化身，她教会了我如何战胜逆境。她的第一部回忆录启发了我努力为弱者挺身而出，为没有发言权的黑人"采摘工"争取权益。我深吸了一口气，平复了一下激动的心情，然后开始询问她的情况、她的病史，以及她就诊的原因。我告诉她我读过她的作品，她报以微笑。我继续对她进行全身检查，听诊她的心脏、肺，检查她的指甲床，观察她的呼吸节奏，甚至注意到她使用颈部肌肉吸气的细节。通过听诊器，我听到她右肺底部的爆裂音，当我询问她呼吸急促的情况时，她问我是否可以通过唱歌来呈现。我简直难以形容自己的激动之情！我注意到她唱歌时声音虽然整体洪亮，但偶尔会特别沙哑，她在每句结束的时候都明显呼吸困难。

那天，在就诊期间，安吉洛博士告诉我和哈波尼克医生，她正在准备一个特别的任务，即在克林顿总统的就职典礼上朗诵一首诗，她担心自己的呼吸问题可能会恶化。在美国历史上，目前仅出现过一次这样的先例，发生于 30 多年前，肯尼迪总统的就职典礼上。那天，风很大，罗伯特·弗罗斯特（Robert Frost）在诗歌朗诵中遇到了一些麻烦，他新写的诗未能正常发挥，只好退而求其次，选了一首自己的旧作《全心地奉献》（*The Gift Outright*），而这首诗他已经烂熟于胸。安吉洛博士不希望发生这样的意外，而我和哈波尼克作为她的主治医生，需要确保她在朗诵时不受呼吸问题的影响。我们帮助她调整呼吸，建议她做一些运动来增加肺活量，并辅以抗生素来消除轻微的感染。那天的经历令我兴奋到窒息！

在征得安吉洛博士的允许后，我迫不及待地给母亲打电话，告诉她这次接诊的经历。母亲表现得一如既往地淡定，并对我这个第一天工作的医学生叮嘱道："韦斯，我希望你能直视安吉洛的眼睛，坦率地和她对话，就仿佛那一刻她是世界上唯一重要的人。"我认为我做到了。安吉洛博士令我难以忘怀，原因很多，最主要的是我非常喜欢医患互动，而在此基础上建立起伙伴关系是为了找到最好的治疗方法。这也是医患沟通的缩影。那时，我还没有意识到当我进军重症医学领域时，我会把这个目的远远抛在脑后，也不知道要多久才能找回来。

几个月后，也就是 1993 年 1 月，我怀着激动的心情在电视上观看了美国总统克林顿的就职典礼。当安吉洛博士走上讲台，满怀信心地朗诵她那首动人的诗作《晨曦的脉动》（*On the Pulse of Morning*）时，我的心中涌动着一股自豪感。

她的肺部状况看起来良好。这个曾经毫无话语权的女人现在可以让全世界听到她的声音。

随着世纪之交的临近，医学也呈现出一片欣欣向荣的景象。从简单的开始到长足的进步，没有什么能阻挡我们前进的步伐。

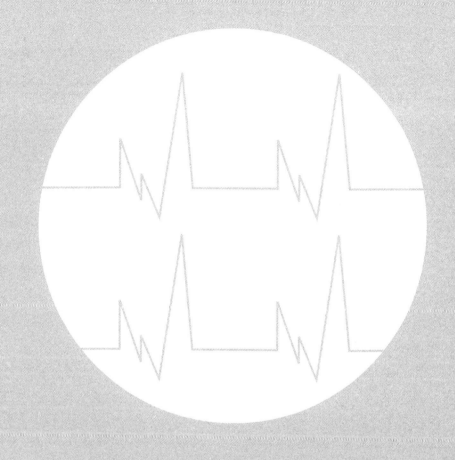

EVERY DEEP-DRAWN BREATH

第 3 章

阻止"死神降临"是重症医疗的唯一目标吗

在繁忙的 ICU 里，坐在那里观察患者病情逐渐好转是多么令人感到满足。然而，挽救生命真的是医疗成功的最好标志吗？

她的思绪再次飘忽不定，就像从基座上脱离的铸轮一样在沟渠中旋转……她毫无阻碍地在黑暗中越沉越深，最后像石头一样躺在最遥远的生命谷底……她的鼻孔中充斥着腐败的恶臭……她睁开眼睛，看到苍白的亮光透过一块粗糙的白布照在她脸上，知道死亡的气味来自她自己的身体，然后她挣扎着举起了一只手。

——凯瑟琳·安·波特（Katherine Anne Ponter），
《灰色马，灰色的骑手》（*Pale Horse, Pale Rider*），
提及她在 1918 年大流感期间的谵妄经历

手捧着死亡的全部重荷

一名护士大声呼唤其他医护人员。患者的血氧饱和度降至 70%，已经奄奄一息，我们 10 个人迅速赶了过来，挤满了整间病房。在 ICU 里，患者在陷入濒死状态时总是伴随着一连串警报声和医生发出的指令。医护团队会立即行动起来，连接设备，围绕在患者身边，各司其职。

那时候我作为一名年轻的住院实习医生和助手，每次听到蓝色警报时，就会冲到床头充当"插管员"，也就是把管子插入患者的气管，用呼吸机为患者供应救命的空气。但那天，主治医师鲍勃·奇恩（Bob Chione）已经

在那里了，所以我站在患者的脚侧，开始分摊其他的工作。这时，"任务派发员"是我第二喜欢的职位。我一口气说出了每个人的姓名和负责的工作：负责主胸外按压的人员和备用人员、药物管理人员、负责记录时间和所用药物的人员、负责监测患者的生命体征的人员、负责采血的人员，最重要的是负责用人工气囊辅助通气以维持患者氧合的人员。这是蓝色警报中的全体总动员，大家共同的目标是阻止死神的降临。

奇恩医生要求对患者使用喉镜。这是一种长长的金属片，可以将光线反射到喉咙里并抬起会厌，即喉咙上方的软骨瓣。一旦暴露充分，我们就可以直接看到气管，并将管子滑过舌头和声带，送入主支气管。

即使使用人工气囊辅助通气，患者血液中的含氧量也只有 80% 左右，情况仍然十分危急。奇恩医生继续进行插管。如果能把管子插进气管，情况就会在瞬间好转。就像一辆车从悬崖上掉下去，但突然间，一座桥出现了，你就可以直接开到悬崖对面。我能感觉到病房里的紧张气氛，每个人都如坐针毡，希望随着管子向肺部输送空气，然后看到患者的肤色从蓝色迅速转变为粉红色，接着脉搏血氧饱和度开始上升。然而，这一切并没有发生。

奇恩医生把喉镜的角度调整到合适的位置，将手臂高高举起，将喉镜置入口腔后试图暴露声门。他说："会厌无法挑开，是三级会厌炎，非常大。我根本看不见声门。"三级出现的概率只有 1%。声门看不到，就很难把管子插进气管。护士说："他的血氧饱和度只有 60%，我们再试一次。"我确保所有药物准备齐全，肾上腺素和阿托品都服用了，并告诉住院医师继续进行心肺复苏。但是患者的皮肤又变蓝了，唇色变得越来越深。我能看到奇恩医生脸上的恐慌。这可不好，我总是指望他在紧急情况下能保持冷静。

"我要把这个管子插进去！"接着，他伸手抓住患者的下颚，将下颚向上推，重新调整患者头部位置，将喉镜放回原位，然后抬起。"该死的会厌！"

一位护士帮他擦去了额头上豆大的汗珠。一个鲜活的生命就要在我们面前逝去。奇恩医生拼命集中注意力，戳了戳管子。"进去了！"

一名医学生用手按住患者的颈部，惊呼道："管子确实进去了。"我绕过一位实习医生，通过听诊器，听到空气涌入两肺。房间里的每个人都松了一口气，然后继续执行各项抢救措施，直到患者的心脏恢复窦性心律，血压稳定下来为止。这个过程让大家身心俱疲。25 年后的今天，我还能清晰记得奇恩医生喊出的那句"进去了！"。直到现在，我依然心有余悸。

当你挽救了一个人的生命时，你总会有一种莫名的激动。当医护团队意识到死神近在咫尺时，他们都会倒吸一口凉气，而当抢救成功后则兴奋不已、意气风发。当我还是个年轻的医生时，我就注意到了这一点。这并不是说我对自己掌控生死抱有任何幻想，而是一种欣慰之情油然而生，觉得自己或许在击退死神的过程中发挥了一点作用。

在我从医学院毕业到成为主治医师的 7 年中，我为自己作为主治医师治疗过的每一位住院患者制作了一张纸质索引卡。我记下了他们的详细信息，他们的年龄、职业、病症、检验结果、家人的名字，甚至他们的狗的名字，以及在我救治他们过程中发生的任何重大情况。我不知道我为什么要这样做，总觉得要有一些有形的资料来记录下我作为一名医生的成长经历。这是一种让自己看到自己目标的方式，这也让我能反复审视他人的生命。作为住院医师的训练结束后，当我整理自己的储物柜时发现了这些卡片。它们就摞在柜子的角落里，高的那摞属于那些活下来的患者，矮的那摞则属于那些死去的患者。我拿出那些活下来的患者的索引卡并码放整齐。卡片上的名字一闪而过，其中有特蕾莎·马丁，一个得了败血症的老师；有一对双胞胎孙女的 79 岁老人；奇恩医生诊治的那位三级会厌炎患者也在其中。我想知道他们现在在哪里，是否还记得自己在这里所经历的事情，以及多久会回忆起这段经历。想起他们，我的内心涌起一种对他们的康复尽了自己一份力的骄傲。

矮的那摞数量似乎也不算少。"死亡"患者的卡片使我产生一种截然不同的感觉，那些没能活下来的人令我心里五味杂陈。我把它们收拢起来，拿在手里。它们似乎格外沉重，仿佛我手里捧着死亡的全部重荷。我不想看，但我还是忍不住将最上面的那张卡片翻了过来。我深吸了一口气，那是卡拉斯。她年纪轻轻便早早故去，死因是急性髓系白血病。卡片上有她父母的名字：南希和洛奇。在整个治疗过程中，我们与她的父母相处融洽。为了让女儿活下去，他们竭尽全力，当然，也包括我们。但感染让她的身体不堪重负。我哽咽着将所有的卡片都放回储物柜，似乎想等到有一天做好心理准备再去看。

那天晚上，我一回到家，就径直去翻一个保存患者信件的文件夹，寻找一封信。它就在那里，边缘有点皱。我记得自己在卡拉斯去世后读过这封信。卡拉斯的父亲洛奇写道："今天早上，医生放弃了对卡拉斯的一切治疗。我们无法将南希的白细胞移植到她身上，因为细菌感染太严重，已到了无法控制的程度。她奋力地呼吸着，我们想让她舒服些。现在的问题是她的身体能坚持多久。当我们看着她渐渐离开人世的时候，我能感觉到我的心在流血。我彻底崩溃了。我当时的悲痛之深，实非语言所能表达。"

我迫使自己设身处地体会他们的感受、洛奇的痛苦、南希的心痛。我们差一点儿就能救活他们的女儿，但还是差那么一点点。那时我突然意识到，生与死仅有一线之隔，可能就差那么几分钟，实则却犹如隔着整个世界。虽然我觉得挽救一条生命就意味着成功，患者的死亡则意味着失败，但我知道这并不是一个简单的等式。我亲身体验的重症医学文化促使我产生了这种信念。

我现在意识到，当时自己是那么天真，竟然部分地接受了这种思维方式。将患者分为存活和死亡过于简单化。要么是好的结果，要么是坏的结果，好像两者之间并没有更多细微的差别。

20 世纪 90 年代，作为一名医生，我尽己所能地感受在 ICU 这个疯狂的世界里所发生的一切。在医学院读书的时候，我为盖顿关于人体机能的经典生理学教科书而着迷。这本书对于其他人来说可能是一本相当枯燥无味的大部头著作，但书中揭示的那些使我们成为生命的机制之美丽与复杂令我惊叹不已。为了维持我们的生存，机体各系统之间必须进行奇异的交流，并持续不断地相互协调。作为一名刚到维克森林大学医学中心查房的 ICU 医生，我脑海中会浮现盖顿那本书中我经常翻阅的那些章节，那些文字清晰而准确，插图展示了一切人体机能的运行。在我的 ICU 患者中，他们的生理表现都是异常的。他们身体的各个系统都是紊乱的且濒于崩溃。

成人 ICU 当时分为 6 个科室：内科、心血管、外科、烧伤、外伤和神经科。我们在内科 ICU，我们为此而感到自豪，因为我们的患者是所有患者中病情最严重的，这些患者往往伴有多个器官衰竭。我愿意成为这些医生中的一员，因为当患者情况危急时会求助于我们。我们是医院最高护理水平的体现。当患者被送进 ICU，他们会获得医院所能提供的顶级医疗救治。不言而喻的是，当患者进了这扇门，我们就是他们与死亡之间唯一的屏障，也是他们活下来的最后机会。我们忽视了这样一个事实，即不管我们如何努力，仍有 1/3 机械通气患者无法活下来。

我们带着先进的设备投入战斗，深信胜利必然属于我们。呼吸机，这个生命维持设备中的常青树，正在以惊人的速度发展。在 20 世纪 40 ～ 50 年代拯救了许多生命的铁肺，甚至 60 年代生产的一度处于技术前沿的机械呼吸机，在现在看来都极其简陋。到了 90 年代，呼吸机开始有多个刻度盘和指示器，让我们能够越来越精细地、针对性地管理和治疗患者的肺。这就如同我们开始使用装有高倍镜头的摄像机来放大肺部的影像，进而更精准地进行治疗。这些设备的进步是吸引我专攻呼吸重症的原因之一。肺在我们生存中扮演着重要角色。本质上，如果我们不能呼吸，我们就会死亡。如果能成为一名呼吸重症领域的医生，我就能挽救更多的生命。

人们把呼吸的能力视为理所当然。然而，肺是极其复杂的，呼吸系统由许多不同的器官、结构和功能组成。被称作纤毛的毛发状突起细胞移动液体，杯状细胞分泌黏液，柱状细胞排列和保护。人的肺细胞兼具神经系统、淋巴系统、内分泌系统和免疫系统的功能。它们包含软骨、弹性组织、结缔组织、肌肉和腺体。所有这些构成了一个长达 2 300 千米的气道系统，过滤进入身体的每一盎司空气。肺部还有一些秘密的空气通道，它们有着具有纪念意义的名字，如科恩氏（Kohn）孔、兰勃氏（Lambert）管和马丁氏（Martin）通道（呼吸性细支气管间通道），它们绕过了正常的气道而进行空气的相互沟通。甚至有一种肺部感染叫温夫人综合征（Lady Windermere syndrome）——以奥斯卡·王尔德喜剧中的女主角的名字命名。我一直觉得这一切是如此神奇。6 升血液以每小时 6 千米的速度在体内流动，每分钟与我们呼吸的 7 升空气交换二氧化碳和氧气。在一天之内，大约有 1 万升空气和 8 千升血液流经 10 万千米的血管，在我们的肺泡表面进行交换。如果将我们的肺泡展开，它的面积有一个网球场那么大……而这一切都是为了维持我们的生命。

我在杜兰大学的第一位临床教授沃茨·韦布（Watts Webb）医生，让我对肺脏这个器官产生了浓厚的兴趣。他总是带着崇敬和赞叹的语气谈到它们在身体中发挥着多么重要的作用。当时我还不知道，1963 年他和詹姆斯·哈代（James Hardy）医生一起进行了人类第一例肺移植手术。在门诊部里，韦布医生向我们这些医学生介绍了一些咳血或气胸患者的情况。在手术室里，我们又看到肿瘤、呼吸道疾病、先天性疾病和吸烟对肺部造成的损伤。在我看来，肺损伤的原因众多，因而医生需要采用多种方法来解决肺部出现的各种紊乱，才能让患者重新回到正常生活中。

早期的呼吸机采用简单的"进气、出气"方式，没有考虑到肺部的复杂特性，或者说，没有予以重视。当我继续钻研呼吸重症时，我仍然着迷于阅读盖顿的著作，并惊叹于呼吸系统的调节能力。我从中发现了一种美，就像艺术家欣赏伦勃朗的作品一样，光线、色彩、笔触，所有这些要素共同造就了呼吸系统的整体美，而不仅仅是各个要素的总和。

我的目标是让患者体内受损的系统恢复正常运转，或者尽可能接近正常运转。ICU病床周围的监护仪和呼吸机面板上的参数会告诉我患者肺部的状况，以及疾病造成破坏的程度。在重症监护室，监护仪上的数据通常显示着机体遭受过极为严重的破坏。而我的工作是找到一种方法，通过诊断和药物来操控这些数字，同时避免新的威胁来袭。根据需要来调节参数，而且要立即做出反应，迅速完成。要做到这一点，诀窍是采用滴定法。操作中，任何东西过多或过少都会使患者的病情急剧恶化，并难以恢复。我喜欢一直盯着仪器，解读它们呈现的信息，调整呼吸机参数设置，等待数据转好的那一刻。

有时，设置适宜的呼吸机模式和参数（如呼吸机输送呼吸的频率和正确的空气剂量）特别困难。然而，一旦做对了，我就会坐在患者的床边，注视着他们胸廓一次又一次的起伏而感叹。随着时间的推移，我看到了数据转好，也看到了治愈的可能性。我惊讶地发现，在繁忙的ICU里，坐在那里观察患者病情逐渐好转是那么令人感到满足。

作为重症医学科的医生，我们了解的第一个行业秘密是呼气末正压（PEEP），那是一种当你吹气球的时候感受到胸口受压迫的沉重感。这总是让我想起被誉为"爵士乐之父"的路易斯·阿姆斯特朗（Louis Armstrong）鼓着脸颊吹小号的样子。在读大学期间，我的墙上一直贴着新奥尔良爵士音乐节的照片，但当时从来没有意识到阿姆斯特朗那张照片对我有何等重要的意义。空气向下压入肺部，深入肺泡，使数百万个肺泡保持开放，同时防止它们塌陷。通过转动呼吸机的旋钮来提供呼气末正压，至今仍是ICU中抢救生命的主要方法之一。我们一直使用它来应对新冠病毒感染患者极度低氧的状况。

令我感到惊讶的是，这种挽救生命的干预措施纯粹是靠运气发现的。1966 年，科罗拉多州丹佛的肺内科实习医生迈克尔·芬尼根（Michael Finnegan）与著名的托马斯·佩蒂（Thomas Petty）医生合作，救治了一名由于患有严重肺衰竭和低氧血症而濒临死亡的患者。次年，佩蒂将这种症状定义为成人呼吸窘迫综合征，后来当发现儿童身上也会出现这种症状后，才将其重新命名为急性呼吸窘迫综合征（ARDS）。当芬尼根站在患者的床边想办法拯救她时，他注意到呼吸机上的一个旋钮并转动了它，这使得更多的空气向下压入肺部并保持肺泡打开。几分钟后，患者的情况就稳定下来。一位工程师将这个旋钮装在呼吸机的参数调节面板上，以备有一天能派上用场。芬尼根的好奇心带来了关于如何最好地治疗 ARDS 的救命发现，呼气末正压成为整个重症监护领域的基石。

简单地将结局以生死划分

从负压到正压再到呼气末正压，通气技术不断取得进步。随着技术的进步，我们得以挽救更多的生命，但病情最严重的患者，那些血氧水平极低的患者，可能仍然逃不过死亡的结局。ICU 医生需要以一种不同的方式让空气进入患者的肺部，于是一种新技术应运而生——反比通气（IRV）。之所以有这样的名称，是因为它与人们自然呼吸的方式完全相反。在我接受重症监护医师培训时，这是治疗氧合极低患者的首选方法。人类吸气和呼气的时间比例约为 1∶3，这意味着我们呼气的时间是吸气的 3 倍，但在反比通气中，患者呼气和吸气的时间比例约为 2∶1。如果你现在试着这样做，深吸一口气，保持 2 秒钟，然后在 1 秒钟内呼出空气，之后立即深吸一口气，再保持 2 秒钟，就会发现自己非常不舒服。如果一直这样做，经过三四次循环后，你的胸部就会有要炸裂的感觉。现在试着想象自己被迫一直这样呼吸，一天、两天，甚至更久的时间将会有什么后果。

我初到ICU工作时，使用反比通气让许多患者活了下来，其中包括一些如果不使用反比通气一定会归入较矮的那摞索引卡中的患者。我目睹了患者在与呼吸机对抗时出现的呛咳和恐慌。只有在深度镇静和肌松的情况下才能耐受这种治疗。因此，从使用反比通气的第一天起，我们的重症医学科的医生就会全天候给我们的患者使用大剂量的镇静剂和肌松药，以确保他们不知道发生了什么。通过这种方式，机器帮助这些重症患者呼吸，同时让他们的身体有时间专注于恢复。一到两周后，我们将让他们从昏迷中苏醒过来，再将他们转移到其他病房进行康复护理或让他们出院回家。又一条生命得救了，这种感觉真好！

我们挽救的患者越来越多。当我们看到自己的成功率越来越高时，我们就习惯了看到患者在呼吸机旁安静下来，他们的肺部功能也随之恢复，于是我们将这种深度镇静和肌松的方法应用到所有机械通气患者身上。这样做似乎合情合理。

在位于维克森林大学医学中心ICU角落的一个房间里，我们可以看到高耸的橡树和远处的一座座房屋。只要有空闲时间，我就会凝视窗外的世界。我的患者从来不向窗外看。他们几乎总是躺在床上，被固定着，处于昏迷状态。罗莎·艾伦（Rosa Allen）也不例外。13天来，她一直仰卧着，脸对着平淡无奇的天花板，头朝任何方向移动的距离都不超过30厘米。我从来没有听到过她发出声音，也从来没有见她醒来过。在ICU里，我们称她为"7号床"。如果不急的话，我们会称其为"7号床的败血症患者"，但我们很少有不急的时候。她来到医院分娩，几天后患上了产褥期败血症，这是一种危及生命的感染。妇产科医生紧急把她送到ICU，我给她插管，然后给她接上呼吸机和监护仪。

天花板上挂着一张她刚出生的儿子的照片。护士们把它挂在那里，因为罗莎9岁的女儿想让妈妈在醒来的那一刻就看到刚出世的弟弟的照片。这一刻还没有发生，但我希望很快就会发生。前一天我停了罗莎的药。我们一直在给她注射大剂量的泮库溴铵、咪达唑仑和芬太尼，这是我们给大多数患者开过的标准的神经肌肉阻滞剂、苯二氮䓬类药物和阿片类药物。这些药能使他们保持镇静。我坐下来，看着罗莎的胸膛快速起伏，然后抬头看到照片在空中旋转飘荡，仿佛她的宝宝在跳舞。我不知道罗莎是否有机会看到这张照片，更不用说看到孩子了。有那么一瞬间，我想起了萨拉，她再也没能离开ICU去看看她的孩子。从那时起，重症医学已经走过了一段很长的路，而且现在的护理水平也有了大幅提高。我希望这对罗莎有帮助。

当天晚些时候，我再次去查房，查看监护仪后，我感觉她的眼睛睁开了，于是转向她。她正直直地向上盯着那张照片。终于，她看到了她的孩子。我把手放在她的手上，她用僵硬肿胀的手指抓住我，眯着眼睛看着我。"她醒了。"我告诉刚到病房的罗莎的妹妹哈丽特。她十分激动，眼里噙着泪水。罗莎在床上扭来扭去，最后又将目光转回到照片上。"那是你的宝宝，艾伦太太。"我微笑着说。罗莎盯着我，惊讶地瞪大了眼睛。"他是你的。你把他抱在怀里，给他起了名字。"我接着说。"是的，那是你的宝宝。"哈丽特笑着说。但罗莎摇了摇头。我递给她一块白板和一支笔。"这不是我的宝宝。"她潦草地写着，然后又写了一遍，"不是我的宝宝。"她叹了口气，接着闭上了眼睛。

我感到很困惑，甚至有点气愤。我正在为她的儿子努力挽救母亲的生命。我转向哈丽特，问道："她怎么会忘记那是她的孩子？"她摇了摇头，嘴巴紧闭，好像在努力将自己的种种感受藏在心里。她在姐姐床边的棕色椅子上坐下，身体前倾，双手紧握，仿佛在祈祷。"也许我们应该再多给她一些时间。"

我点了点头。也许罗莎的身体还没有为苏醒做好准备。我调快了镇静剂的滴速，然后对她的照护护士说："我们每6小时给她静脉注射5毫克氟哌啶醇。"我认为抗精神病药物能缓解罗莎的精神错乱。显然，她患有 ICU 精神病，这是患者在 ICU 中常见的并发症。我站了一会儿，看着她的脸放松了下来。她再次失去了知觉。我希望她在梦中的某个地方能看到她的儿子，认出那是她自己的孩了。

两周后，我看到暮色从窗户溜进来，此时橡树的树冠已被染成一片紫色。罗莎和她刚出世的儿子要回家了，我刚刚向他们祝好。她终于接受了孩子是她的这个事实，并很长时间一直盯着他的眼睛。我很高兴她克服重重困难活了下来，并能看着孩子长大。自从萨拉在慈善医院去世后，我们已向前迈进了一步。轮班结束，我转身离开，穿过有 25 张床位的 ICU。我的患者们，5 号床的肝硬化患者、9 号床的心力衰竭患者、12 号床的急性呼吸窘迫综合征患者等都连接着呼吸机，警报系统和监护仪环绕在他们四周，病房里一片沉寂。一切都如原本应有的样子，正如我受到的教导那样。然而，在我内心深处，我隐约觉得事情有点不对劲。这真是治疗的最佳方式吗？

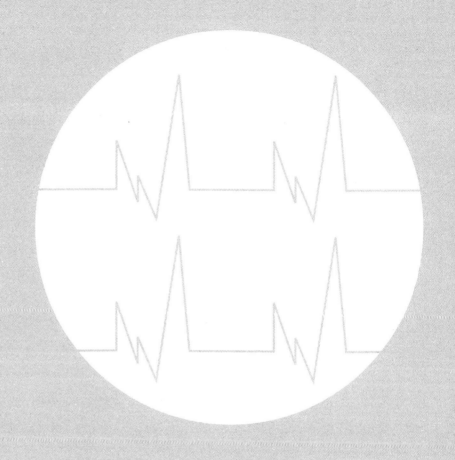

EVERY DEEP-DRAWN BREATH

第 4 章

只看见衰竭的器官，看不见完整的病患

我接诊的器官移植患者唤醒了我内心的
一些东西，即一种对医疗更加人性化的需求，
我想把它带给 ICU 里接受机械通气的患者。

我的状态已从不知道自己无知，过渡到知道自己懂得了些事情。

——玛雅·安吉洛
《我知道笼中鸟为何歌唱》

接受重症手术是不得已的选择

这些天我看到的都是处于肌松和深度镇静状态的患者，他们一动不动地躺着，要不是监护仪显示他们还活着，他们看起来就像已经死去了一样。

这句话一直萦绕在我的脑海中。在医学期刊《心肺危重护理杂志》（*CHEST*）上，著名的托马斯·佩蒂博士在一篇爆炸性文章中讲述了他眼中的重症监护危机。那是 1998 年，当我每天巡视 ICU 时，他的话总会在我脑海中回荡。几乎所有的危重患者都如他所描述的那样，处于肌松和深度镇静状态。有些人已经这样度过了不知多少日子。佩蒂博士在文中还写道："在过去，我们很少让机械通气患者处于肌松状态，只会给他们注射吗啡或偶尔使用小剂量的镇静剂。"虽然这让我感到惊讶，但我觉得这是可能的。佩蒂博士主张减少镇静剂的使用，并且要更多地关注人文关怀的基本原则，我的一些同事认为这种观点是一个对新式呼吸机一无所知的卢德分子①的想法，但他的观点却打动了我。我觉得我们应该用一种与以往大不相同的方式来对待我们的患者。

平均每天有 5 ～ 8 名患者接受我的治疗，他们中的大多数人要么是戴着呼吸机进来的，要么终究还是要使用呼吸机。看到患者被"拴"在机器上，躺在那里陷入"假死"状态，我开始感到不安。当患者转入 ICU 时，我们所有人都有一种紧迫感，为了挽救生命，我们体内的肾上腺素激增，可当呼吸机就位后，这种紧迫感似乎就消失了。这就好像把患者的治疗交给了机器，而我们却离开了，接着去收治下一位患者，给他们插管、注射镇静剂，并让他进入肌松状态。我拯救生命的崇高使命变成了一种流水线式的操作。

此外，佩蒂博士在他的文章中列出了患者在被固定时经常会出现的一些医疗并发症，如神经损伤、肌肉无力、严重感染以及一种被称为 ICU 谵妄的思维紊乱。当阅读这份清单时，我不寒而栗。这与特蕾莎的母亲在特蕾莎从 ICU 出院几周后，回到我的诊室反馈的情况非常相似。佩蒂博士呼吁减少镇静剂，和肌松药的使用，更多地陪护在患者的床边。我不反对，只是不确定如何在 ICU 里实现这一点，甚至不确定这能否实现。

在佩蒂博士那篇文章发表前的几个月，我在密苏里州圣路易斯的巴恩斯犹太医院完成了肺移植的培训，回到了维克森林大学医学中心，总住院医师威廉·哈扎德（William Hazzard）聘请我担任一个全新的心肺移植项目的医疗主任。哈扎德医生是老年医学的奠基人之一，一年前成为我的导师。我与他的办公室仅一墙之隔，使我能够汲取他渊博的知识，并且他对我也总是

---

① 卢德分子（luddites）：19 世纪英国工业革命时期，因为机器代替了人力而失业的技术工人。他们将机器视为贫困的根源，并用捣毁机器作为抗争手段。现在引申为持有厌机械化和自动化观点的人。——译者注

倾囊相授。他支持我进入移植医学领域，并认为这是重症监护医学的自然延伸。在我看来，他是有远见的。这种认识在拓宽医学的边界方面是如此具有远见。让活在不断扩大的死亡阴影下的患者，通过移植重新沐浴在生的光明中，这一想法就像操纵免疫系统接受另一个人的肺一样很难让人抗拒。我确信，不断地直面生与死既令人振奋，又发人深省。让我没想到的是，我会以一种全新的方式来看待重症医学。

在进入移植医学领域时，我感觉自己正在追随杜兰大学的教授沃茨（Watts）医生的脚步，尽管自20世纪60年代早期他的开创性工作开展以来，该领域已经有了很大的发展。出于对1963年6月11日他参与的首例肺移植手术的好奇，我查阅了这段历史。经过一番探究，我惊讶地发现，这位接受肺移植手术的名叫约翰·拉塞尔（John Russell）的患者是一名患有肺癌的住院因犯，他之所以同意接受手术是因为他将其看作活下去的最后希望。这一信息在大多数报道中往往是缺失的。当时密西西比州政府表示，如果这名因犯以这种方式促进科学发展，就会对他报以"十分赞许的态度"。首例肺移植手术无疑是医学史上的一个里程碑事件，但令我震惊的是，官方报道不约而同地强调这是重症医学的进步，而不是对患者的成功救治。

在此期间，还有一件事引起了我的注意。手术当天午夜刚过，首位肺移植患者经历了痛苦的手术后躺在恢复室中，而一名37岁的男子在被步枪击中后，在同一家医院的急诊室里咽了气。这名男子就是美国黑人民权领袖梅加·埃弗斯（Medgar Evers）。这场挽救了生命的移植手术的成功与这一令人悲伤的遇刺事件同时发生，令我感到震惊。虽然埃弗斯遇刺的消息占据了第二天的新闻头条，而关于移植手术的消息只是角落里的一篇小文章，但随着时间的推移，医疗技术的进步却成为当晚的重要事件，这似乎意义非凡。在密西西比州小镇完成的首例人体肺移植手术引起了全世界的关注，并推动了整个器官移植医学的发展。相比之下，埃弗斯之死所引起的愤慨并没有立即使反对种族主义的斗争取得进展，争取黑人民权的斗争仍在继续。似乎两段历史在同一个屋檐下朝着相反的方向发展，而两段历史的重要参与者都被遗忘，社会的不公也被掩盖。

巴恩斯犹太医院是移植医学得以快速发展的圣地，伯特·特鲁洛克（Bert Trulock）医生是美国肺移植学领域的领军人物，我有幸接受过他的培训。作为一名客座医生，我与他一同照顾患者。这些患者都处于各种肺病的晚期，长期生活在窒息感中，我一直希望他们能及时等到移植器官。我惊讶于特鲁洛克医生对他们的了解之深，他会拿他们最喜欢的球队开玩笑，还会询问他们伴侣的健康状况，还知道他们的哪个孩子即将高中毕业。随着在那里待的时间越来越久，慢慢地我也了解了这些患者。

患者在被列入器官移植等待名单之前，需要进行大量的筛查。一旦完成所有的医学检查，确定肺衰竭是患者唯一的健康问题，并且确定必须进行器官移植后，我们会询问患者的基本情况，不仅仅包括他们的病史，尽管这很重要，还包括他们的个性特点、职业背景、生活状况以及家庭支持系统。了解清楚这一切都是为了判断患者自己和他们的护理者能否很好地适应器官移植后的严酷生活。我们经常告诉患者，在解决完一系列旧的问题之后还会出现一系列新的问题。完成移植后，他们必须每天服用 20 ~ 30 粒药物，以免新的肺脏出现排斥反应。但同时，这会抑制免疫系统，使他们容易受到感染。我们需要确保他们的亲人能够随时待命，并愿意照顾他们。渐渐地，在这一过程中，我不再把他们仅仅视作患者，我看到了他们的世界，在那里，他们工作着、热爱着、梦想着。毁灭性的疾病让本就脆弱的生命不堪一击，使他们长期处于危机状态。

一位 60 多岁、从不吸烟的妇女，入院时伴有持续气喘、呼吸急促和反复感染的症状。在 2 小时的病史采集过程中，她告诉我们，她每天都和她的西班牙混种猎犬鲍比一起去散步，从以前在草地上绕行 3 千米逐渐缩短至只能走到她家车道的尽头，可是，即便如此，她也感到筋疲力尽。实验室的检测结果证实了我们离奇的猜测：她患有肺囊性纤维化。这种疾病通常是在童年时期被确诊出来的。我们将她列入双肺移植的等待名单中，这将让她重新开启自己的生活。

另一名患者的双肺有严重的损伤，以至于连去信箱取信都变得艰难，他只能每周去一两次。在问及他的家族病史时，他向我们讲述了他亲属的经历。我们注意到他的症状与他亲属的症状有着惊人的相似之处。后来，我了解到这种疾病是一种可遗传的肺纤维化，并欣喜地看到他通过单肺移植重新回归正常生活。他的新肺不仅能让他走到比信箱更远的地方，而且正如他高兴地告诉我们的那样，还能让他比他的亲属活得更久。

听了特鲁洛克医生的患者讲述的故事后，我才意识到自己对于患者治疗之外的生活知之甚少。作为标准的完整病史和体格检查的一部分，医生应该询问患者有关他们自己的问题，但在重症监护中，我们认为这无关紧要。因为在 ICU 里这种做法往往不切实际，患者的生命正处于危急状态，抢救速度至关重要。我们专注于患者的身体，然后进一步放大，瞄准特定的器官。对我来说，我所关注的只是 ICU 患者的一个肺。

可能有人会说，现代医学技术始于何内·雷奈克（René Laënnec）医生于 1816 年在法国发明的听诊器。在那之前，医生通过对患者身体的视诊和患者对自己症状的描述来了解病情。但是，从雷奈克发明第一个"木管"听诊器开始，医生巧妙地将注意力转移到这个新工具所传达的信息上。随着医学的不断进步，医生越来越少倾听患者自己的讲述。这种情况在处于深度镇静的机械通气患者身上体现得更为明显。我发现，器官移植的候选者在很多方面与 ICU 里机械通气患者截然相反。他们为自己发声，向我们袒露自己的整个人生经历，以获得医护团队的帮助，以及得到能拯救他们生命的器官。

有趣的是，在器官移植中衰竭的器官是我们的关注点发生转变的起点。我们重新将患者作为一个完整的人来看待。特鲁洛克和我在每位患者的病程中会多次与他们见面，在他们等待器官的几个月里，眼看着他们变得越发虚弱，生命和希望从他们身上一点点消失。当终于等到合适的肺脏时，我们会在手术前再次与他们见面，之后的每个月我们都会去诊室见他们，为他们用药，处理免疫抑制和感染风险。我会听他们讲述自己生活中新经历的事，诸如第一次重新开车、第一次重新外出吃饭或者第一次重新抱孙子（女）。其实这些都是生活中的寻常之事，不过我喜欢跟我的移植患者频繁地进行互动。

相比之下，我认为自己与 ICU 患者的接触跟缝合新器官的外科医生与做器官移植患者的接触差不多。对于一些外科医生来说，他们与患者相处时间最长的时候就是做手术的时候。然后他们把装上新肺的患者送回家，患者得救了，而大部分日常护理落到了我和特鲁洛克身上。我不想再做这种医生。

当我回到北卡罗来纳州时，我希望能够把我在巴恩斯犹太医院里学到的知识带到新成立的心肺移植科。我的第一位患者是个和我年龄相仿的年轻人，他来自大雾山的科布霍尔，想换新的心脏和肺脏。即使他没有告诉我，我也能从他阴郁的表情中猜到这一点。当马库斯·科布（Marcus Cobb）带着他的妻子丹妮塔和两个小孩走进我的检查室时，他笑了笑，好像要对我进行一些秘密测试。

他大大的棕色眼睛里充满了恳求，但我并没有回应他的目光。他的肤色引起了我的注意，那是褪色的牛仔布的颜色。他的嘴唇呈淤伤一般的紫黑色，我们称之为发绀。从他皮肤发蓝的程度，我可以判断出他体内超过 1/3 的血红蛋白没有携带任何氧气。他患有艾森门格综合征。他的右心室太大，迫使经过体内循环的血液从静脉流到左心室，没有流经肺脏获取氧气便直接流往身体各处。我的视线转移到他的胸口上。

马库斯是个粗鲁的家伙，一开口便带着一丝挑衅。"听着，埃利医生。"我抬起头看着他。"我的皮肤发蓝是因为我生来心脏就有一个洞，而且我从小就有一只脚踏进了棺材里，"他带着南方的鼻音说道，"许多自以为是的医生都告诉我，我活不长了。一直以来，他们都错了，我现在已经32岁了，难道我和丹妮塔都在做梦吗？"

说完，他们俩都只是静静地看着我。丹妮塔似乎满怀希望，仿佛我只要轻轻挥挥手就能治愈她的丈夫。对我来说，马库斯能来到这里简直不可思议。通常，当ICU患者的血氧水平低于90%时，我们就会开始干预。然而，血液中氧气含量只有65%左右的马库斯却能坐在我面前。在过去的30年里，他一直这样生活。我一时不知道该说些什么。我有什么资格来决定何时切开他的胸部，移除他的心脏和肺脏，然后换成别人的？我知道对移植手术来说，时机决定一切，正确的时机至关重要。我想把进行移植手术的时间点推移到最后一分钟，因为一旦换上了新的器官，免疫系统的排斥就会开始倒计时。虽然可以减缓这一过程，但无法完全阻止。新器官带有其固定的"死刑判决"。可是也不能等太久，否则这个人会死在等待名单上。

考虑到这一切，我开始不安。丹妮塔和孩子们需要马库斯好好地活下去，他们来找我寻求帮助，把所有的希望都寄托在我身上，这使我不知所措。我无法再向特鲁洛克寻求帮助，救治马库斯成了我一个人的责任。他坐在那儿等待我的答复。我开始脸红、出汗，只能尽我所能地询问一些问题，以了解他的生活、他的工作、他们夫妇所面临的诸多挑战，以及他们的孩子阿里尔和泰，还有他与前妻所生的杰、帕特里克和莱西。我问的问题对我没有帮助，只会让他的生活显得更美好，更来之不易。当时我已是三个女儿的父亲，她们甜美的脸庞闪过我的脑海。我感到额头上渗出了豆大的汗珠，然后顺着脸颊滚了下来，落在桌面的文件上。虽然我试图表现得很平静，但我能感觉到我的脸在烧，而这时马库斯正谈到阿里尔收藏的芭比娃娃。

我借故溜进了最近的洗手间，关上门，盯着墙壁。我脱下白大褂，只见浅蓝色的衬衫已被汗水浸透。我试图找出我的问题所在。我接受过成为一名医治马库斯的好医生所需的所有技术训练：4 年医学院学习，3 年住院医师、1 年首席住院医师的经验，3 年专攻重症监护和肺脏疾病，最后我还获得了圣路易斯医学院的肺移植研究员资格。我已经在 ICU 救治重症患者多年，所以接诊马库斯这样的患者也不是什么新鲜事。但是看到面前的马库斯虽然身患重病却依然热爱生活，清醒又不失温情，我顿感责任沉重。

我重回检查室，低着头，拿出听诊器，匆匆为他完成了全身体格检查。我向他说明如何调整用药，并希望他们能在几个月后来复查一次，如果这期间情况恶化，要及时联系我。随后他们就走了。我确信我已被马为库斯列入庸医的名单中，并且没指望再见到他们。

如何让人们尽快脱离呼吸机

这段与马库斯会面的经历让我变得不自信。与巴恩斯犹太医院的医护团队一起做移植手术时，我感觉很自在，但回到维克森林大学医学中心，我却深感孤独和彷徨。虽然我曾想和患者们并肩战斗，但我不确定自己是否是负责一个新项目的合适人选，现在，我看到了自己在面对生活中的患者时是如何承担责任的。

我想起了我在医学院时的理想，我和室友达林·波特诺伊在慈善医院的楼顶上许下要为素昧平生的人尽自己一份力量的诺言。他已经在乌兹别克斯坦与无国界医生组织共同发起了一项结核病控制项目。反观自己，我只见了马库斯一个患者，还失败了。马库斯找到我，我却把他送走了。我的大多数患者都在使用呼吸机，对周遭毫无感知。我当然不是在为他们说话，我几乎不知道他们的名字。我似乎失去了自己不可或缺的一部分，失去了我想成为医生那一部分，现在我只是一名专职 ICU 医生。

上大学时，我读过菲茨杰拉德的作品。在他的第一部小说《人间天堂》（*The Side of Paradise*）中，迷惘的艾默里·布莱恩（Amory Blaine）引起了我强烈的共鸣。我对布莱恩着迷就是因为他的迷惘，而他的这种状态对于那时的我来说是如此陌生。但现在，当我挣扎着寻找自己的方向时，我发现自己能够体会他的境遇。我终于完成了自己矢志不渝专注的医学训练，本该大步迈向未来时，然而，我却陷入一种浑浑噩噩的状态。我的脑中盘桓着菲茨杰拉德对布莱恩的描述："他梦见的始终是自己要成为什么，而非自己已经成为什么。"

几年前，我在《新英格兰医学杂志》（*The New England Journal of Medicine*）上发表了我的总住院医师研究项目。我的第一篇论文得到了很好的反响，终于加入顶级 ICU 医生的行列，这令我很兴奋。这项研究探讨了如何采用后来被称为自主呼吸试验（SBT）的方法让患者脱离呼吸机。在我接受医学训练期间，对于患者脱离呼吸机的时机，似乎每位医生都采用完全不同的方法来确定，这让我感到震惊。有的医生可能会将患者的呼吸频率从每分钟 18 次逐渐降低到 14 次，然后在脱机数小时后降到 10 次，而有的医生可能会允许患者自己确定呼吸次数，但减少呼吸机对患者每次呼吸的辅助。无论采用何种方法，大多数医生的脱机方法似乎都是主观武断的，而且对于何时开始这一过程，似乎还没有特别科学的标准。

我的研究重点是制定一个呼吸治疗师、护士及医生都可以使用的脱机标准。这样一来，即使医生身在别处，其他医护人员也可以对患者继续进行下一步的治疗。这个想法很简单，每天让所有机械通气患者脱离呼吸机一小段时间，看看他们是否准备好在没有呼吸机辅助的情况下自主呼吸。一些医生认为这种做法太过激进，他们在很大程度上认为，快速移除生命维持设备会对患者的机体造成严重破坏，这可能会导致重症患者心脏病发作或中风，但我已经做了充分的研究。我有一种好的预感，尽管最初并不知道会得到怎样的结果。在一年多的时间里，我们已对300名呼吸衰竭患者进行了研究，发现这种简单的标准化能够使患者提早两天脱离呼吸机，而且能够将并发症减少一半，此外还能为每位患者节省5 000美元的住院费用，这令我感到惊讶。事实证明，呼吸机脱机没有理由像大家几十年来一直做的那样缓慢。当患者准备好自己呼吸时，他们可以得到解放，而不是像幼儿被断奶那样难受。我感觉就如同取得了一场胜利。

然而，尽管这篇论文的发表令我感到兴奋，但它似乎并没有产生多大的推动作用，我的机械通气患者连续数天仍处于深度镇静和肌松状态。我觉得我遇到了瓶颈。我的工作是盯着各种显示器和设备，尽管我很热爱盖顿和生理学，但还是觉得缺少了一些重要的东西。

不久之后，在1998年夏天，我和家人搬到了田纳西州的纳什维尔，以便我的妻子金可以在范德堡大学继续接受作为外科病理学研究员的培训。虽然我仍然不确定自己走的是哪条路，但追随金的脚步，我可以很放松，因为她知道自己在做什么。在我们安顿下来之后，我就被聘为那里的肺移植项目的联合医学部的主任，我开始喜欢上诊室的工作。这种感觉很熟悉，就像我在巴恩斯犹太医院与特鲁洛克一起工作时那样，与一个医护团队一起工作，评估患者，完成相关检查，编制移植清单，并看到他们开启新的生活。许多患者告诉我："你知道吗，医生，每一天都是一种馈赠。"我与患者的互动越来越好，我知道部分原因是我得到了一家成立多年的老牌移植中心的支持。

一天下午，我到诊室去为一位新患者做心肺移植评估。我首先注意到的是他蓝色的皮肤，然后是他紫色的嘴唇，最后是马库斯和丹妮塔愁苦的脸庞。他们驱车6小时来找我。马库斯的病情严重恶化，他那充满积液的肿胀的脚踝、快速跳动的心脏和肺部爆裂的声音表明了这一点。我知道现在时机成熟了，他需要更换一个心脏和两个肺，而且要很快，否则，他活不了多久了。

在我完成病史采集和医学检查后，我问了他们一个问题："第一次见面的时候，我表现得那么糟糕，你们到底为什么还想来见我？"丹妮塔用她浓重的南方口音说："那天离开时，我们知道你意识到自己无法给出所有的答复。这让我们一致认为你就是我们要找的医生，所以我们追到了这里。"

马库斯成了我的患者，我把他列在了新器官移植等待名单上。然后漫长的等待开始了。马库斯和丹妮塔收拾好行李，提前给包机公司打电话，如此一来，等移植手术的时间一到，他们随时准备出发。在等待期间，马库斯的心脏和肺脏功能继续衰退。大约在一个月后的深夜，我接到了田纳西州器官共享组织的电话，他们有了马库斯的供体器官。我立即给马库斯家打了电话。当我把这个消息告诉他时，我能听出他疲惫的声音里充满了希望。我听到他对丹妮塔说："亲爱的，带好行李，我们要去纳什维尔。"

在为马库斯感到高兴的同时，我感受到这通电话背后所隐含的沉重事实，我知道在某个地方，有人必须死去才能捐献这些器官。即使是现在，这位捐献者的亲人也会感到悲伤。我挂断了电话，家人此时已安然入睡，我在家中一个安静的角落独自坐着，心中充满感恩之情，感恩那位陌生人的无私奉献。

第二天，我等在范德堡大学医学中心的手术室外。最终，外科医生走出了手术室，在进行了9小时的手术后，他看起来很憔悴。外科医生告诉我他一直都在与马库斯胸腔里新形成的粗如绳索的血管做斗争。不过，手术最终成功了。马库斯被转入重症监护室，此时我看到他的皮肤不再呈蓝色。我们用所能提供的一切条件来支持他的新器官和恢复中的身体。

在接下来的几天里，我守在他的床边，看着监护仪，调整呼吸机参数、血压药物、镇静剂、抗生素和免疫抑制药物的剂量。一切都需要精确调控。这就是我接受移植医学训练的原因。这曾是一种难如登天的医疗技术，但现在情况已经完全不同了。

我看着马库斯的脸，看着他在每一次深长的呼吸中将空气吸入他的新肺里，思考着他那摇曳不定的生命背后的奥秘。我对他的了解，远不止索引卡上记录的内容。我认识他的家人，他们一直陪伴在马库斯的身边，拉着他的手和他说话，为他鼓劲。我突然意识到，家人的陪伴也是他生命维持的一部分。这一次，我考虑的不仅仅是马库斯的肺脏或心脏，我终于把他整个人都纳入到了我的思考范围。

我相信马库斯是我第一次以完整的人来看待的患者。当时我还不明白我可以像对待他和他的家人那样走进患者的生活，也不明白这样做会使我成为一名更好的医生。在我陷入迷惘的那几个月里，我曾试图通过广泛阅读来获得一些启发和自我认知，在马库斯接受移植后，我开始把这些零散的认知联系起来。我读过圣依纳爵·罗耀拉（St. Ignatius of Loyola）于 16 世纪创作的《神操》（*Spiritual Exercises*），书中讲道，作为人，我们在人际关系中经常是失败的。由此，我开始明白我的失败对患者的影响。作为他们的医生，我一直很关心他们，并希望自己能竭尽所能救治他们，可我却把他们当作是没有生命的对象来对待，就像哲学家马丁·布伯（Martin Buber）所说的"我—它"（I-it）的关系。我收集患者的数据并对他们进行分析和分类，将他们视为一组要修复的器官和要解决的问题清单。我阅读过，也向别人推荐过塞缪尔·闪（Samuel Shem）的小说《神之屋》（*The House of God*），这本小说讲述了一名医学实习生在医院艰苦的工作中，学习如何成为一名优秀医生的故事。书中的叙述者使用诸如"GOMER"（get out of my Emergency room 的缩写，意为"滚出我的急诊室"）之类的词来贬低患者。我现在明白了，我也曾对我的一些患者表现得冷漠无情。我曾认为在557 房间使用胆囊来巩固患者和诊断是无害的，无须做进一步论证。我没有把患者视作完整的人。患者知道这一点吗？

现在回想起来，我猜很多患者确实知道。当我还是一名医学生时，在接受训练的过程中，我经常被教导要对患者保持专业上的矜持和心理上的距离。如果他们去世了，太了解他们只会适得其反，让我们产生心理负担。1989 年，我从杜兰大学医学院毕业时，母亲送给我一本威廉·奥斯勒（William Osler）[①] 医生的题为《沉静》（Aequanimitas）的皮面精装本演讲稿，这是一百年前他在宾夕法尼亚大学医学院毕业典礼上发表的著名演讲。"低缓的声音，沉稳的语调，紧凑的间隔，思绪集中在手头处理的对象上。"他的演讲稿中这句来自亚里士多德的忠告尤其令我受到触动。我把这句话写在卡片上，放在白大褂的口袋里，每天随身携带，好像这样一来就可以让我直接与两位伟大人物沟通。我曾多次以"沉静"作为暂停、后撤和前进的方式，来保持镇静和沉着。现在我想知道，我是否也已经隐藏了自己的感情。

但是，最后，我和马库斯一起经历了布伯所说的"我—你"（I-Thou）式的相遇，完整地见到了生活中的他。虽然这并不是我的本意，我也花了很长时间去适应，但他和丹妮塔仍坚持来找我。我很高兴他们这样做。多亏了他们，我再次找到了作为一名医生前进的道路。

马库斯的心肺移植手术是他梦寐以求的礼物，这不仅能让他有更多的时间与妻子和孩子们在一起，而且能让他有机会感受过去只能想象的各种活动，如在蓝岭山脉进行长时间的日落远足，甚至从直升机上跳伞。他用双手抓住了自己的生命。不过，在每月和后来每季度的随访中，我很开心地注意

[①] 威廉·奥斯勒，加拿大临床医学家、医学教育家、现代临床医学之父。——编者注

到，在新生活中，让他最快乐的活动似乎都是一些琐事，比如和孩子们一起踢足球。

正如我们所知道的那样，所有美好的事物都会消逝，对于顽固莫测的免疫系统来说，器官的任期无疑也是如此。几年后，当我正要在圣迭戈的一次医学会议上面对数百名医生举办讲座时，我的电话响了，是丹妮塔打来的，她说："马库斯快不行了，他在找你。"我毫不犹豫地向会议组织者致歉，然后赶往机场。那天的天气特别晴朗，我坐在靠窗的座位上，看着峡谷和湖泊从脚下掠过，心中一直祈祷着我能够及时赶到。

在从纳什维尔机场到范德堡大学医院的出租车里，我打电话给丹妮塔询问马库斯的房间号。"8楼5号病房……快！"到了医院，我冲向电梯，然后冲进走廊。当我转过拐角时，看到一扇敞开的门，里面有一群人。大约有7个人，他们站在病床周围，都在等着我。我拨开人群，然后把手放在马库斯的肩膀上，看着他的眼睛，同他说话。在那一刻，对于我来说，他是这个世界上唯一重要的人。那时这种认知已成为我的第二天性。他抬起头看着我，我低声说"谢谢您！"，然后马库斯就离开了人世。

马库斯去世后，我在自己救治的器官移植患者身上找到了一种满足感。看到他们每天面对慢性病的勇气，观察他们对移植手术后生活的热情，了解到他们靠借来的时间生活，我常常感到谦卑感围绕着他们。对他们来说，疾病和治疗与他们的生活息息相关，以至于无法将两者分开。

我曾遇到一位名叫丹尼·韦斯特（Danny West）的慢性肺病患者。他1.8米高，身材瘦长，总是单膝微屈站着。丹尼身上有一种从容，让我感到很放松。他笑的时候，浓密的八字胡须会上下跳动。他的病使我能够经常见到他，他吸引了我。我欣然同他建立了友谊，而在一年前，我会认为这样做是鲁莽的。也许这会让我变得内心脆弱，但我觉得这是对的，这也是我真实的感受。

一个春天的某一天，丹尼陪我去医学院，在那里我要给 100 名刚入学的医学生上课，教他们在给患者检查身体时通过听诊器分辨可能听到的肺部声音。因为丹尼拥有一个健康的移植肺和一个伤痕累累的旧肺，所以他是这次教学演示的绝佳人选。学生们会听到他胸口一侧的空气自由流动，而另一侧则传出空气喷射而出时伴随的噼啪声。一年前，我教过同样的课，按照惯例，我会找一个自愿的学生在全班面前接受检查。当时一个女生站了起来，走到阶梯教室的讲台上，然后她脱下上衣，露出了她的豹纹内衣，引得全班哄堂大笑。今年，我换丹尼这张王牌出场，以避免出现前一年的尴尬状况。我向学生们解释了我们将要做的事情，并让丹尼脱掉衬衫，由我来检查他的身体。我转身去拿听诊器时，整个大厅里突然爆发出一阵雷鸣般的掌声和震耳欲聋的笑声，着实吓了我一跳。我转过身，看到丹尼朝我顽皮一笑，神气地炫耀着身上穿的豹纹内衣。

即使后来，当那个腐烂的旧肺导致他患上了一种致命癌症，并扩散到他的大脑时，丹尼也从未失去他的幽默感。在他病重的时候，我去肿瘤门诊看望他，即便那时，他还能拿自己开玩笑。我知道，这将是我见他的最后一面。不过，他最后一次逗我发笑是在他的葬礼上，他的妻子贝基请我在葬礼上致辞。丹尼留给我一首他写的诗，这让我笑中带泪。他邀请我成为他在医院之外的生活的一部分，直到他去世。其实我早就接受了他的邀请。

我接诊的器官移植患者唤醒了我内心的一些东西，即一种对医疗更加人性化的需求，我想把它带给 ICU 里的机械通气患者。可我不确定要如何让重症医学界接受这一理念。我知道我需要把目光从监护器上移到患者的脸上，把目光从他们残破的肺上移开，把他们视为脱离生活、渴望回归的人。但是，当他们在病危情况下被紧急送到我面前，处于深度镇静和肌松状态，而且没有代理人或无法发声时，我又该如何做到这一点呢？

当我试图研究如何将 ICU 的技术氛围与移植医学的人文主义结合起来时，我受邀参加了佩蒂博士在纳什维尔举办的一次演讲。那是在他的文章发表在《心肺危重护理杂志》上几年之后。虽然他的文章可能激怒了重症监护领域的一些人，但他仍然因为他在这个领域中做出了许多贡献而受到敬重。我很高兴能当面聆听他的观点。演讲在当地一家名为 F. 斯科特的餐厅举办，这家餐厅似乎很对我的胃口，尽管我不再与 F. 斯科特·菲茨杰拉德笔下的艾默里·布莱恩有心灵上的共鸣。佩蒂博士讲完慢性呼吸道疾病患者的相关问题之后，我突然有所顿悟。我意识到，这些患者经常与他们的医生接触。对于我自己的患者，我只考虑到他们在 ICU 住院期间的情况，而他们离开我的护理之后又会面临怎样的境遇呢？当他们回家以后，我甚至不知道当他们有需要时去哪里接受后续治疗。我想知道，我是否应该像对待器官移植患者那样，每月或每季度让他们到诊室复查一次。周围的每个人都在鼓掌，我也加入进来，感到很受鼓舞。我拿着他那份自己已经翻旧了的文章走到佩蒂博士跟前，我们一同阅读了最后一段，即他对医学要更加人性化的呼吁。

我问他："您认为我们应该怎么做？"

佩蒂博士皱了皱眉说："你想要问题的解决方案吗？"他注视着我，领结稍微偏向一边。"老实说，我也不知道，"他轻声打趣道，"或许，你可以帮忙弄清楚。"

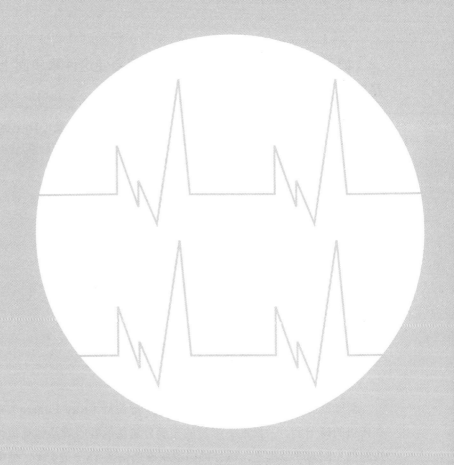

EVERY DEEP-DRAWN BREATH

第 5 章

抢救回来的生命，永远回不去的生活

过去，我以为患者出现思维混乱是严重
疾病的正常附带结果。但当我在他们床边驻
足 10 分钟，他们依然没有认出我时，我意识
到这是有问题的迹象。他们患上了谵妄。

如若习惯于认为某件事没错，就会使这件事表面上看起来是对的。

——托马斯·潘恩（Thomas Paine）
《常识》（*Common Sense*），1776

谵妄带来的毁灭性恐惧

新冠疫情期间，重症监护室里，雷·富盖特（Ray Fugate）歪斜着坐在床边的椅子上。一根近 1 米长的充满分泌物的呼吸管从他嘴里伸出，连接到他左侧的呼吸机上，每分钟向他精确地输送 18 ～ 24 次、每次 380 毫升的空气。阳光透过宽大的窗户洒在他根根直立的棕红色短发上，让他看起来像个孩子。他向我轻轻挥动着一块小白板，看起来很沮丧。这是他与我们交流的方式，我看到他用马克笔写的几个红色大字："让我见见雪莉。"雪莉是他结婚 30 年的妻子。他已经在 ICU 里住了两周，冠状病毒摧毁了他 51 岁的肺泡壁。那天早上查房时，我在他的前胸和后背听到了熟悉的脆皮饼破碎般的咔嗒声、噼啪声和爆裂声，我知道他正在与致命的病毒做斗争。现在雷的白板上已写满了字，当他再次举起白板时，这些字无法传递出任何信息，因为那只是一片红色的难以辨认的东西。他出现了谵妄，他的大脑情况比被饱受疾病折磨的肺部更糟糕。这种病毒对机体的影响是毁灭性的，入住 ICU 会加剧这种影响，尤其是在没有家人陪伴时。雷需要见到他青梅竹马的爱人雪莉。

第二天，他的谵妄消失了，病情有所好转。我们可以为他撤掉呼吸机并尝试采用更温和的供氧方式，这也意味着他可以和雪莉通电话了。遗憾的是，他说话的时候，再次陷入了谵妄，他的血氧饱和度降了下来。我听到他大喊：

> 雪莉，快来带我走，他们想杀了我。雪莉，他们不会让我离开的。他们违背我的意愿将我捆绑起来。雪莉，我必须离开这里。

听到他的咆哮，感受到他真实的恐惧，尤其是知道我们很可能要再次将他连接到呼吸机上，并夺走他的声音，这真让人感到崩溃。

我做好准备，穿上我的防护服，带着可以让我免受空气中颗粒物侵害的电动空气净化呼吸器（PAPR），然后如同身着白袍的达斯·维达①一般大步走进他的病房。我蹲在他的椅子旁，握住他的手，指了指时钟，然后反复地告诉他：

> 富盖特先生，我很高兴您能下床，也为使您感到恐慌而深感抱歉。我刚刚和雪莉通过电话，她会在 2 小时后，也就是下午 1 点的时候赶过来，在大厅里隔着玻璃墙和您通电话。最重要的是，她让我转告您，她爱您！

让我惊讶的是，过去我们从未将谵妄当作是对重症监护患者的一种严重医疗伤害而加以关注。我们能关注到它，只是因为它给治疗带来了不便，然

---

① 达斯·维达（Darth Vader），电影《星球大战》中的反派人物，身穿一件黑色的斗篷和黑色盔甲。——编者注

后我们只是将其视为一种完全正常的副作用，一种严重疾病和 ICU 治疗意料之中的副作用。我们花了很长时间才意识到它可能在许多方面对患者造成伤害。

1999 年，作为一名年轻的医生，我对自己与患者建立更多联系的能力越来越有信心，我渴望更好地了解他们。一旦他们的病情足够稳定，就会被转移到 ICU 之外的病房，我会跟着他们，去看看他们恢复得如何。我起初感觉这很奇怪，仿佛自己是一个擅自闯入者，还以为会有人把我赶回自己所在的楼层。毕竟，患者不再由我负责了，他们现在由其他医生来治疗。

我站在床尾向他们和他们的亲人做自我介绍，如果受到欢迎，我会坐下来继续同他们交谈。我会特意道出他们的名字，"您好，拉米雷斯先生，我是楼上的埃利医生，我来是为了了解您今天的感觉如何。"在远离了 ICU 中的设备之后，这样的交谈变得很轻松。有时，我第一次清楚地听到患者的声音，或者看到他们眼睛里闪烁着希望而非恐惧。在 ICU 里，我看到的大多是患者的眼白和极度的恐慌，尤其是当呼吸管妨碍他们说话时。而在 ICU 之外的病房里，我注意到一些患者更加镇静，他们已经渡过了需要生命维持的那段时间，此时，他们开始思考未来，并准备回家。

然而，在另外一些患者身上，我看到了恐惧和彷徨。就好像他们被推到了一个陌生的地方，无法确定自己的方位。这些患者见到我会特别高兴，他们知道我清楚他们刚刚经历了什么。在一个迷失方向的地方，我是一个熟悉的存在。

一开始，我只待一两分钟，但适应这个新角色后，我迟迟不愿离去，倾听脱离重症危险的患者在与家人团聚后互道心声。一个令人意想不到的问题开始突显出来，患者和他们的家人关于患者在 ICU 治疗期间情况的讲述完全不同。通常情况下，患者不知道自己病得很重，对所经历的救治过程知之甚少，并且对其间亲人的探访或他们之间的对话和互动几乎毫无印象。此外，机械通气患者似乎一直置身于一个极度逼真的平行宇宙中。我听一位患者说他被一群绿色外星人袭击；另一位患者说他被蛇群包围；还有患者说他经常被推进一条又长又黑的隧道。我听着一个又一个患者描述自己的经历，对情况越发明了，也越发警觉。我们原以为机械通气患者处于睡眠状态，并且在镇静剂、麻醉剂和止痛药的保护下能免受生命维持设备引起的强烈不适。但显然，他们并不是在很安详地做梦，而是处于谵妄、害怕和困惑之中。当患者的家人向我求助，寻问如何应对时，我不确定该如何回答他们。他们应该无视这些经历，并将为这些经历视作不真实的，还是应该正视它们的存在，并暗示它们是幻觉和妄想？这两种反应似乎都不会让患者感到特别安心。

假设"肺与脑是存在关联的"

我开始不断思考患者的这些经历，为什么患者会出现谵妄？为什么我没有充分意识到这种情况是多么普遍？我们应对谵妄的方法是给患者静脉注射氟哌啶醇，这是自 20 世纪 50 年代以来一直用于治疗精神病的一种药物，后来成为许多神经系统疾病的首选药物。1973 年，当时备受尊敬的耶稣会牧师医生、马萨诸塞州总医院前精神病学主任埃德温·内德·卡塞姆（Edwin "Ned" Cassem）医生需要一种安全的方法来安抚一位患有心源性休克的焦躁不安的重症患者。这是氟哌啶醇首次被用于治疗危重症患者的谵妄。从那时起，静脉注射氟哌啶醇成为世界各地的标准疗法。

我想知道我们是否应该做得更多。回到 ICU 后，我开始寻找谵妄的迹象，很快我就发现这种症状在机械通气患者中很普遍。正如著名的奥斯勒医生曾经说过的那样："倾听患者的话语，他正在告诉你诊断结果。"我还没有足够认真地去倾听或观察，或者可能根本就没有倾听和观察。我对自己的能力过于自信了，认为自己能够控制每位患者的病程。

那些抗拒身体约束并在床上拼命挣扎的患者，是第一批通过他们的行为告诉我他们患有谵妄的患者。他们从镇静状态中醒来时，以为护士在给他们下毒，或者家人在谋害他们。也许即使我站在他们面前，他们也会产生幻觉并看到可怕的事情，也许他们认为我也是来害他们的。过去，我将谵妄视为一种 ICU 精神病，是在 ICU 治疗中的正常良性反应。我原以为患者感到愤怒是因为被固定住、被噪声或睡眠不足所困扰，而且他们的行为妨碍了我对他们的救治，让我感到沮丧。他们没来由的反应也让我感到厌烦。即便他们对手腕被固定住感到不安，也不该用暴力的方式来迫使医护人员为他们解除束缚。现在，我知道自己错得有多离谱了。他们的大脑当时不能正常工作，并且他们需要进行额外的治疗。我在完全没有弄清楚的情况下增加了镇静剂和抗精神病药的剂量以使他们平静下来，并试图安抚紧张的护士和受惊吓的家属。

我也开始倾听患者亲属的意见。他们来到 ICU 时，可能会说"他只是不大对劲"或"她这种反应莫名其妙"。虽然他们不了解这是谵妄，但他们却使我注意到一种容易被忽视的安静型谵妄。过去，我以为患者这种思维混乱是严重疾病的正常附带结果。患者可能从镇静状态中平静地醒来，可以用点头和微笑的方式来回答我的问题，但当我在他们床边驻足 10 分钟他们依然没有认出我时，我意识到这是有问题的迹象。查房时，我特意提醒护士，患者出现神志不清有可能是谵妄的症状。

你又来了，埃利医生。患者只是患有 ICU 精神病，每个人都明白这一点，这没什么大不了的。在他回家之前这种症状就会消失的。

似乎没有人对 ICU 谵妄上心。在我多年的医学受训中，我从未听到过关于 ICU 谵妄的讲座，甚至是与之相关的简单教学。我知道乔治·恩格尔（George Engel）博士和约翰·罗马诺（John Romano）博士于 1959 年在《神经精神病学杂志》（*Journal of Neuropsychiatry*）上发表过关于谵妄的经典研究，但在危重疾病领域找不到类似的成果。他们使用脑电图来研究谵妄患者的大脑活动，并得出结论：谵妄不仅使严重疾病的治疗变得复杂和困难，还有可能导致永久性不可逆的脑损伤。这种看法似乎有先见之明，超前了 40 年，并坚定了我做进一步研究的决心。我无法摆脱对谵妄的担忧，而这就要求明确大脑与危重疾病之间的联系。我的专业是研究肺脏，而大脑的奥秘却吸引了我。对于一个肺病医生来说，思考大脑的问题是有悖传统的。当我在新的研究笔记本上写下"假设：肺与脑是存在关联的"时，感觉像是一种背叛。

这个想法早在几年前就已经在我的心中埋下了种子。当时，我受邀参加我在维克森林大学时的两位导师哈扎德医生和哈波尼克医生组织的一次老年教育静修活动。他们在美属维尔京群岛中美丽的圣约翰岛上组织了那次会议，希望能引起人们对老年病学的关注。他们召集了许多老龄化和重症监护领域的领军人物，以促进对如何推进对数百万老年人进行治疗的探讨，这些老年人可能会因疾病而被送入 ICU。

最初，我不在受邀与会者之列，但在会议召开前夕，由于其中一名医生因故无法出席，所以他们让我来填补空位。我只发表过一篇论文，在与会者名单上可以说是忝列其间。我很忐忑，在接下来的 72 小时里，我熬夜分析论文中的数据，想办法将其与老年医学联系起来。在我的这份研究中，20% 的患者是老年人（75 岁或以上），虽然他们似乎能够忍受脱离呼吸机后的生活，可一旦他们从 ICU 转出，他们的死亡率就会提高，我决定从这里切入。

我的基本假设是，他们的死亡原因可能是与呼吸机使用时间有关的呼吸衰竭，因此可能需要为老年患者制定特定的脱机方案。然而，我越深入研究数据，就越发现事实并非如此。研究中的所有患者，无论年龄大小，都遵循相同的脱机方案，并且只要他们的肺做好准备，他们都能顺利地自主呼吸。年长的患者能跟年轻的患者一样很快地脱离呼吸机，然后从 ICU 转出。

在我的脑海中，我将之类比为一场赛马。所有马在起跑闸门打开后，一起冲出。那些完成比赛的马几乎在同一时间抵达终点。直到从 ICU 转出，老年患者才开始出现呼吸衰竭。其中一些患者死去，一些患者会回到 ICU 再次插管，可能还不止一次，随后也死去了。虽然呼吸衰竭是所有患者最初转入 ICU 的主要原因，但数据显示，除了肺之外，还有其他原因导致老年患者的死亡率更高。问题是，到底是什么原因？我在卡尼尔湾蔚蓝的海水中游了很长时间，试图找到答案。

正如我所担心的那样，在我发表演讲时，许多与会者对我的发现持怀疑态度。我不仅告诉 ICU 医生群体，尤其是肺病医生群体，肺部不是主要怀疑对象，而且我还深入地进行了阐述。我凭直觉猜测问题出在大脑。他们问道："那我们该怎么办？我们关注的重点是肺！"

患者在疾病治疗过程中所扮演的核心角色

从很多方面来说，我于 1998 年在圣约翰岛的演讲对我来说是一个转折点，尽管那时我才刚刚开始整理自己的想法。患者因使用呼吸机而产生谵妄的经历迫使我将注意力从肺上移开。不过，作为一名医生，我也在不断成长。我没有把目光从肺转移到大脑，相反，我把二者都考虑在内。更重要的是，我开始理解患者和他的亲人在疾病治疗过程中所扮演的核心角色。

我写在笔记本上的假设宣告了我将开启新的研究方向，我准备全身心地投入探讨脑功能障碍与肺衰竭同危重疾病之间的联系中去。在某种程度上，这让我觉得自己有点不务正业。在过去的 10 年里，我一直痴迷于重症医学，因为它具有挽救生命的潜力，我深入这个领域，磨炼我的技能，尽可能最大限度发挥我的医疗技术和专业知识。虽然我的第一篇论文得到了认可，我自己也受到了业界的认可，但现在我发现自己与这个领域格格不入。当我提出我的新想法时，其他医生或医院管理人员并不认同。不止一次有人问我："韦斯，你在做什么？"我的回答让他们纷纷摇头，并做出消极的预测："这项研究就是个死胡同。""美国国立卫生研究院不会资助你的。""这会阻碍你的事业发展。把关注点放在肺脏生理学和胸腔医学上吧！"

我记得在大学的拉丁语课上学过，"delirium"（谵妄）这个词来自动词"delirare"，这是一个农业术语，意思是犁偏离了犁沟。我在农场工作了那么多年，耕种时也不小心出过这种错。但现在，即使偏离轨道是我有意为之，我还是感到迷茫和孤独。

我也为自己的研究会有什么收获而感到忧虑。重症患者告诉我他们出现了谵妄，我的目标是发现这种病症产生的原因、它的长期影响，以及如何减轻其影响。产生谵妄的答案就隐藏在我们用来挽救患者生命的技术中，这种想法让我不知所措。

2000 年 6 月，由于我全身心地投入这项新研究中，我辞去了范德堡大学医学中心器官移植中心的职务，并且离开了器官移植领域。虽然这项研究让我成长为一名更称职的医生，教会我放慢脚步，深思熟虑，珍惜当下，但我希望我的研究从长远来看可以帮助更多的人。我想通过全面的临床试验撒下更大的网，而这在肺移植的有限范围内是不可能的。我也希望我的患者能比他们的新器官活得更长久。在每年接受肺移植手术的几千人中，5 年后大约只有 60% 的人能活下来，这主要是由于慢性排斥对器官的破坏。尽管移植作为一门科学和一种现象令我感到惊叹，但我对在患者胸腔中植入的"滴答作响的时钟"持保留态度，而那就是肺本身的特性。

我为了研究谵妄，拿出了自己最喜欢的关于大脑的医学院教科书，不是我心爱的那本盖顿的教科书，而是埃里克·坎德尔（Eric Kandel）和詹姆斯·施瓦茨（James Schwartz）等合著的《神经科学原理》（*Principles of Neural Science*）。我翻开这本旧书，再次感受到那种渴望发现新知识的兴奋，正是这种感觉促使我成为一名年轻的医生。我的目光落在书的第一页引用的那句 2 400 年前希波克拉底的名言上：

> 人们应该知道，我们的快乐、喜悦、欢笑和玩笑，以及我们的悲伤、痛苦、哀愁和眼泪都是由大脑产生的，并且只能由大脑产生。我们通过大脑思考、看见、听到和区分美与丑、好与坏、令人愉悦的与令人不快的……
>
> 同样是大脑使我们发疯或精神错乱，无论是夜晚还是白天都使我们畏惧和害怕，带给我们失眠、离奇的错误、漫无目的的焦虑、心不在焉以及反常的行为。

我在"精神错乱"这个词上停了下来。我觉得它就像一个信号，为我的研究开了绿灯。我深入地读这本书，发现了一张 19 世纪的经典颅相图，上面显示了根据仁慈、灵性和希望等性格特征的发展或退化而扩大或缩小的区域，这些区域与好斗、坚持和机智的区域相邻，而这种区域的划分已被证明是伪科学。我想立刻知道，我们目前关于重症患者大脑的哪些认识可能被证明是毫无根据的。

我想到了已知的事实：神经元的解剖学、髓鞘、郎飞结、传导的电生理学和突触的化学成分。这些恰恰是我担心患者在使用呼吸机时会遭到破坏的大脑网格。大脑不同于在 ICU 中吸引我大部分注意力的肾脏、心脏、肝脏和肺脏。大脑不仅仅是它内部各个组成部分的总和，更是一个人的特质和意义所在。当大脑受到损伤时，我们能从患者的动作、思想、行为和言语中觉察到。大脑是如此特别。

当我与年轻的护理师布伦达·杜鲁门（Brenda Truman）一起在 ICU 中开始研究谵妄时，我们很快就发现对机械通气患者的谵妄情况进行评估几乎不可能。我再次看到我们善意的技术是如何让病情最严重的患者无法发声的。没有这些患者的声音，就无法准确评估谵妄是否存在。在莎伦·井上（Sharon Inouye）医生及其同事的工作基础上，我们专门为机械通气患者制作了一个工具。我们添加了选择题，让插管（无法进行语言交流）患者能够通过点头或用手按压来回答。

在第一轮谵妄研究中，我和布伦达招募了 111 名患者。我们每天就他们的谵妄情况做两次检查，通过采用我们新设计的 ICU 谵妄评估方法（CAM-ICU），来判断他们是否可以集中注意力并遵循简单的指令。"罗先生，您今天感觉如何？您能看着我，并捏一下我的手吗？"然后布伦达或者我继续说，"很好！现在，在我每次说字母 A 的时候请捏一下我的手。如果我说的是其他字母，不要捏。您准备好了吗？""C-A-S-A-B-L-A-N-C-A""A-B-A-D-B-A-D-D-A-Y……做得很好，罗先生！"我们计算出每次患者按压 A 而没有按压辅音的次数。10 次里有 8 次正确意味着他们能够集中注意力并且没有"走神"，以此可以判断他（她）没有出现精神错乱。我们还展示了一些日常物品的图片，又问了几个判断是或否的问题。平均只需 37 秒，我们就能够评估出患者是否存在谵妄。当我看着患者的眼睛时，他（她）的手轻柔的按压感就如同一种重要的沟通媒介。我能感受到他（她）在说："我在这里，我一直都在这里。"当患者没有捏我的手或者在错误的时间里捏我的手时，这也是一种明确的交流、一声呼救，我以此知道他需要另外一种治疗。

杰西卡是一位患晚期肝癌的年轻女性，当时已在床上躺了两周多，身体虚弱到无力捏我的手。于是，我改为让她眨一次眼表示字母 A，眨两次眼表示其他字母，然后用字母串"A-B-R-A-C-A-D-A-B-R-A"来测试她的注意力情况。她充满信任地抬头看着我，每当我说一个字母，她都会慢慢地、有条不紊地眨动她那有着长长睫毛的眼睛一次或两次。她 10 次全部正确，表明她没有谵妄，虽然这很重要，但杰西卡使我产生了新的感悟，而这让注意力测试黯然失色。除了信任，我还在她的眼中看到了恐惧、与人交流的渴望、提出问题和知晓答案的需要。测试结束后很长一段时间，我一直陪在她的床边，问她一些可以用眨眼来回答的简单问题。在重症监护室的高科技环境中，我们两个人进行着最简单的交流。我觉得这样做是对的。想要确定她是否患有谵妄这件事带来了比我想象中更大的收获。在我寻求治愈肺癌的过程中，我发现了大脑的运转机制，除此之外，我还开始了解我的患者。

　　在我开启研究谵妄的漫漫旅程多年以后，我读了安·帕切特（Ann Patchett）那本富有启发性的小说《失落的秘境》（*State of Wonder*），它讲述了科学家们沿着一条未经开辟的探索之路进入亚马孙丛林的故事。我在数十场国际重症医学大会上与医生们分享过书中的一句名言：

> 永远不要太专注于你要寻找的东西，而忽略你实际已经找到的东西。

　　我很喜欢这句话。正是秉持这种观念，我才找到了自己的关注点。我们的 CAM-ICU 方法于 2001 年发表在《美国医学会杂志》（*The Journal of the American Medical Association, JAMA*）上。该杂志的编辑、杰出的内科科学家黛博拉·库克（Deborah Cook）博士在支持谵妄研究方面发挥了至关重要的作用，将谵妄视为重症监护中事关重大的问题，尽管后来接手的同行审稿人并不重视这个课题。如今，CAM-ICU 被翻译成超过 35 种语言，在世界各地用于监测机械通气和非机械通气 ICU 患者的谵妄情况，同时配合使用的还有另外一种流行的测量方法，即由蒙特利尔麦吉尔大学的尤安娜·斯科罗比克（Yoanna Skrobik）医生于同年发布的重症监护谵妄筛查量表。CAM-ICU 是我继续研究的基础。

战胜了新冠，脑雾和幻觉接踵而至

在 2020 年新冠疫情隔离期之前，我参加了一个令我大开眼界的 ICU 后互助小组，这提醒我谵妄仍然是重症患者在 ICU 中和回家后的生活中所面临的主要问题。参加这个小组的人很多，大家围坐在长桌旁，其中有汤米、珍妮特、洛夫莫尔、迈克、理查德、萨拉、科特斯、凯尔和玛丽露，还有几个我以前没见过的新面孔。由于其他的重症康复者通过 Zoom① 从美国和世界各地加入进来，远处墙壁上的巨大屏幕里挤满了面孔。那里也有一些新增人员。这个小组发布的消息一直在传播。会议由关注危重疾病长期影响的外科医生米娜·诺德内斯（Mina Nordness）和特别关注患者和护理人员生活质量的神经心理学家卡罗琳·拉森－格林（Caroline Lassen-Greene）主持。

　　萨拉平静地说："有时那些可怕的梦会回来，"她停顿了一下想了想，接着说，"是那么突然。"有几个人点了点头。我们一直在谈论与持续的危重疾病共存以及被它困扰的疲惫。"这令人不安，因为你认为那些梦已经消失了，你的生活又恢复了正常，但随后它们又回来提醒你事实并非如此，"萨拉继续说道，"就好像无论你的疾病发生在多么久远的过去，你都无法摆脱它。"

　　"的确如此，就在昨天中午，那可怕的场景又浮现在我的脑海

---

① 一款多人手机云视频会议软件。——编者注

中，"凯尔脱口而出。他抓着妻子的手，继续说道，"当天，我们的女儿哈珀正在家和我们一起过睡衣日，而那只'美洲虎'又出现了。我很害怕，因为它太真实了。"

回忆的时候，凯尔的眼睛睁得大大的。他长得像电影明星加里·格兰特（Cary Grant）年轻时候的样子，一头黑发，体格壮硕。我们第一次见面时，他身高 6 英尺，比我高很多。他在俄克拉荷马州的马尔德罗长大，在那里他常干着将干草捆扔进谷仓的活，高中时他成了橄榄球明星，再后来他转而成为一名消防员，曾凭一己之力把被困的人从被撞毁的汽车中救出来。有一天，他因服用一种心脏病处方药而导致胰腺严重受损，生命垂危的他被转入ICU，当时他才 30 多岁。

诺德内斯打断了凯尔的话说道："凯尔，这里的一些人可能不知道你在 ICU 里经历的细节。你能否讲讲你的那些记忆犹新的谵妄经历？我这么说是因为，对你来说，那些经历是如此真实，以至于它们看起来不像是幻觉。""复述和分析这些经历可以让你获得解脱和认同，"拉森补充道，"凯尔，如果你先开个头，其他人就可以在此基础上继续展开。"

凯尔点点头，他似乎很渴望倾诉。"我连着呼吸机醒来时，周遭的一切都呈现出鲜艳的色彩。凯蒂坐在我旁边，试图告诉我发生了什么事。我转过头看了看右边，监护仪就在那里。但在它后面，我看到角落里一只黑色美洲虎正慢慢地摇晃着它的尾巴，作势向我扑来。我记得当时我表现出惊恐不安。凯蒂以为我出现这种反应是因为看到监护仪和连着呼吸机的缘故，并说，'没关系，它可以帮助你呼吸。'而我在想，'角落里有一只顶级捕食者，我们真的要假装这只大猫不会扑过来把我们都撕碎吗？'"凯尔停顿了片刻，然后接着说，"我坚信，如果我把目光从它身上移开，这头野兽会杀了我们所有人。我的双手被束缚着，所以我甚至无法自卫。这种状况持续了大约一整天，每个人都以为我在看监护仪。这让我很气恼，因为我在想，'我不是疯子！你们怎么就看不到这头野兽！'"

凯尔在重症监护室的谵妄经历是我很长一段时间以来见过的最严重的谵妄病例之一。除了看到黑色的美洲虎，他还认为自己是一艘前往北极圈研究抹香鲸的科考船上的船员，还有一次他认为护士是女巫。他的谵妄迅速恶化为紧张型精神分裂症，甚至在已经为他撤掉呼吸机后症状也并未消失。他的肌肉僵住了，无法举起手臂。这种情况被称为僵住症。当我们轻轻地将他的手举起来时，他的手一直停在那里，甚至不由自主地继续往上举，直到他看起来好像是在指着位于窗外的纳什维尔天际线上的蝙蝠侠大楼楼顶。他可以保持这个姿势几小时。到了第二天早上，他变得完全缄默了。他似乎醒了，但整整 36 小时，他一言不发。后来他告诉我们，在他缄默期间，他认为自己正驾驶着飞机，监护仪就是他的仪表盘。

"那头美洲虎看起来有多真实？"我问。
"就像那头野兽现在正走进这个房间一样真实。那些幻觉仍然如此清晰，而其他一切经历都很模糊，这是最奇怪的。"

凯尔的声音发颤，凯蒂把手放在他的肩膀上。他们一起经历了很多。我很高兴听到他们表示他们因此而变得更加亲密了。谵妄不是一种容易治愈的病症。

"这是斯蒂芬·金①小说里才有的情节。"萨拉·贝丝点点头说。
"我梦见自己溺水了，"理查德补充道，"在一个水池中，洗礼时用的那种水池。"

---

① 斯蒂芬·金（Stephen King），美国作家，以创作恐怖小说著称。——编者注

各种关于谵妄经历的讲述如潮水般涌来。Zoom 屏幕上的一位重症康复者梦见自己被判入狱 5 年，并且他的妻子已经去世了。尽管他的妻子每天都和他在一起，但这种经历对他来说是如此的真实，以至于在他被抢救过来并离开 ICU 两年后，他才意识到这不是真的。另一个人分享了他的经历，他听到病房外传来了枪声，为了防止他告发护士贩卖药物的事，他的手指遭人切断。还有一个人谈到，她的梦境异常清晰，梦里她试图向她的亲人证明她的身体状态有多好，以便允许她出院。我为他们所承受的痛苦感到震惊。他们彼此敞开心扉，这似乎对他们彼此很有帮助。

"我从来没有过出现美洲虎的幻觉或者溺水之类的谵妄经历，但是我对任何事都无法集中注意力！我只记得自己出现了脑雾①的症状，即使我想说的话并不那么复杂，我仍然要在脑中搜索词语，就像我脑子里生锈的齿轮在艰难地转动一样。"

所有人都转头看向洛夫莫尔。他是这群人中最小的一个，似乎已得到所有人的接纳。他是一名来自津巴布韦的优等生，凭着奖学金来到美国上大学，最近刚从范德堡大学法学院毕业。他的妻子是一名攻读人文地理学的博士生。就在他们结婚几个月后的一个黄昏，他出门去买制作情人节纸杯蛋糕的原料。回到车里的时候，他注意到一个男人拿着一支手枪从大约 30 米外的地方瞄准了他，然后他听到了一声枪响。

最终他在 ICU 里住了很长时间。他的下腔静脉，即把血液从躯干和下半身输送到心脏右侧的大静脉，被子弹击穿了一个大口子，他的肝脏、肠道和脊髓也受到损伤。

看着这个笑容灿烂的英俊小伙子，我知道子弹还卡在他的脊椎里，灰色

---

① 大脑难以形成清晰思维和记忆的现象。——译者注

运动衫下的身体还带着伤痕，但他却没有一丝愤怒。他不得不重新学习走路，并且与创伤后应激障碍做斗争。

我告诉他："这种意识模糊是一种谵妄，也是最常见的症状。"

就他的病例而言，症状很明显，很早就被诊断出来。在他的病历上，我看到护士们已经记录了他在谵妄测试期间出现的无法遵循指令的情况。然而，这种情况并不常见。尽管重症监护团队现在已经意识到ICU谵妄的警示信号及其危险性，并且每天对每位患者进行测试，或者应该对每位患者进行测试，但我们仍然不能及时地发现洛夫莫尔所遭受的那种无声无息的谵妄。

与我20年前开始研究时相比，我们现在对谵妄及其对重症康复者的长期影响有了更多的了解。我们正在ICU中积极寻找急性脑功能障碍的病例。我们知道这种病症必须与其他器官系统衰竭一样受到关注。急性谵妄会对高达80%的重症患者造成影响，其中10%的患者在出院时仍然处于谵妄状态。我们将其定义为意识障碍、注意力不集中，以及在短时间内迅速发展的精神状态变化。这种谵妄以多种方式表现出来，最为明显的是当患者从深度镇静中醒来后，表现出攻击性、情绪激动、想要拔出静脉输液管，并可能产生幻觉。这是过度活跃的类型，仅占ICU中所有谵妄症状的5%左右。更多的时候，患者表现得很安静，看起来状态很好，只是有些思维紊乱。他们患有低活跃性谵妄，或者在两种类型的谵妄之间来回切换，我在95%的时间里见到的都是这种情况。

将意识看作主要由"觉醒"和"内容"两个部分组成，可能会有助于理解。简单地说，觉醒是一个人的清醒程度，内容是一个人意识的清晰程度。许多谵妄患者的觉醒往往是正常的，这意味着他们可能完全清醒，只是意识内容出现了异常。这就是为什么住在ICU的患者可能会直视他们亲属的眼睛，却认为自己正身处百慕大三角某处危险水域的一艘船上。或者，这可能也是为什么凯尔转头看了一眼监护仪，却看到了一头潜伏在角落的美洲虎。

谵妄正式的定义与幻觉或妄想关系都不大，更多的是与注意力不集中有关。但对许多患者来说，他们在离开 ICU 后很长一段时间里仍然存在幻觉和妄想。在某些情况下，谵妄患者可能会出现与重症监护治疗直接相关的妄想。如果他们靠呼吸机呼吸困难，一些患者会梦见溺水或窒息，这是说得通的。手臂受到束缚的患者通常认为自己被监禁或者被强行关押在地下空间。常规的医疗程序可能会让患者产生遭受酷刑和受到伤害的可怕念头：患者认为自己受到护士或医生的殴打、强奸或绑架，因为他们被插入了各种导管和饲管，进行了床浴和磁共振检查。这导致患者对家人和朋友的动机心生疑虑。患者可能会问："他们怎么能让这么可怕的事情发生在我身上？他们也参与其中了吗？"

还有一些患者会产生令人毛骨悚然的幻视和幻听。我多年以前的一名患者罗莎·艾伦确信，有一个孩子漂浮在 4 楼 ICU 的窗外，她甚至不记得自己刚生下一个孩子。还有一次，一个患有败血症的中年患者确信有一大群蚂蚁正从他的鼻孔爬到耳朵里。在我治疗谵妄患者的这些年里，我只听说过一次积极的妄想叙述。一名女性患者认为她的金毛猎犬在她整个 ICU 住院期间都趴在她的病床下面陪伴她，它的陪伴给了她极大的慰藉。

当我还是一名年轻的医生时，令我感到不安的是，我的患者可能会认为 ICU 医护团队给予他们的治疗可能对他们有害，穿着手术服的医生可能被他们视为绿色的外星人，呼吸和喂食的导管可能被他们视为正在蜿蜒爬行的蛇。

在过去的 15 ～ 20 年里，我们在预防谵妄、发现谵妄以及减轻谵妄方面已经取得了进步，但仍存在一个巨大的问题。我们的许多 ICU 后互助小组成员每天都在与认知障碍做斗争。前一周，一位重症康复者告诉我们，她用全新的配方制作了一个桃磅蛋糕，却发现她只是在蜡纸包装中加入了黄油。虽然她在讲这个故事的时候，一直带着自嘲的口吻，但她的声音哽咽。虽然这只是一件小事，但动摇了她的自我意识，使她再次感受到空虚。她说这件事像在提醒她，她的大脑已经不再是以前的样子了。她感到很难过。

洛夫莫尔的创伤后应激障碍源于他身体遭受的损伤和他所经历的谵妄。有时他会做带有暴力色彩的很逼真的噩梦，即使在白天也是如此，但这些噩梦发生的频率开始减少。更多时候，他说："就像我的思维和大脑不再匹配一样。我知道这听起来很奇怪，但我的思维有点不对劲，就像某人衬衫的颜色与外套不相配一样，或者就像闻起来尚未腐坏却已明显变质的牛奶一样。"他感觉自己就像变了个人一样。

对于凯尔来说，"美洲虎"的不断出现仍然困扰着他。前一天，当"美洲虎"再次出现时，他不得不离开房间，在他年幼的女儿面前发抖、惊惧，几近崩溃。虽然面对这种恐惧时，他大多时候与其他重症康复者一样坚强。

当会议结束，与会者开始离开时，我走过去拥抱萨拉。虽然她不像往常那样活泼开朗，但露出迷人的笑容，耸了耸肩，说："只是度过了不开心的一天。我稍后要带我的狗弗雷迪去散步，还有一本新书要读。"

凯尔和凯蒂仍然坐在那儿聊天。他们都是爱尔兰人，大约在 8 年前的圣帕特里克节结婚，如此一来，他们就能一起欢度他们共同的传统节日。我问凯蒂，凯尔在 ICU 度过的那段时间里，她在为凯尔的利益发声时是否感到胆怯，她回应道："一点儿也不！我感到自己被赋予了这样做的权利。"

多年来我们发现了一件事，那就是患者的亲人在引导患者从思维紊乱、谵妄的状态中走出来，从注意力不集中到注意力集中方面发挥着重要作用。

井上医生是老年医学和衰老研究领域的领军人物，她通过多种策略将住院（非 ICU）老年患者谵妄的相对风险降低了 33%。干预措施包括认知刺激活动，如玩文字游戏或谈论时事，引导患者注意周围环境；睡眠治疗方案，如背部按摩，播放令人放松的音乐或减少噪声刺激；视觉和听觉治疗方案，如为患者提供眼镜或助听器。我们在这些研究成果的基础上进行了调整，并将其应用于 ICU。很多这类活动可以由家庭成员来实施。当凯尔絮絮叨叨地谈论美洲虎时，凯蒂能够给予他理解。凯蒂能够理解凯尔那些荒诞离奇的讲述对他来说是多么真实，她代表凯尔向护士们大声疾呼，让医疗团队帮忙解决那些他无法表达的担忧。

凯蒂说："我正在失去他，这是我经历过的最可怕的事情。他被困在大脑中一个遥远的地方，就好像我和他在现实中失散了一样。但这反而使我们更加亲密，因为我看到了……"凯蒂顿了一下，又接着往下说，"当一个人躺在 ICU 中时，你会看到关于这个人的一切，所有的一切。无论是身体上的、心理上的还是精神上的。我看到他深陷谵妄之中，然后又从中走出来。我看到了一个最纯粹的人，始终是那么亲切善良，这才是他真正的样子。"她的声音有些哽咽，"所以，是的，它真的让我们走到了一起。"

在新冠疫情期间，患者床边缺少家人的陪伴会增加谵妄发生的概率和谵妄持续的时间，进而导致这种可怕疾病产生长期影响。雪莉于下午 1 点准时来到 ICU，就像她对雷承诺的那样。这正是雷所需要的那种安全感。她深吸了口气，敲了敲雷病房的门，雷的目光从窗户上移开，看向她。透过玻璃，她可以清楚地看到雷，他们相视而笑。当她看到她的丈夫，这个她高中时就迷恋的人，如此低调，与以往性情奔放的他相去甚远时，我只能猜测她内心的感受，她什么也没有表现出来。她知道自己要做的就是为他挺身而出。她必须成为给他紊乱的大脑指引方向的光，引导他从思维紊乱的阴影中走出来，走向她这个他熟悉的存在，这个能让他想起自己曾经是谁的人。她的声音需要沿着电话线传递过去，然后找到他的心，指引他并给予他希望，即使她发现自己并没抱多大希望。

　　我看见她开始和雷通话，也看见雷在听。当她所爱的雷不是她曾经认识的那个人时，当雷的大脑无法正常运转时，她很难与雷交谈。谵妄是毁灭性的、无情的。但其实，我已经可以看出，雷看起来比之前更镇静了，他向站在病房外的雪莉探了探身子。现在他的焦虑已经减轻了，心率和血压也随之降低了。我走到走廊，给雪莉和雷通话留一些私人空间。即使我们有了最新的技术，但最好的药物可能仍然是家人的陪伴。这对于帮助大脑清醒尤为重要。

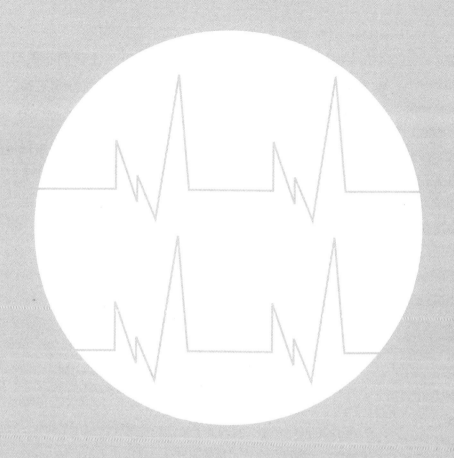

EVERY DEEP-DRAWN BREATH

第 6 章

医生需要面对患者面临的所有问题

患者希望得到更多的关注。他们很害怕，
想被抱住，不是抱住他们的身体，而是在医
生的注视下，被看到、听到和支持。

一起转身面对患者所面临的问题……让我们不仅可以见证、指导患者治疗疾病，也为每一刻融入更多的怜悯之情，一种甚至延伸到我们自己身上的怜悯。

——拉娜·奥迪什（Rana Awdish）
《从白大褂到病号服》（*In Shock*）

我成为重症患者家属的那一刻

到了 2000 年年中，我和妻子金已经在纳什维尔住了两年，这里开始有了家的感觉。她已经完成了她的研究员培训，成为范德堡大学医学中心的一名全职病理医生，她每天都在患者和实验室之间奔忙，检查组织样本，寻找癌症和其他疾病存在或不存在的迹象。我也充满了使命感，尽力平衡我作为 ICU 医生和研究员的工作，还设计了一项关于谵妄的新研究。我们刚在离医院不远的地方买下第一套房子，和我们的孩子一同搬进了新居，还有我们的黑色拉布拉多犬雷克斯。我们种了一片生机勃勃的黄金菊和松果菊，还在后院的草坪上种了淡粉色的甜杜鹃花。和家人一起做点什么、种点什么的感觉真好。

在炎热的夏季，我们经常带女儿们去本地的游泳池玩，工作之余也亟须一些时间来和家人聚会。女儿们正处在到处乱跑的年纪，她们的活力和热情支撑着我们，让我们在医院之外享受着当下的生活。

　　一个周六，金在泳池浅水区照看着双胞胎，我坐在高高的跳板附近，我们6岁的孩子和她的朋友们在那里玩耍。我看着她在水里进进出出，爬上梯子，走上跳板，然后又跳回水池，动作流畅得像一只水獭，让人看得入迷。在我的整个童年时期，尽可能在清晨游泳是让我很享受的事情，我很高兴她也如此。在我把脚浸入水中的那一刻，我的眼角闪过一抹粉红色——我的孩子从跳板上掉了下来，跳板距地面近5米高。砰的一声，我看见她的头撞在水泥地上，鲜血四溅，她的身体蜷缩着，从池边滑入了池里。我一头扎进水里，把她捞出来，她像一只受伤的小鸟，我轻轻地把她放在滚烫的水泥地上。她的身体瘫软无力，但她随后站了起来，在我怀里不停挣扎，乱踢乱抓。当我抱住她时，我的手指碰到了她头骨上5厘米的裂口，触到了参差不齐的骨头边缘，是骨折。我明白了生活是如何在瞬间发生改变的，如同在沙子上划出一条线，标出前后。我怒不可遏，拳头砸向地面，吼道："为什么？为什么会发生这样的事？"当我抬起头时，我看到金怔在原地，泪水从她的脸颊上流了下来。

　　乘救护车到医院这8千米的路程似乎没有尽头。我握紧金的手，但没有说话，我说不出来。急救人员向医院反馈信息："我们这里有一个6岁的女孩正在前往急诊室，目前诊断为头部外伤伴有抽搐。"我屏住呼吸，而我的思绪在绝望和内疚的无尽循环中盘旋。我怎么能让我的孩子跌落呢？我在繁忙的急诊科看过无数悲惨的事故。我要是能提前预防该有多好。她的意识时有时无，我希望她没事，而警报声淹没了我的思绪。

　　当我们到达医院时，一切都如此熟悉。急诊医生把轮床推进拥挤的候诊室，我们急忙追赶上去。神经科医疗人员已经做好了准备，蜂拥而来，越过我们冲进病房，设置氧气、监护仪，安排检测。我的脑袋嗡嗡作响。虽然我每天都看到这种场景，但这次不一样。金和我站在后面，静静地看着，让医生和护士专注于他们的工作。

等待是漫长的，仿佛时间已经凝固在这个未知的时刻里，我被判处定在那里，永远不得离开半步。然而，我的脑海中一遍遍地重演着当天的细节。我们出发时女儿们兴奋的表情、灼热的阳光、花盆里鲜艳的花朵、粉色的闪光及明媚的秋天。我一遍又一遍地听到"砰"的坠地声，每一次，都让我因后悔和痛苦而恐惧万分。我想到了大脑无法承受这种创伤的种种后果。坎德尔的《神经科学原理》一页页浮现在我的脑海中，我看到了一幅详细的插图，上面是额叶、顶叶、颞叶和枕叶及其相关功能：解决问题、情绪调节、言语发展、记忆形成、颜色识别等，这些作为人的基础要素会被全部抹除吗？

我意识到我完全无力掌控事情的发展。这摧毁了我。从孩提时代起，我就一直在按计划走着每一步。当出现偏差时，我知道如何解决，但现在我毫无头绪可言。我以一种前所未有的信念怀抱着希望，不是为了某个特定的结果，也不是作为家长或医生。我像个孩子一样，强烈地希望一切都朝着好的方向发展，即使我不知道如何才能做到。我放弃了任何控制理智的念头，不愿接受即将发生的一切。

最后，我们被允许进入神经重症监护室，这里比我自己的重症监护室高了4层，我们被领进其中一个房间。女儿的心肺监测仪器对我来说是那么熟悉，但现在它看起来陌生而可怕。我以家长的身份进入，我害怕从中读取到什么。我的女儿躺在床上，穿着一件超大号的蓝色病号服，显得如此瘦小，无助地连接着心脏监测器和很多条静脉输液管。她努力看向我和金，想要睁开眼睛。

"没关系，亲爱的，"金说，她的声音温柔坚定，"有我们在。"她站在女儿床边。我站在金后面，显得笨拙且不知所措。

"CT 扫描结果出来了。"神经外科医生说。他的话悬在空中。我看向金的眼睛，感受到了她的恐惧，这种恐惧也压在我的胃里。金对医生点了点头。

"枕骨大孔处有两处骨折，"医生继续说，"情况很糟糕。"我倒吸了一口凉气。这是颅底骨骼中最厚的部分，位于脑干与脊髓连接处。我从来没有想过她的骨折会一直延伸到枕骨大孔，更别提两侧了。

"但脑部扫描没发现问题，希望她没事。"

我惊喜万分，女儿没有出现硬膜下或者脑内出血。我向外科医生表达了感谢，然后拥抱了金，眼泪顺着我们的脸颊滚落。我发誓要做得更好，无论是作为父亲、作为丈夫还是作为医生。

我们在重症监护室住了 3 个晚上，我和金轮流趴睡在女儿狭窄的病床旁边。对我来说，这是漫长的反思，因为我要以这个新的身份适应在医院的日常生活。我看到女儿蜷缩在床上，好像这样可以假装自己隐形在别的地方。她在时间和空间上似乎都离我们很远，除了接受体温检查和每小时一次的神经系统检查，她很少睁眼或说话。

晚上，我给她讲男孩伊森和女孩艾莉的故事，我的声音回荡在整个病房里。多年来，我一直在为女儿们编织这样的故事，将自己视为伊森，为她们提供建议和指导。现在我希望通过这条来自跌落之前的正常生活中的路径，将我们彼此与房间外的世界联系起来。

我经常打瞌睡，然后在机器整夜叮叮当当的噪声中惊醒，注意到它们侵入了我的梦境，还有显示器发出的亮光如何穿透半明半暗的黑夜，以及多少次在醒来时不知道自己在哪里。每次听到医生或护士的脚步声，以及他们在病房里发出的声音，我都会吓一跳，担心有坏消息，尽管我知道神经检查是正常操作。我担心 CT 的结果不够敏感，无法探测到大脑中潜在的损伤。她可能会出现迟发性脑出血，而且她的大脑皮层和小脑肯定有大范围的挫伤。我知道女儿有可能无法活着离开医院。我感到恐惧，神经高度警惕，亲人患重症的大门已经打开，再也无法完全关闭。

我还能为患者做些什么

当我的患者和他们的亲人进入 ICU 时，我以为自己足够了解他们所经历的一切，但现在我才明白我的了解还远远不够。我用我的医学知识和技术专长回应了他们的需求，因为我认为他们来这里只是为了得到救治。我相信患者的家人需要我来维持所爱的人的生命。他们确实如此，就像我祈盼我的女儿活着一样。但患者希望得到更多，他们很害怕，想被抱住，不是抱住他们的身体，而是在医生的注视下，被看到、听到和支持。他们想让我知道，这次住院就像龙卷风一样摧毁了他们的生活，把寻常的周二变成了吉凶莫测的一天。他们很脆弱，很害怕。他们来找我是想把自己的身体和灵魂重新拼凑在一起。

从最早的医学训练开始，医生就被教导要从床的右侧检查患者，我一直都是这样做的。现在，坐在左边，家人的一边，我看到了完全不同的场景。神经外科医生为我的女儿提供了无微不至的照顾，但我还是觉得自己受到了伤害。我想让他们看到，在这个 ICU 里，在他们的照顾下，我们的生活依然摇摇欲坠。整个轨迹可能会根据他们向我们展示的图像或说出的一句话而改变。或者更让人担忧的是他们什么都不说。我想告诉他们我的女儿梦想成为一名舞者，但我不知该怎么对他们说，只能保持沉默。我意识到我的患者一定也有这种感觉。他们需要我以我尚未考虑或提供的方式来帮助他们。如果我曾经被科技的魔力催眠，那么我现在正在醒来。

我想到了《医生》（The Doctor），这是我喜爱的英国艺术家卢克·菲尔德斯（Luke Fields）的一幅画作，灵感来自他年幼儿子的夭折。1947 年这幅画被制成邮票，以庆祝美国医学协会（AMA）成立 100 周年，后来被用于反对杜鲁门总统关于建立国家医疗保健系统的提议。具有讽刺意味的是，几年前这幅画又被用来庆祝英国国家卫生服务局成立 50 周年。在这幅创作于 1891 年的佳作中，菲尔德斯用灯光照亮了两个人物，中间是一个病重的孩子，左边的医生手肘倚在膝盖上，手托着下巴，凝重地看着他的患者，这个孩子躺在狭窄的厨房中一张临时搭建的病床上。右边的阴影中，孩子的父亲痛苦地看着这一切。就在几年前，作为一名刚刚开始从事 ICU 医学工作的年轻医生，我曾对这一画面嗤之以鼻，认为它已经与时代脱节。我很同情那名医生，因为他没有先进的工具，甚至没有抗生素可以用，他无法挽救那个孩子的生命。但现在我意识到，这正是我向往的那种医生：专注地凝视，建立医生和患者之间的联系，融入那个家庭的生活中。我珍视医生表情中非凡的人性，他也许在问："我还能做什么？"或者"我怎样做才能救这个孩子？"

一些人认为，这幅画的创作是为了回应公众对医生越来越过度依赖科学技术的怀疑。当时和现在一样，患者希望他们的医生在治疗过程中体现人道主义精神，能花大量的时间在床边陪护患者。深知失去孩子悲痛的画家菲尔德斯在这幅作品中将这一点展现得淋漓尽致。

我开始以全新的视角审视女儿的病房。我注意到它的设计严格考虑到对患者身体疾病的治疗，却没有考虑到患者的舒适度。墙壁平淡无奇，毫无生气和艺术感。没有什么柔和的色彩，也没有什么可以聊以慰藉或分散注意力的装饰，更别提那遥不可及的家的温馨。在某种程度上，这个房间的布置对于治疗没发挥什么作用。

重症总会留下些许印记

我们的开放式家庭探视政策早在 20 世纪 90 年代中期就已开始实施，远远领先于许多其他医疗中心。而我现在才开始真正重视其对患者和他们亲人的重要性。我可以想象如果患者独自处在一个陌生的环境中，会多么地彷徨和恐惧。作为一个孩子，我的女儿对她的医疗保健治疗知之甚少，我将她视为我那些气管插管、机械通气患者的代表。因为她年纪小，需要一个代言人。她之所以需要代言人还因为她无力沟通。患者的疾病、生命维持设备以及我们对其施加的干预措施，导致他们无法与外界进行沟通。

我和女儿离开神经 ICU 回到家，期待结束我们生命中的这段阴霾时光。医生向我们保证，颅骨会自行愈合，并恢复正常生活。但我不确定会那么简单，因为即使有最好的结果，重症总会留下些许印记。而对我来说，生活似乎变得更加脆弱，外面的世界已经侵入了我家庭生活中的安全空间。作为一个丈夫和一名父亲，我遭受了冲击，这种感觉极其明显，却又让人困惑不已。重症疾病的影响是漫无边际的！

我开始在家庭生活中投入更多时间，陪伴金和女儿们，享受着和她们在一起的美好时光：看着雷克斯穿过后院追逐兔子，在睡前给女儿们讲伊森和艾莉的冒险故事，陪着金坐在门廊上任凭白昼慢慢逝去，直至温馨的夜晚降临。随着时间的推移，我逐渐回归自己的工作，继续研究谵妄造成患者大脑损伤的机制，以及离开 ICU 对他们意味着什么。我尝试着从患者家属的角度来看问题。

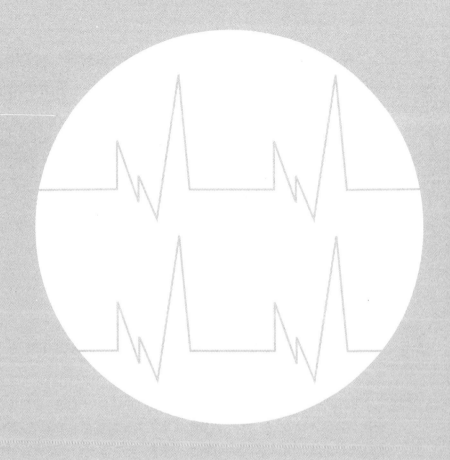

EVERY DEEP-DRAWN BREATH

第 7 章

为幸存者找寻重回生活之路

重症医学正在对患者造成伤害……这不是我们希望的拯救生命的方式。我们意识到了这一点，这是个好的开始。接下来，我们必须想办法阻止它。

在检视疾病的过程中，我们获得了解剖学、生理学和生物学的智慧。在审视患者的过程中，我们获得了关于生活的智慧。

——奥利弗·萨克斯（Oliver Sacks）

《睡人》（Awakenings）

34% 的重症康复者在半年内离世了

从小时候起，一有时间我就会去游泳，并且会一边游一边思考我的一些想法。我惊奇地发现，神经学家奥利弗·萨克斯竟然和我有着同样的习惯。他认为在游泳时思考是卓有成效的。通常，在天亮之前，晨练泳池里就已经人满为患，人们都沉浸在自己的思绪里开始新的一天，但今天的游泳池里空无一人，只有我自己在水里游。我来泳池是为了整理思绪，思考下一步的研究，但当我的手臂一圈又一圈地划水时，我的脑袋里仅重复回响着：

> 重症医学正在对患者造成伤害……
>
> 重症医学正在对患者造成伤害……
>
> 我对患者造成了伤害……

那是 2003 年的春天，我的一项研究的最终数据出炉，让我震惊不已。我设计了一项调查，以了解谵妄、住院时间和在 ICU 接受机械通气的患者的死亡之间的关系，结果是明确的。即使考虑到其他因素，如年龄、受教育程度、特定疾病以及患者在谵妄前和谵妄期间的病情，ICU谵妄仍是6个月内患者死亡可能性较高的一个强有力的独立预测因素。它还预示着更长的住院时间、更高的费用，而且出院时患者患上认知障碍的风险几乎高出没有出现谵妄的患者的10倍。

我盯着这些数据：我的患者中，在ICU护理下出现谵妄的占比达82%，其中34%在6个月内死亡，死亡风险是那些没有出现谵妄的患者的3倍。我突然意识到，我们虽然在ICU挽救了患者的生命，却让他们后来可能死于由于治疗造成的疾病。就在几年前，我们还不认为谵妄的重要性足以引起关注。我们告诉彼此这很正常，是在ICU接受治疗的副作用，是对抗死亡的副作用。我们对它视而不见。然而，现在的数据无可争议地表明，谵妄对患者健康的影响是毁灭性的。一些问题在我的脑海中闪过：我们的哪些治疗措施导致了谵妄？患者的认知障碍在他们出院后对他们意味着什么？我们可以改变我们的治疗方法，但是该如何改变？作为一名医生，我一直努力让自己达到慈善的更高标准，行善而不是口头的善心或者祈福。那天早上，当我在水中奋力游时，我意识到在这些方面我做得有多差。

后来，当我在查房并讨论患者护理的细节时，我开始看到我们所做的一切都有潜在的危害，从我们强加给脑损伤患者每小时一次的神经检查——我的女儿也经历过，到无休止的测试、抽血和输液。作为医生，我们的目标是保护患者，不让他们受到伤害，但如果我们打断了受伤的身体所亟须的睡眠，是否影响患者的恢复呢？我们的治疗措施和用药是在什么时候从有益变为有害的呢？

在门诊部里，当我看到出院后因伤口愈合或肺部健康检查而来复诊的患者时，我开始向他们了解他们在ICU中的经历。我以前的一位重症患者告诉我，在整个住院期间，他感觉自己就像一个被戴上了镣铐的囚犯。"我没有犯罪，我只是请你们来帮助我康复。"他说。对我们的医护团队来说，患者手腕被固定意味着安全，而对患者来说，这让他感到压抑，并且觉得人格受到了污辱。

还有患者告诉我，在实施机械通气时，他感到恐惧和极度的孤独，同时有一种被囚禁感。"就像被单独监禁一样。"他低声说，甚至都无法大声说出这些话，我在他的话语中捕捉到一丝恐惧。我和我的朋友们在路易斯安那州长大，我们经常用臭名昭著的安哥拉监狱的故事来吓唬对方，那是全美最大和最高安全级别的监狱，距离我们住的什里夫波特只有几小时的车程。我们害怕触犯法律而被单独监禁。这绝对是我们所能想象到的最糟糕的事情。我摇了摇头并道歉，我们把患者从身体上和精神上都隔离了。这在导致谵妄方面起了什么作用呢？

"你救了我的命，医生，"我的患者耸了耸肩说，"我没有抱怨，只是对你讲出我的感受。"

实施康复计划

我开始为我的患者安排后续复诊，这样我就可以了解更多关于他们住院的信息。对一些人来说，这是一次可怕的经历，他们希望自己永远不必再讲出来，而另一些人则根本不记得这段经历，这也让他们感到不安。然而几乎所有人都会加上一句："但是，嘿，我还健在，不是吗？"

我注意到我的一些患者错过了复诊，我不得不稍后打电话为他们重新安排复诊时间，以免他们在错误的日子或时间过来。"这些天我什么都忘了。"

当我把他们硬挤到已预约的患者名单中时，一位患者说道。而另一个不记得她应该吃药。当我问他们的工作进展如何时，他们大多数人还待在家里。"我只是觉得还没准备好回去工作。"我经常听到这句话。还有一些人被解雇，因为他们无法再从事自己的工作了。开会时他们会做出令人尴尬的事情，比如，忘记了长期合作的客户的名字，或者无法正确地统计数据。我意识到，我对他们出院后生活的美好憧憬与现实相去甚远。我回想起那些接受器官移植手术的患者，我们知道他们的康复是需要时间的，所以我们按部就班地实施康复计划，甚至让他们提前为康复后可能会遇到的困难做好准备。因而，尽管手术很复杂，但他们还是恢复良好，重新回到了他们的生活中去。而对于重症患者而言，生存是另外一回事。他们似乎永远无法摆脱住院期间留下的阴影！

"我有时觉得我活下来仅仅对医生是一个好结果，"一位患者说，"虽然我还活着，但我感觉不到自己还活着。"

ICU 临床与研究的抉择

这不是我希望的拯救生命的方式。我现在知道了谵妄有多危险，这是个好的开始。接下来，我必须想办法阻止它。

我曾试图阻止喋喋不休的朋友和同事的一连串提问。他们问我想做什么，临床医生还是研究员？他们说我不能两者兼得，就像美国金融巨头范德比尔特（Cornelius Vandenbilt）本来已经确定一条火车线路，而另一条线路赫然出现。实际上，一名医生从来都不是纯粹的临床医生或研究人员，两者的比例大约是 80 : 20，但我感觉分身乏术。我开始喜欢我在病床边的角色。我渴望成为一名专注于患者的医生，而我又担心这可能会太耗时，并且会在家人最需要我的时候把我从他们身边拉走。那些选择临床医学的人最终在病床边花费了如此多的时间，以至于他们的时间分配更像是 100∶20，这需要付出高昂的代价。

走以科研为主的道路极具诱惑，原因有很多方面。在某种程度上，我觉得自己可以在这条道路上发挥更大的作用，研究结果将会让全球范围内的患者受益。解决原始假设、发现新数据并发布研究结果以更正医学领域的观念，这让我兴奋不已。我也知道我现在很难看到我的患者所面临的问题，也没有足够的时间进行研究以创造有意义的改变。

在与母亲的交流中，她看出了我的犹豫不决，像往常一样，她把我引向了文学，让我从那里寻找答案。在她的敦促下，我潜心研读了辛克莱·刘易斯（Sinclair Lewis）于 1925 年出版的小说《阿罗史密斯》（Arrowsmith），沉浸在医学家马丁·阿罗史密斯（Martin Arrowsmith）的故事中，我感受到了他遵循技术，通过科学寻求真理的信念。在他孜孜不倦的研究中，我看到了他的高尚和卓越，他坚信自己会找到让医学变得更好的答案。如果我必须在 80% 的临床工作和 80% 的研究工作之间做出选择，我想我找到了答案，追随阿罗史密斯医生的脚步很诱人。

当时，我刚接收了我的第一个学员普拉提克·潘达里潘德（Pratik Pandharipande）医生，他 30 岁出头，毕业于印度孟买的医学院，在新泽西州的一家小医院完成住院医师训练后，加入了我们在纳什维尔的医护队伍。麻醉科主任杰夫·鲍尔泽（Jeff Balser）医生问我是否愿意做潘达里潘德医生的导师时，我异常兴奋，并很荣幸得到他的信任。我觉得我已经准备好为一名专科医生的抱负提供专业的指导和支持，但也对随之增加的工作量感到忧虑。我们第一次见面时，潘达里潘德医生表现得既热情又坦诚。在我们谈话的过程中，他是那么的谦逊和亲切，完全具备作为一名科学工作者最重要的特质：拥有好奇心和自己的独到见解。正如杰出的物理学家理查德·费曼（Richard Feynman）所说："如果我们想要解决一个之前从未解决过的问题，我们必须让未知的大门半开着。"

潘达里潘德医生决心学习我在 ICU 做临床研究时所知道的一切，当我试图确定自己的选择时，他的专注对我很有帮助。他几乎没有受过什么专业的学术训练，知道自己必须攻读硕士或博士学位，才能为自己打下良好的研究基础。在他已经排得很满的日程上，我们还不得不增加要花费大量时间的辅导和教学任务。当我告诉他这些时，他用力地点点头，眼睛闪闪发光。他已经迫不及待地想要开始了。

当萨拉来取杰克逊博士和我为她的大脑进行的磁共振检查报告时，我仍身处人生的十字路口，为自己该如何抉择而思考。我仍然记得当她看到她在 ICU 住院后智商评分急剧下降时的表情，证实了她的新常态与原来的自己有多大的差距。这让我看到谵妄的经历和随后的认知障碍可以改变一个人的生活。看起来有点健忘和紊乱的思维如何导致提前退休、抑郁或两者兼而有之。杰克逊博士和我计划将萨拉的新影像与几年前她入住 ICU 时的影像进行比较，以了解她的大脑结构是否发生了变化，以及她持续的认知障碍能否以定量的方式显示。如果是这样，就像智商测试一样，我们将有另一个前后结果来进行比较，进而得出她认知下降幅度的参数。

我们一直在等待新的磁共振检查机会，因为萨拉在出院后戴上了金属牙套，在这种情况下进行磁共振检查是不安全的。她说："如果我无法再赢得智力竞赛，至少我会绽放微笑。"终于轮到她了，她摘掉了牙套，像往常一样开朗，渴望接受检查。

结果很快就出来了，是毁灭性的。她之前的扫描结果没有显示出任何脑萎缩和脑组织丧失的迹象，但根据神经放射科医生的说法，这次的磁共振成像所展示的就像一个 85 岁的痴呆患者的颅脑。可是萨拉才 52 岁。

大脑影像的外部有一个由凸起和沟槽组成的褶皱外观，这些是脑回和脑沟。在内部，被称为脑室的空间里充满了脑脊液，这种液体从大脑内部流向椎管，是医生在做脊椎穿刺检查脑膜炎或出血时用针头排出的液体。由于颅骨将所有这些都包裹在一个固定的空间里，我们的头部充满了不同数量的脑组织和液体。我盯着萨拉最新的磁共振成像，脑沟更深，充满液体的脑室更大，这些液体填满了消失的脑组织留下的空白，她失去了大量的脑实质，数以百万计的脑细胞消失了。这就好像从花园里搬走了成吨的肥沃土壤，只留下一摊泥水和一些枯萎的多年生植物。她大脑的海马和额叶区域出现了显著的萎缩，这两个区域专门负责记忆和执行功能。这就解释得通了。她告诉过我们她如何健忘，如何失去对生活的安排能力。图像看起来令人很不舒服，但我无法把目光移开。萨拉严重受损的大脑扫描图，呈现着她紊乱的思维，有形地证实了她的无形疾病。

拿着萨拉的扫描影像，我知道我必须找到问题的解决方案，即为什么我们的危重患者会经历如此多的谵妄。我需要找到真相。她的大脑扫描结果向我显示的不是轻微的认知障碍，而是严重的认知障碍。神经放射科医生的评估正确吗？她现在是不是精神错乱了？这可能吗？我摇了摇头，想要把这个想法抛到九霄云外，但它盘旋在我的脑海里，促使我做出决定：我会继续研究。我已经在考虑进行一项神经成像研究，对ICU患者进行磁共振成像，这样我们就可以知道他们的大脑是否也像萨拉一样。但关键的问题仍然存在，即是什么导致了谵妄？

作为一名医学科学家，我为自己制定了两项原则，以确定改善医疗保健的问题是否值得追求。第一项原则是，无论研究结果是阴性还是阳性都具有意义。我曾经有一个学生，他想研究为ICU谵妄患者输血，看看改善对大脑的氧气输送是否有助于减少谵妄的发生。我认为这行不通，但这不是我反对的主要原因。虽然没有人在实践中这样做过，但该研究只有得出阳性结果才有意义；反之，则对医学发展不会有任何助益。这打破了我做研究的第一项原则。我的第二项原则是，拥有足够多的样本来支撑你的研究。一个想法是否对患者有益并不重要，除非我们能找到足够多符合这项研究的纳入标准的患者。只有当这两项原则都满足时，我才会去实践一个想法。这与谵妄非常相似。这一领域的研究很少，所以我相信我们发现的任何东西都是有价值的。我也知道，我们可以毫不费力地找到足够多的患者来完成我们的试验，因为我们在世界各地的 ICU 里都有大量谵妄的病例。

遗憾的是，我在这方面的努力遇到了阻力。我的资助申请被多家资助机构拒绝，包括美国国立卫生研究院，我的论文也被多家期刊拒绝并与许多奖项擦肩而过，包括美国退伍军人事务部的优秀奖。

"对谵妄的研究不属于重症监护领域。"这是众多备受推崇的期刊的神经学专家和其他专业的评审专家的意见，他们的反应就像一出希腊悲剧的大合唱。在一个主题的变奏中，多位教授告诉我，对谵妄的进一步研究是没有希望获得资助或在学术上取得成功的。尽管有人劝我不要把这件事当作是在针对我个人，但我还是难以接受。他们真的认为 ICU 医生已经了解了关于谵妄的一切了吗？还是说他们仍然拒绝看到 ICU、谵妄和认知功能障碍之间存在的联系？我开始害怕打开我的邮箱。我又一次想起了所有告诉我不要走这条研究之路的人。也许他们是对的。

我感到不安。我过去也有过同样的感觉，当时我不确定该走哪条路，但这次不同了。我做出了一个选择。我曾经专注于研究，现在遇到了挫折。我想知道有多少研究人员没有得到他们的项目资助，他们都做何反应。我确信我辜负了我自己、我的家人和我的患者。我知道，如果没有试验资助，没有在高影响力、同行评议的期刊上发表论文，为未来的患者带来改变几乎不可能。

正当我为此感到困惑的时候，我收到了黛安娜·惠滕-瓦伊尔（Diane

Whitten-Vile）的来信。她的姐姐唐娜·希利（Donna Hilley）因为感染性休克住进了ICU，实施机械通气已有10天。我记得她一直在与谵妄做斗争，她不知道自己在哪里，也不记得谁来看望过她。她曾是纳什维尔音乐街某企业的首席执行官，负责价值数百万美元的音乐项目，并为华盛顿的精英举办晚宴。我们在她的ICU病房里为她演奏了约翰·普莱（John Prine）、邦妮·芮特（Bonnie Raitt）、马蒂·史都华（Marty Stuart）和梅尔·哈加德（Merle Haggard）的乡村音乐，试图深入她的内心，让她在镇静状态下恢复自我意识。我对音乐的疗愈效果充满希望，并开始向照顾其他精神错乱患者的护士推荐音乐疗法。

虽然唐娜的病情得到好转并且出院了，但据她姐姐说：

> 在唐娜出现谵妄后，几个月来，她的精神阴影一直如影随形，无法消除。她尝试回去工作，尽管她还没有恢复如初。大约一个月前，唐娜来参加我女儿的成人礼，我见到了她。唐娜好像失去了所有的光彩，她生病前个性十足且善于交际，而现在看起来了无生气。她的记忆也出现了问题，关于生病或住院的事情她一概不记得了，看起来老了很多，像个老妇人，走路很慢，总是扶着栏杆，脆弱而茫然。这一场疾病真的改变了她。

我看着这封信，在书桌前坐了许久。唐娜是我跟踪研究的患者之一，我的研究证明了谵妄与患者随后的死亡和长期认知障碍密切相关。她陷入谵妄的过程被记录在我的档案中，将和唐娜这样的患者提供的其他数据汇总在一起，形成的研究数据为我们展示了谵妄的负面影响。这很重要！但是，这些数据，一页纸上的数字和医疗保健人员读到的期刊上的文字，对我的患者的生活经历意味着什么呢？这封信是最好的答案。

谵妄改变了患者的大脑，改变了他们的生活。他们从一个方向进入重症监护室，然后沿着完全不同的轨迹前进。前一天他们还过着充实的生活，后一天他们就只能抓着栏杆蹒跚前行，勉强维持记忆。我想象着磁共振成像会显示出唐娜的大脑和萨拉一样的萎缩，甚至更严重。我想起了唐娜和萨拉，我想起了多年前的特蕾莎，那个坐着轮椅来见我的年轻女性。在她住进 ICU 后，她混乱的思维和受限的生活现在都可以解释得通了。我很确定，特蕾莎的医疗档案上面会写着 ICU 获得性精神病，却不会提到谵妄。

82% 的重症患者康复后出现了谵妄

让我难过的是，我没能亲眼见到唐娜离开 ICU 后的艰难境遇。我们只是在患者出院 6 个月后对他们进行随访，询问一系列神经心理方面的问题，并记录下他们的回复。当时我认为这比我们过去所做的有了很大的进步，但这还不够。我记得唐娜看起来很虚弱，显得比实际年龄要老。在她来之前，我就知道她是"传奇人物"吗？我能意识到她没能回到工作岗位吗？我们对他们的认识依然匮乏。当然，我本可以在她出院后以各种方式帮助她及其他生活受到影响的患者。我回顾自己的研究数据发现，有 82% 的患者出现了谵妄。当他们回到家的时候，他们的日常生活是怎样的？他们能重返工作岗位，可以开车或社交吗？这些想法既令我懊恼，又激励我前进。

那一刻，我明白了，虽然我选择了研究方向，但我的实验室应该是ICU。我必须研究发生在我的患者身上的方方面面，他们在 ICU 的经历为我提供了研究课题。同时，我也是一名临床医生。在我的患者住进 ICU 病房期间，我需要在他们的床边帮助他们，现在帮助他们，将来帮助像他们这样的患者。我想找到一种可以在他们出院后继续陪伴他们的方式。从一开始，我的目标就是帮助那些无法为自己发声的人。现在，我比以往任何时候都更需要让别人听到我自己的声音，告诉他们谵妄是什么。这事关重大。

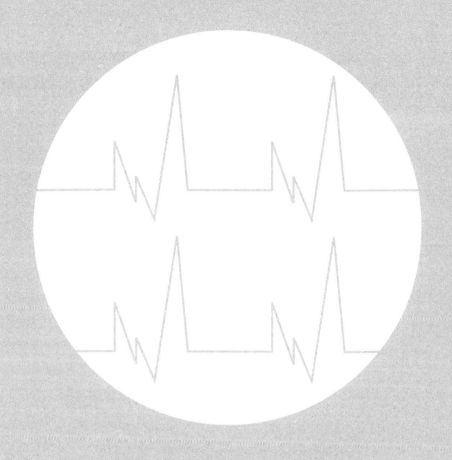

EVERY DEEP-DRAWN BREATH

第 8 章

重设镇静剂的使用标准

为什么我们从未质疑过镇静的标准做
法？MENDS 的研究证明，在重症监护室内外，
对患者进行更轻程度的镇静对他们更有益。

我在第五天醒来。我最初的记忆是从海底漂浮上来，我的眼睛里还浸着水，感觉嘴里和喉咙里还塞着水下呼吸装置。我说不出话。当我浮出水面时，我明白我还在圣母医院的重症监护室里，但我没听到任何人说话。

——亚伯拉罕·韦尔盖塞（Abraham Verghese）
《双生石》（*Cutting for Stone*）

家属对患者即将死亡的无知

那是纳什维尔一个寒冷多雨的一周，夜晚似乎一天比一天来得早。我当时正在照顾内太太，她是一位年长的女性患者，刚到重症监护室时已经连上了呼吸机。她的肺部因特发性肺纤维化晚期而严重受损，她的胸片反映了这一点，她的肺部影像看起来就像经历了一场暴风雪的袭击。她的预后并不好。尽管医护团队已竭尽全力救治，但她的身体对我们密集的类固醇激素和抗生素治疗仍然没有反应。对于这种疾病，一旦给患者实施了机械通气而没有好转，死亡几乎是必然的。我邀请她的丈夫，一个瘦弱而沉默的男人，每天和我们一起查房，看着我们救治他的妻子。现在，他坐在她的床边，握着她的手，神色不安。我朝他点了点头，挤到他身边，说了几句话。我知道内先生并不是每次都能听懂我说的话。他和他的妻子来自老挝，他的妻子能说一口流利的英语，但很明显他不能。我们的交流因此受到了限制，但我尽了最大的努力向他解释我们正在帮助他的妻子。我曾多次要求找一名翻译，但被告知医院没有会说老挝语的人，所以我把注意力转回到对患者的医疗护理上。我坐在她的床边，雨水敲打着她病房的窗户，她似乎远在另一个世界的某个角落。

第二天，她的情况变得更糟，我不得不调高她吸入氧气的浓度。看着她肺部受损的影像，我无奈地摇了摇头。这是我不愿意看到的。我向内先生展示了这些影像，并将它们与之前的影像进行了比较，差别非常明显。这也解释了她的其他实验室检查结果和临床表现：她已病入膏肓。现在是时候考虑撤除生命维持系统，转向安慰疗法。我得把这事告诉内先生，但我不知道该怎么说。由于语言障碍，要进行这样琐碎而艰难的对话很有挑战性，但如果没有这样的对话，他妻子的死亡过程可能不会是她所希望的。内先生和我都需要更多的信息。我刚刚读了一篇关于重症伦理咨询的论文，尤其是关于临终关怀问题的咨询，它在改善沟通和避免冲突方面为我们提供了额外的帮助和指导。我给医院的生物伦理顾问打了电话。她立刻搜索了纳什维尔和周边地区，找到了一名翻译，他坐在内先生身边，内先生从翻译的口中慢慢了解到妻子濒临死亡的情况。

最后，在给予低剂量吗啡并停用呼吸机后，内太太在丈夫的陪伴下平静地离去了。他抚摸着她的手，在她耳边低语。当我认为我们已经就复杂的情况执行了最好的解决方案时，我却从生物伦理学顾问那里得知，内先生在他妻子生病期间是多么悲痛欲绝。他觉得自己被抛在一边，对妻子病情的细节一无所知，因而不知所措，无法理解妻子的遭遇。我试着与他沟通，但因为没有翻译，无法达到预期效果。回头来看，这个问题尤为突出。我后来了解到这种基于知识的不公平被称作认知上的不对等。我原本以为，让他在我们查房时看到医生和护士如何救治他的妻子，或者让他看医学影像，就可以让他明白发生了什么事。难道我们可以想当然地认为我们作为专家的学识可以在某种程度上弥补他的知识不足吗？我们的医护团队掌握了大量关于他妻子的疾病和即将死亡的事实和数据，不管我们是有意还是无意，我们都没有传达给患者家属。

治疗过程中，患者无法发声，而我们忽视了患者亲人的角色。直到最后我们才问自己：他能为我们提供哪些信息来帮助他的妻子呢？我们把有限的信息传达给他，而他反馈给我们的信息就更少了。每当回想起内太太，我的脑海里就会浮现纳什维尔阴雨绵绵的天气和她肺里的"暴风雪"，我看到她在遥远的地方，在水下沉默、静止。她的丈夫则沉浸在困惑之中，无声无息，惊恐万分。

过度依赖镇静剂的不良后果

无意识是我脑海中大多数危重患者的形象。不是在他们病得最严重的时候，也不是在他们脱离了呼吸机、能够在床上坐起来同我说话的时候，而是在那之前。当他们失去意识的时候，他们看起来是那么无助。我想起了一句话："衡量一个社会是否纯善的真正标准在于它对待最弱势群体的方式。"这句话多年来被许多人引用。我需要找到一种方法，不仅能接触到我的弱势患者，还能接触到全世界其他重症监护室中的弱势患者。作为一名医者，我知道最成功的途径必须通过最科学的方法来证明。

2005 年，我的团队完成了两项随机对照试验：醒来－呼吸疗法（Awakening and Breathing Controlled，ABC）试验和最大化靶向镇静和减少神经功能障碍的疗效（Maximizing Efficacy of Targeted Sedation and Reducing Neurological Dysfunction，MENDS）试验。这两项研究都着眼于如何改变 ICU 中根深蒂固的标准操作模式。我曾猜测镇静剂的使用可能会给我们的患者带来问题，并以两种不同的方式研究这一假设。在 ABC 试验中，我们对来自纳什维尔、费城和芝加哥的入住患者减少了标准药物苯二氮䓬和异丙酚的总体用量，这样患者就不会昏迷过久。这些患者是随机抽取的，就像抛硬币一样，其中一半的患者每天都停止用药，并允许他们醒来。如果护士经过评估认为患者仍然需要注射镇静剂，就会按照既定方案，以原来剂量的一半注射。然后，呼吸治疗师每天关闭呼吸机，以便患者可以在无设备辅助的情况下呼吸。这两步干预建立在我的第一个研究基础上，在那个研究中我们每天停用呼吸机。J. P. 克雷斯（J. P. Kress）医生和杰西·霍尔（Jesse Hall）医生率先对患者每天停用一次镇静剂。

在 MENDS 试验中，一半的患者接受传统的 ICU 药物，而其他患者则完全使用另一种药物镇静。从很多方面来看，这是一项风险更大的试验，因为自 20 世纪 80 年代以来，ICU 医护人员一直在使用苯二氮䓬类药物来对机械通气患者进行镇静，从来没有考虑过使用其他药物。苯二氮䓬于 20 世纪 50 年代首次研发成功，于 20 世纪 60 年代投入市场使用，到 1977 年，它们已成为世界上最常用的处方药。安定可能是其中最著名的药物，但我们选择了劳拉西泮和咪达唑仑。

我开始问自己：为什么我们从未质疑过镇静的标准做法？为什么我从来没有想过，如此大剂量的药物连续使用几天，甚至几周，在身体中流动，会对患者大脑造成何种影响？一位之前在重症监护室接受治疗的患者来门诊找我复查，因为她有肺气肿，我给她做了呼吸测试和胸部 X 光检查，并调整了她的吸入器。我像往常一样问了她一些关于记忆的问题，比如她是如何适应从重症监护室出院后的新生活的。我很高兴得知她康复情况良好，又能开车了，还能送孙子去幼儿园，她之前已经好几个月没这么做了。

"但是，"她说，"我经常做噩梦。你能帮我吗？我梦见自己溺水了。"她停顿了一下继续说，"接受机械通气让我以为自己要淹死了。你们要把我沉到水里，把我淹死。我知道这听起来很愚蠢，但是……"她耸了耸肩，竭力控制自己。

注射镇静剂就像把患者沉入水中

这听起来并不愚蠢。我自己也有过类似的看法，不是关于溺水，而是关于我的患者在我为他们注射镇静剂时仿佛正沉入水中的状态。我看着他们慢慢下沉，直至失去知觉，直到沉到很深的地方，再也看不见了。

在接下来的几周里，患者的讲述一直萦绕在我的脑海里。当我给每位新患者注射镇静剂时，我以一种让他们放心的口吻同他们说话，告诉他们发生了什么，希望以此减轻他们的恐惧。我不确定这是否有用。我仍然无法摆脱他们被淹没的画面。在他们最脆弱的时候，他们被拖下水，就好像脚踝上拴着一个巨大的重物。

我刚刚读完了索尔·贝娄（Saul Bellow）的小说《拉维尔斯坦》（*Ravelstein*），这是一个充满奇幻色彩的故事，讲述了友谊、老年和死亡的临近。有一段话特别吸引我：

> 我现在是一个垂死之人，我的肺已经衰竭了，一台机器在帮我呼吸。没有意识的我对死亡的认识并不比死人多。但我的头脑（我想那就是我的头脑）充满了幻觉和妄想。这些不是梦，也不是噩梦，因为噩梦尚有逃生出口……

我给我的患者打了点滴，让他们陷入无意识的深处，进入一个充满无尽梦境的谵妄世界，只有在我认为他们可能已经好一些的时候才让他们浮出水面，虽然他们的身体可能被治愈。但与此同时，有时甚至是几周，他们不知道自己到底在哪里，以及他们的大脑发生了何种变化。

我很清楚，对我的患者来说，插管并开始机械通气是痛苦和可怕的，尤其是还处于对其他危重疾病折磨的恐惧中。止痛药和镇静剂对保持早期患者生命维持系统的稳定起到了至关重要的作用，但我对接下来几天是否该继续对患者使用这些药物表示怀疑。患者需要被麻醉多长时间？他们需要处于多深的无意识状态？在 21 世纪初，我们不知道这些问题的答案，尽管我们的医疗技术取得了非凡的进步，可我们对患者镇静的深度几乎一无所知。

1846 年 10 月 16 日，在马萨诸塞州总医院进行的第一次全身麻醉手术被医学界广泛接受。一名当地牙医使用一种特殊的工具给 20 岁的爱德华·吉尔伯特·阿博特（Edward Gilbert Abbott）注射乙醚蒸汽，并引导他做深吸气。几分钟后，这名年轻人失去了意识，外科医生进行了手术，阻止了良性肿瘤的血液扩散。在现在被称为"乙醚大厅"的阿博特醒来时说："我感觉自己的脖子好像被挠了一下。"手术过程中没有任何痛苦，这在外科手术中是一个惊人的成就，在这之前医生必须依赖酒精、鸦片和绑住患者来完成手术。这是一个良好的开端，麻醉学科向前发展，也使得越来越多复杂且耗时的手术和医疗程序能在没有疼痛的情况下进行。一开始，医生必须小心翼翼，以免因用药过量而导致患者死亡。随着时间的推移，随着新的药物和新的给药方法的引入，麻醉变得不那么令人担忧了。但为了确保患者完全失去意识，有些医生开始错误地对患者使用超过必要剂量的药物。

1963 年，埃德蒙·特德·埃格尔（Edmond Ted Eger）医生研制出一种称为最小肺泡有效浓度（minimum alveolar concentration，MAC）的临床工具，以测量患者肺部麻醉气体的水平。虽然它在手术室中被广泛采用，每年用在数百万患者身上，但在重症监护领域，我们仍然倾向于关注患者的表现来评估他们的无意识水平，尽管这看起来很初级。许多重症监护室仍在使用拉姆齐镇静量表，但这套评估方法并不理想，因为它不够细致，无法评估病情复杂的患者，而且护士与护士之间提供的读数往往不一致。其他人则使用柯特·塞斯勒（Curt Sessler）医生的躁动 - 镇静量表（Richmond Agitation-Sedation Scale，RASS）或者理查德·瑞克（Richard Riker）医生和吉尔·弗雷泽（Gill Fraser）医生的镇静躁动量表（Sedation Agitation Scale，SAS）。我打电话给塞斯勒医生，我们一起设计并完成了一项大型研究，以重新验证和整合 RASS。它精确地测量了唤醒和镇静的等级，0 级代表"警觉和平静"，+4 级代表"好斗"，-5 级代表"无法唤醒"，比 -4 级所代表的"深度镇静"低一级。我关注的是那些较低的水平。虽然我们可以准确地分辨出患者是逐步进入无意识状态的，可一旦他们对声音或疼痛的身体刺激（如胸骨摩擦）不再有反应，我们就完全失去了对他们大脑的追踪。我们知道他们已经失去了知觉，但不知道他们的镇静到底处于何种程度。这让我想起了用水的深度来类比。他们是处在 2 米、3 米还是 15 米以下？要做到精确测量是不可能的，但至少我们应该知道什么程度是安全的。我们希望通过试验回答其中的一些问题。

在 ABC 试验开始大约两年后的一个大风的日子，我穿过小镇，去纳什维尔的一家私人医院圣托马斯医院的重症监护室进行观察。这是我们研究的一部分，因为这里的研究基金会资助了我们。美国国立卫生研究院和退伍军人事务部仍然拒绝我的资助申请。我喜欢去圣托马斯医院。那里的 4 个 ICU 总是熙熙攘攘，比我们医学中心的 ICU 更开放，规模也更大。作为观察者，虽然能感受到 ICU 中分秒必争的气氛，但无法融入其中。那天我遇到了简·邓恩（Jan Dunn），我们试验项目的主力护士。她 40 多岁，平易近人，声音也很柔和，已在那里工作了 20 多年，我们雇用她是因为她认识每个人，并且得到大家的信赖。我们之前觉得，这将是一场艰苦的战斗，因为需要涉及具体的工作，比如，何时停用镇静剂和呼吸机，如何协调护士和呼吸治疗师一起工作。在很多方面，我们都做对了。我已经很了解简，很欣赏她努力工作的态度，尤其是她团结医护团队和各个家庭的能力。

今天她叹了口气，摇了摇头说："您知道这行不通，对吧？"她指着她的患者，他被注射了镇静剂，"他在干预组，但是看看他，现在本应该醒了。"

我的心跳停了一下。他看上去好像沉在 15 米深的水下。我回头看了一眼简。"您的意思是？"

"嗯，规程要求护士停用镇静剂时，她们会停用一段时间，之后又经常把剂量加大，就像对这位患者进行的操作一样。"

一抹痛苦的情绪席卷了我的全身。但是，当我转过身来环顾 ICU 病房时，我看到几个呼吸正常的患者一反常态地醒着。一位老人抬头看着电视，而他对面的一位女士正在听一个戴着泰坦帽的年轻人说话，这个年轻人可能是她儿子。我把头探进隔壁的病房，看到一个女人靠在枕头上。她向我微微挥了挥手。我回头看了一眼简。也许她过于关注这个仍处于镇静状态的患者，而没有去看其他没有处于镇静状态的患者。我觉得这里一定发生了什么不同的事情。

有时，我对花了这么长时间研究和试验才取得丁点儿的成效而感到沮丧，因为我希望患者的状况能更快地得到改善。我看到越来越多的人从重症监护室出院后来到我们这里，他们很高兴能出院，但又很困惑，因为他们没有精力去遛狗，不会做最简单的填字游戏，听到微波炉的哔哔声都会被吓一跳。他们通过我们的网站、医学会议和口口相传找到了我。虽然这种情况似乎是随机的，但在稳步增长。虽然我们团队的工作重点是试图预防或减少这类情况的发生，但我可以看到，患者在从 ICU 出院后也需要支持和干预。这似乎是一个永无止境的循环。

ABC 疗法提升了 14% 的生存率

我希望 MENDS 试验能够证实，在重症监护室内外对患者进行更轻程度的镇静会对他们更有益。我们当时正在使用一种新药，这种药我之前从未听说过，直到几年前去达拉斯与一家制药公司开会时偶然发现了它。当时我是以戈登·伯纳德（Gordon Bernard）医生的临时替代者的身份参加了他们由高管、产品经理和医药代表们组成的集会，地点是一个镶着橡木板的酒店会议室。会场展示了新型镇静剂右美托咪定，并播放了患者接受该药物治疗的视频。视频里的患者看起来和我的患者一样，在重症监护室里，闭着眼睛，完全失去了知觉。我开始考虑是否可以乘早一点的飞机回家。但随后播放的视频让我大吃一惊，这位 ICU 患者在医生叫她的名字时醒了过来，看着他并遵循他的指令，然后在他离开后再次失去知觉。她很容易被唤醒，即使在接受药物治疗的时候。这是闻所未闻的，也完全不同于苯二氮䓬类药物的作用。使用它们时，患者不会从镇静状态中苏醒。即使停药，他们也可能需要几小时或更长时间才能恢复意识。我开始思考这种新药在试验中是否对轻度镇静有效，并敦促高管们探究这种可能性。我满怀热情地和他们谈论 ICU 谵妄和认知障碍，但我无法说服他们。他们表示，他们的药物不会像 ICU 医生所希望的那样让患者都陷入深度镇静。但这正是我所希望的。我不能埋怨他们没有理解我的想法，因为那时苯二氮䓬类药物，以及作用时间较短的镇静剂异丙酚，在重症监护领域占据着主导地位。

当我离开会场，略带沮丧地前往机场时，一个女人大步向我走来，她叫伊冯·哈尔特（Yvonne Harter）。她刚刚被任命为右美托咪定的全球市场负责人。到目前为止，该公司还没有卖出一瓶这种药。该药物的研发者之一默文·梅兹（Mervyn Maze）博士没有接她的电话，她似乎和我一样需要梳理思路。伊冯告诉我，她对我说的话很好奇，问我是否可以带她去范德堡大学医学中心参观一下。这感觉像是一个开端。

几周后，我陪着伊冯参观了范德堡大学医学中心的内科和外科重症监护室。在征得患者家属的同意后，我带她去看那些处于重度昏迷状态的患者，并将他们与清醒的患者进行对比。我看得出来，她看到了这种差异的意义。"他就好像和我们不在同一个房间里一样。"当她谈到一位因药物治疗而陷入昏迷的患者时说，"我母亲是一名护士。她没有读完高中，但在我长大后，她又回去读高中，并拿到了毕业证书和护理学位。"

我给伊冯讲解了 CAM-ICU 量表的操作流程，并告诉她，虽然我们的患者马克森太太看起来很安静，很听话，但事实上她陷入了谵妄。我就谵妄的危害性做了解释："就像煤矿里的金丝雀对瓦斯有预警作用一样，谵妄也提醒我她的大脑正在遭受损伤。"我强调了我的患者临床治疗过程出现的谵妄如何以无数种消极方式，预示着他们在 ICU 以外的生活中将会遇到的问题。

她停顿了一下说："所以，埃利医生，我了解到的是，我们有一个被忽视的可以帮助患者的机会，让我们看看如何来实现它。"

在和伊冯一起工作的过程中，我了解到她自幼就能够正视风险，擅于抓住机会。她的父母来自不同的文化环境，在他们离婚后，母亲带着年幼的她去了贫困的西弗吉尼亚州奥克希尔，两人靠食物救济券和对彼此的爱相依为命。"我从不把自己的苦难经历视为一种障碍，"她告诉我，"数学和科学让我学会了大胆开拓。我是家族中第一个获得大学文凭的人，大学读的是化学专业。毕业以后，我不懈努力，希望找到一份可以帮助他人的工作。"20 出头的伊冯驱车 100 多千米参加一个医药人才招聘会，她惊讶地发现竟然有350 人在竞争 5 个职位。几天后，她成为未被淘汰的应聘者之一，自此开启了自己热爱的事业。

走出重症监护室的旋转门时，她转过身来笑着说："也许你可以跟梅兹博士直接通电话。"

后来，我们甚至说服梅兹博士来到了范德堡大学。他很兴奋，并表示自己从来没有想过用右美托咪定来研究谵妄这个"非传统的疾病"。在一个可以俯瞰纳什维尔全景的房间里，我们共同设计了 MENDS 的随机双盲对照试验，希望它为我们"治疗受谵妄影响的大脑"这一研究添砖加瓦。到现在时间已经过去了两年，相信很快就会知道结果。

在 ICU 的繁忙和嘈杂中，处于镇静状态的患者静默无声，在我看来这很反常。在某种程度上，他们的静默是风暴中心的平静，更是风暴本身，恶疾正在他们体内肆虐。在我们的 MENDS 研究中，我常常凝视着他们平静的脸，琢磨他们的大脑在想什么，他们到底在哪里。作为科学家，我们至今没有真正了解一个人从有意识到无意识过程中，其生理层面上发生了什么。为此，我们的团队正在与睡眠专家合作，以了解每个患者的确切镇静程度，即了解他们在水下多深的地方。双频谱指数（bispectral index，BIS）是一种基于计算机的大脑功能实时监测设备，最近开始被应用在手术中，我们通过放置在每位患者额头上的导线来测量他们的脑电活动，由此产生的脑电图本质上是一幅详细的脑电波图，BIS 会将其转换成一个从 0 到 100 的离散值，其中 97 或 98 对应的是清醒状态，60（深度镇静）～ 40（昏迷）被认为是全身麻醉的理想镇静程度。

我们有了惊人的发现。许多使用苯二氮䓬类镇静剂的患者的 BIS 都远低于 40，有些甚至会一路降到 0，这远远超出了昏迷状态。对应的原始脑电图数据，用波浪状的水平线代表大脑活动，得出了同样的结果：当患者清醒时波动频率急促，随着他们逐渐失去意识，大脑活动变得越来越少，直至超越可唤醒点，变成一条几乎没有电活动的长线，即暴发抑制。直线，意味着患者处于最深的海底。现在我知道我的患者处于无意识状态的时候在哪里，他们已濒临死亡。我们证明了暴发抑制预示着更高的死亡率。我们正在确定这一医源性损伤，一种由于医疗行为而对患者造成的伤害。

几年前，黛博拉·库克博士在《新英格兰医学杂志》上发表的一项研究引起了我的注意。库克和她的团队研究了加拿大851名机械通气患者，旨在找出哪些因素可以让医生认定患者已无继续治疗的必要，从而撤除生命维持系统，宣告患者死亡。研究结果让我感到震惊：如果医生判断患者在ICU存活的概率只有1/10，那么他们撤除生命维持系统的可能性会增加3.5倍；如果他们判断患者最终可能会患上严重的认知障碍，这种可能性会增加2.5倍；如果他们"认为"患者不想要更多的生命维持，那么这种可能性会增加4.2倍。我知道，一个在重症监护室被注射了大剂量镇静剂、处于深度昏迷状态的患者看起来跟死亡无异，这绝对是医生的想法。一个完全清醒的败血症患者看起来比一个处于镇静状态和昏迷状态的败血症患者更有活力、更加健康，因此更有可能活下来。

库克博士的研究数据显示，在851名患者入住ICU时，只有9%的患者要求"放弃抢救"（Do Not Resuscitate，DNR）。奇怪的是，最终死亡的患者中有94%被指定为"放弃抢救"。这让我怀疑深度镇静在这些决定中有可能发挥了什么作用。

现在，我终于知道为患者注射镇静剂是多么危险，以及注射镇静剂让他们的大脑活动变得多么的少。当我第一次读到库克博士的文章时，我惊觉有不少患者可能因为我在无意中使用或过度使用镇静剂而过早死亡。我们的BIS脑电图数据再次加深了我的这个疑问。我向同事们表达了我的忧虑，他们却回答说："你在说什么？库克博士的文章不是关于镇静剂的。"确实，"镇静"一词在她的论文中一次也没有出现过。从这个意义上讲，我的同事们是对的，但我认为他们没有从更大的视角思考这个问题，我们都忽略了一些事情。我确信我们需要更加关注镇静剂的使用问题。

2007 年，ABC 试验结束。在对数据进行分析时我了解到，我们的干预患者与普通护理患者相比，接触苯二氮草的剂量减少了一半。这个数据令人震惊。在我们进行的这次大规模的试验中，大多数时候，停用镇静剂对患者来说很容易，并且安然无事。我们兴奋地发现，试验组患者比对照组患者提前 4 天脱离呼吸机，并从 ICU 康复出院。我想到了当时 ICU 患者可能遭受的所有伤害，包括新引发的肺炎、管路感染、跌倒、压疮、血栓，而这些原本是可以避免的。我们统计发现，接受 ABC 疗法的患者中有 58% 的人在一年后还活着，而接受常规治疗的患者只有 44% 的人还活着，这意味着一年的生存率增加了 14%，这让我兴奋不已。缩短住院时间还可以节省数十亿美元的医疗支出。我为这一研究发现而备受鼓舞，因为在这项研究中，每 7 个人，就多一个人在一年后还活着。这是第一个确凿的证据，证明在重症医学领域减少镇静剂的使用可以降低死亡率。

我们在国际舞台上展示了这一数据。同年 10 月，在柏林举行欧洲重症医学大会，由于我要在 ICU 中照顾患者，便让我的学生普拉蒂克代替我参加了会议。他的父亲从孟买专程飞往柏林，见证了儿子首次在学术会议上发表演讲。

当天，普拉蒂克在演讲结束后立即给我打了电话。他的声音从电话那头传来，僵硬而拘谨。"我甚至不知道该怎么告诉您，"他喃喃地说，"事情进行得一点儿也不顺利。"

参会者就差把普拉蒂克生吞活剥了。来自法国、比利时和荷兰的众多医者表示，给对照组患者连续几天停用镇静剂是不道德的。他们认为，医学界对于某种治疗是否有益的不确定性已经不复存在。但我们知道不确定性确实存在。

"科学已经证明，停用镇静剂可以让他们更早地停用呼吸机！"他们说，

"我们已经对患者停止使用镇静剂了。"他们责备普拉蒂克，但他们的说法并不符合事实。

然而，普拉蒂克无力为我们的试验提出任何辩护。如果我当时在场反驳他们的说法，事情可能会变得不同。我会提醒他们，刚刚发表的针对法国44名ICU患者的研究发现，95%的患者在住进ICU后的第2天、第4天及第6天，都被注射咪达唑仑或异丙酚以进行深度镇静。医学文献还包含来自加拿大、德国、巴西、英国和美国的最新数据，这些国家的ICU患者中，每天停用一次镇静剂的患者甚至不到1/3。他们对ABC疗法的意料之外的反应以及普拉蒂克的经历，令我感到很不愉快。

尽管我们在柏林遭受质疑，但这一年我们收获颇丰。在与梅兹博士一边畅饮单一麦芽威士忌，一边探讨交流之后，我和普拉蒂克在《美国医学会杂志》上发表了我们的MENDS研究，证明在ICU护理中使用苯二氮䓬类镇静药并不是治疗重症患者的最佳或最安全的方法。MENDS研究证明，对患者的深度镇静并不是必要的。一旦采用新的治疗方法，患者出现谵妄和昏迷的天数缩短了4天。这给ICU患者带来了很大的希望，也为患者、家属和医疗团队提供了更好的住院体验，同时也能改善他们出院后的健康状况。

最终，ABC疗法受到了许多人的赞许，被认为是一个里程碑式的证据，证明过度镇静在患者实施机械通气的时间、ICU滞留时间以及他们的生死上面影响巨大。从同样的患者身上，我们了解到，使用呼吸机保持清醒并不会增加心理伤害或加剧心理健康问题。虽然知悉旧的护理方式所造成的巨大伤害令人震惊和沮丧，但似乎我们已经有了一个真正的好方法。我们彻底改变了患者的健康轨迹，无论是在ICU中还是在离开ICU之后。我很高兴这些具体的数据可以被带到病床边，帮助患者在治疗他们重症的同时能确保他们的大脑健康。

接下来我们要做的就是监控患者，让他们在没有谵妄的情况下，尽可能长的时间内保持清醒和舒适，用更安全的药物来缓解他们的疼痛和焦虑。一些早期采用这种方法的护士和医生已经开始改变他们的治疗方法，我的患者在住进 ICU 病房后很快就清醒过来。也许我终于可以在把他们转移到其他楼层之前更深入地了解他们。

我距离第一次深入思考肺癌骨转移与颅骨病变之间的联系，已经经历了很长一段路。我想知道我们接下来的方向是哪里。

最近，我重新查阅了 30 多年前自己还是一名年轻医生时护理特蕾莎的记录。在过去的几年里，我经常想弄清楚她在 ICU 期间经历了什么，但内心始终有一种抵触，也许我并不是真的想知道。尽管我打了很多电话，发了几十封电子邮件，并收到了来自北卡罗来纳州的装满大量医疗记录的纸盒，在阅读之前我还是犹豫了。面对曾经的自己总是让人有些不安。

模糊不清的笔迹与我而言却很容易认出，这些年来没有太大的变化，黑色的钢笔在横格纸上划来划去，我似乎看到了那时的自己：热切、真诚、渴望。一个年轻的医生想要掌握一个快速发展的领域，并改变人们的生活。我把日期像承诺一样写在了这一页的上方：1989 年 8 月 26 日。当时的我还不知道自己将要提供的护理，既挽救也毁掉了那位年轻患者的生命。

通读记录时，一开始很快，然后逐渐慢了下来，我发现当时的自己是那么无知无觉，对技术能拯救世界充满信心。我惊讶地注意到特蕾莎有一个年幼的儿子，这是我当时不知道的，或者知道，但认为与对她的医疗护理无关而忽略了。特蕾莎进行机械通气 60 多天，接受了当时为了防止肺塌陷而采取的标准做法，但我现在知道，她的肺难以耐受那么多的空气，致使她的肺前后破裂了 6 次。这种做法实际上增加了她的死亡风险。

根据记录，在最初的 30 天里，特蕾莎一直处于肌松和昏迷状态，每天被注射超过 125 毫克的苯二氮䓬类药物和吗啡。大量的强效镇静剂和阿片类药物通过血液扩散，并渗入她的大脑。在接下来的 30 天里，特蕾莎醒了，却只能一直躺在床上，从那以后，她很难在椅子上坐直。这份笔记上没有任何关于谵妄的内容，只是反复提到她患有"重症监护室精神病"，我在上面加上了"意料之中"几个字。这让我感到心痛。当时的我认为这是良性的，并用大剂量的抗精神病药物氟哌啶醇来为她治疗。然后我写了一句非常稚嫩的话："然而，令人惊讶的是，患者仍然只表现出单一器官损伤（肺损伤），肾脏、胃肠道和心血管功能良好。"我多么天真。几周后，当特蕾莎带着她被彻底损伤的身体和大脑来复诊时，我发现事实远非如此。

　　作为一名医生，我们通常认为最可能伤害患者的是一次手术失误、一次中心静脉放置错误或用药错误，但事实上，我们盲目地将常规做法视为最佳做法，可能会给患者造成更大的伤害。熟悉会滋生自满，我相信这已经发生在重症监护领域。精神病学家兼作家罗伯特·杰伊·利夫顿（Robert Jay Lifton）提出了"恶性常态"这个概念。他在研究了纳粹医生以及他们的极端行为在他们的世界结构中的常态化之后，产生了这个想法。ICU 医生从未故意造成伤害，在科学和医学进步的起起落落中，我们引入了新的治疗方法，希望对患者有益，但有时我们反而造成了伤害。我们一直在给患者制造巨大的痛苦，因为没有人质疑我们的做法，或者认为我们可以判定拯救生命相比这样做所带来的副作用要重要得多。事实证明，在一些患者身上，这些副作用是可以预防的。

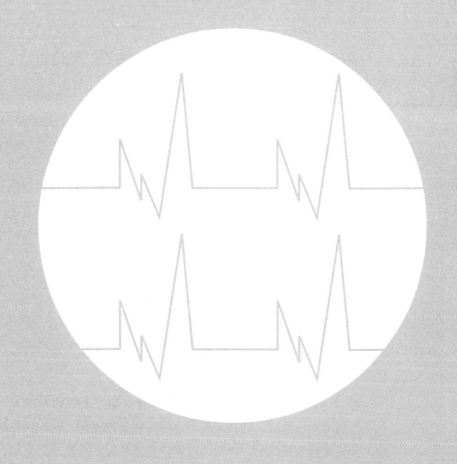

EVERY DEEP-DRAWN BREATH

第 9 章

重塑重症护理模式

　　人类的精神比任何药物都更强大，而那
是我们需要通过工作、游戏、友谊、家庭来
滋养的东西。

相信从这里，可以抵达更遥远的彼岸，相信奇迹、药物和
疗愈之泉。

——谢默斯·希尼（Seamus Heaney）
《特洛伊城的治愈》（*The Cure at Troy*）

重症监护室日记

2012 年 3 月的一天，我站在丹麦欧登塞的一条鹅卵石街道上，眼前
是一个黄水仙色墙壁、红瓦屋顶的小屋。两个世纪前，这座古朴的建筑是
作家安徒生童年时的家，当我透过窗户朝里望时，我想知道我是否会与我
自己的现代童话故事不期而遇。早些时候，我在《柳叶刀》（*The Lancet*）
杂志上读到过一篇关于一个丹麦的医疗团队对机械通气 ICU 患者采用无
镇静方案的论文，我决心去了解这是否确实可行。我想起这个斯堪的纳维
亚国家曾经在重症监护领域的创新中发挥过关键作用，20 世纪 50 年代阻
止脊髓灰质炎的流行和 60 年代机械通气的出现推动了该领域的发展。但
是，完全不使用镇静剂似乎有些极端，听起来就像安徒生的《皇帝的新
装》中那件并不存在的衣服一样荒唐。我准备揭穿这一谬论。帕勒·托夫
特（Palle Toft）医生和托马斯·斯特罗姆（Thomas Strom）医生在欧登
塞大学医院重症监护室的鲜红色大门处迎接我。托夫特是负责那里的研究
事务的 ICU 医生，而斯特罗姆医生由于是该论文的第一作者而声名鹊起。

他很年轻，带酒窝的脸颊和欢快的笑容使他看起来有几分孩子气。在实验室的外套里面，他穿着天蓝色的手术服。

"欢迎，韦斯！"托夫特医生点头说。他的头发梳得整整齐齐，穿着毛料西服，打着领带，微笑着看着我。

我已经开始对他们没有之前那么深的敌意了。

"感谢您不辞路途遥远来到我们这个小国，"斯特罗姆医生用无可挑剔的英语说道，"很荣幸向您展示我们的重症监护室和我们患者住院期的情况。"

我跟着他走进门，映入眼帘的是一间宽敞的房间，阳光透过薄薄的窗帘落在一名患者的脸上。他坐在床上，旁边是巨大的窗户，光线充足。仿佛医护团队在提醒患者："看看外面，那里才是你该去的地方。记住，这种病只是暂时的！"当我走近时，我看到他正通过气管内插管接受机械通气，他周围都是ICU中的常规用品，但他就在那里，机敏而清醒。一名护士站在靠近他右肩的位置与他交谈，还有一名物理治疗师站在床脚处。患者手里拿着一个文件夹，看起来像一个菜单。我以为他在选择他的午餐，但后来他开始在上面写字。斯特罗姆医生看到我歪着头，说："这是他的记事本，他的日记。我们所有患者和家属都以这种方式来记录发生在他们身上的事情。"我点了点头。我读过关于克里斯蒂娜·琼斯（Christina Jones）生平的文章，她是英国一位有博士学位的护士，是ICU日记的探索者，我们在美国推行这一方法的速度太慢了。我在心里默默记下他们对ICU日记的应用。我有一种感觉，在接下来的几小时里，我还会在心里做很多笔记。

无镇静剂方案

在另一间病房里，我看到了一个熟悉的场景，一个女孩坐在她母亲的床边，她们手拉着手，一起看电视，二人被节目所吸引。而在我们的ICU病房里，通常是在患者没有意识或目光呆滞的情况下，家属们才会看电视。

"达姆加德夫人因肺炎链球菌败血症和急性呼吸窘迫综合征而住进ICU，"斯特罗姆医生接着说，"注意看，她在接受机械通气时很清醒，没有使用任何镇静剂，尽管她仍然需要吸入浓度为70%的氧气和12cmH2O的呼气末正压通气。对吗，达姆加德夫人？"他转过身来面对她，用丹麦语说了些什么，然后向我解释她至少还要机械通气一天。

接下来，斯特罗姆医生把我带到另一间阳光充足的病房，我看着他和一个戴着超大眼镜的男人说笑。我注意到他凹陷的太阳穴和桶状的胸部，这是肺气肿的迹象。虽然他需要通过呼吸机吸入浓度为70%的氧气，但他也处于完全清醒和机敏的状态，他自豪地给我们看了一张他妻子的照片。

我知道这里的每一位患者在最初开始机械通气时都接受了几小时的深度镇静，但除此之外，这里的做法与我们的做法大相径庭。这里的患者只接受小剂量的吗啡，用以缓解他们可能感到的疼痛或不适，而我们的患者仍然需要注射足够剂量的镇静剂，这往往使他们在入住ICU的头几天里处于无意识状态。斯特罗姆医生和他的团队受到批评，理由是不使用镇静剂会导致患者出现焦虑症和其他心理健康问题。在我们进行轻度镇静研究，即ABC疗法的研究中，我们也收到了类似的负面反馈，并且已经反驳了这一论调。当患者能够看到并理解发生在他们身上的事情时，他们似乎能够更好地应对自己的恐惧。随后，当他们出院时，他们更有能力处理那些在谵妄的迷雾中被扭曲的模糊记忆。我继续参观一间又一间病房，所看到场景无甚差别：

插管的患者坐在铺着清爽条纹床单的床上，通过手势和写在白板上的信息与护士和医生进行交流，护士和医生也在回应、交谈、微笑和欢笑。

我站在那里，注视着这一切。这里有如此多的互动：

护士与患者一起制订下床计划，并巧妙地将电线和管子移开，以便帮助患者将腿移到一边。患者与物理治疗师一起行走，呼吸机跟在他们后面。

这就是无镇静方案，或许更准确地说是进行非常轻度的镇静所能够达到的效果。患者可以下床行走，参与自己的护理，有些患者在转入重症监护室的一天之内就可以做到这一点。他们仍然是重症患者，但他们完全清醒，并可以四处走动。虽然难以置信，但他们确实如此！我一直专注于降低镇静剂的使用剂量，以保护患者的大脑不受伤害，但现在我发现对患者来说，自然延伸是让他们下床，然后行走，最后走出重症监护室，回到他们的生活中。在这种情况下，那个著名的童话习语似乎与事实相悖：皇帝确实穿了衣服。

当天的晚些时候，我离开了这座小城，去了繁华的哥本哈根，经过市中心色彩鲜艳的城镇房屋，沿着港口去看那座为纪念安徒生笔下最受人喜爱的童话人物小美人鱼而塑的雕像。这座雕像于 1913 年 8 月 23 日揭幕，凝视着波罗的海。这位姑娘用自己美妙的声音，换取将她的人鱼尾巴变成双腿，追求爱情和人类的情感联系。虽然在安徒生的原版故事中她的结局并不美好，但现代版本的结局是美人鱼重新获得了她的声音，获得了双腿，并开始了在海洋以外的新生活。当我站在那里望着水面的时候，我笑了。我想到了斯特罗姆医生的患者，他们从镇静之海中浮上水面，也找到了自己的声音和双腿。当然还有别的东西。在医护团队和他们的患者之间弥漫着一种可以感知的亲切。对我来说，这种亲切感似乎以前一直被隐藏了起来，但现在我明

第 9 章
重塑重症护理模式   139

白了这种亲切的氛围是可能存在的。我也想与患者建立起这种氛围！

重症医学的革命

从我参加母亲的暑期读书会开始，我就喜欢读斯坦贝克的书，他对弱势人群的同情心使我受到启发。在他的巨著《伊甸之东》中，有一段话描述了活着的喜悦，以及这种喜悦如何使世界充满希望：

> 有时候，荣耀会点亮一个人的心灵。几乎每个人都会有此类经历。
>
> 你可以感觉到它在生长或者像引信燃向炸药一般在酝酿。
>
> 这是来自胃部的一种感觉，是神经和前臂的快感。
>
> 皮肤感受着空气的抚摸，每一次深呼吸都充满了甜蜜。
>
> 起初它给人一种打哈欠的愉悦；
>
> 继而在大脑中熠熠生辉，进而整个世界在你的眼前闪烁。

这就是我从欧登塞回来之后的感觉。我带着一种兴奋和紧迫感回到了纳什维尔的家中，同时也感受到了前所未有的自由。我不必再以老办法行医。当女儿们做完作业，我与金在我们社区柔和的夜幕里边散步边闲聊。我声音中的激动难以抑制，几乎迫不及待地想回到医院。在我的脑海中，我已经看到我的患者在住进重症监护室几天后就下床在病房里行走。

"你打算怎么做？"她问。

她同样知道，即使在我的重症监护室，想实现这个目标也是极为困难的，更不用说在更远的其他地方了。在医学界，反对我们并主张维持现状的势力十分强大。要说服人们相信我们的"唤醒－呼吸"方案对患者有益，并让我们的 ICU 医护团队加入进来，已经很困难了。每天查房时，我都会被护士、实习生、住院医师、研究员、药剂师、呼吸治疗师、物理治疗师、作业治疗师、营养师和社工所包围，他们都是接受过训练的专业人员，以护理病情最严重的 ICU 患者。不进行镇静和早期活动违背了他们所学到的一切。即使我能够为由我直接护理的几个患者在护理方法上做出改变，但在我离开病房的那一刻，情况很可能又会恢复如初。

我们的目标不仅仅是局部的改变。即使在丹麦，当患者在斯特罗姆医生和他的医护团队的护理下逐渐康复的时候，在这个国家的大多数其他重症监护室里仍然在对患者使用镇静剂，有些使用的剂量相当大。我们觉得需要从全球角度考虑改变护理理念。我们需要接触到世界各地每天早上查房的数万个重症监护室团队，并让我们的理念成为他们对患者治疗计划的关键决策的一部分。

"整个重症监护文化都必须做出改变，从我开始，我必须做得更好！"当我说这句话时，我既感到有了方向，又感到迷茫。我知道我想做什么。我也清楚重症医学要想实现这一目标需要完成的一切。这很重要。每个重症监护团队都必须服从，组成一支医疗保健大军，因为这不是任何一位医生可以单独实现的。我想起了作家、神学家和民权领袖霍华德·瑟曼（Howard Thurman）的一句话："有两个问题我们必须问自己。第一个问题是我要去哪里？第二个问题是谁会和我一起去？"如果你把这两个问题的顺序搞错了，就麻烦了。

"我会找到其他愿意帮忙的人。"我说。

金点了点头说："我相信你会的，只是这需要一些时间。"她总是支持我。

我知道还有其他秉持相同理念的探索者。就在一个月前，约翰斯·霍普金斯大学的重症医学科专家戴尔·尼达姆（Dale Needham）博士和斯克利普斯研究所的护理实践学博士朱迪·戴维森（Judy Davidson），以及其他28位ICU临床预后专家组成的小组发表了一篇论文，旨在改善对重症康复者的治疗。他们创造了"ICU后综合征"（PICS）这一术语，指的是一些重症康复者经历的三个长期问题的组合，包括认知问题（脑功能障碍）、心理健康问题（抑郁、焦虑和创伤后应激障碍）和身体问题（肌肉无力和神经损伤）。就像那些在出院后来找我的人问的问题一样。我记下了要再次阅读这篇论文。我记得最近还浏览过其他论文，有关于让机械通气患者下床的，有关于重症监护室的肌肉流失的，但当时这些论文并没有为我带来多少启发。我的研究重点是谵妄和镇静。现在，这些文章作者的名字在我脑海中浮现出来。波莉·贝利（Polly Bailey）、理查德·格里菲斯（Richard Griffiths）医生、玛格丽特·赫里奇（Margaret Herridge）博士和比尔·施韦克特（Bill Schweickert）博士。我想起了赫里奇博士最近对急性呼吸窘迫综合征患者所做的突破性研究，结果显示，在重症康复5年后，康复者却由于ICU获得性虚弱而无法恢复至病前的身体状态。我想起了施韦克特博士关于机械通气患者下床行走的里程碑式研究。

实际上，几年前我就在芝加哥大学见过他，当时他正在设计关于重症患者早期活动的研究。我的朋友和他的导师克雷斯医生与霍尔医生曾笑着说，"我们无法让他对这个项目的热情降下来"。最终，有104名患者参加了试验，他和他的物理治疗师让机械通气患者在进入ICU一天半后，就开始下床活动，而对照组的患者平均一周后才开始活动。这与之前的护理模式相比是一个巨大的改变。这项开创性的研究帮助他们恢复了体力和协调性，而且令人惊讶的是，干预患者谵妄的持续时间减少了一半。这一惊人的进步使患者在出院前恢复的概率增加了两倍。我想，这也为患者在入住ICU后减少认知障碍打开了大门。

然而，我并不确定日常的重症护理是否会因这项研究而有所改变。我开始明白什么叫百闻不如一见了。每个人都需要有他们的"欧登塞顿悟"。

首先，我有更多的问题要问我在丹麦的朋友。在我短暂的逗留期间，我被他们的重症监护室的魅力所吸引，以至于我在离开时没有了解在建立类似的重症监护室的实践中，还需要解决哪些关键问题。我的想法是，如果我能够了解他们的故事，那么我就能够复制他们的成功模式，并说服其他人相信有必要进行一场重症医学的革命。

托夫特医生很乐意向我介绍情况。他解释说，20 世纪 80 年代末，作为欧登塞大学医院的一名年轻住院医师，他们和世界上其他地方重症监护室的医生一样，大量使用镇静剂。后来，2003 年，在丹麦的另一家医院工作了一段时间后，他回到欧登塞成为那里的教授，发现情况已经发生了变化。他说："我惊奇地发现，90% 的患者都不需要进行镇静。"我笑了起来。我可以理解他的感慨。当他不在的时候，两个"叛逆的"后起之秀，波尔·克林特·安德森（Poul Klint Anderson）医生和索伦·杰普森（Søren Jepsen）医生，已成功发动了一场小型革命。

我很想知道是什么促使安德森医生和杰普森医生逆流而上的。斯特罗姆医生接过这个故事说："他们从几名患者身上发现，'哦，有一座巨大的镇静之山需要移除。我们的重症监护室里有一只魔鬼。'患者体内积累了如此多的咪达唑仑，他们觉得患者的情况已经失去控制了。而这些患者看起来离死亡如此之近，他们正要考虑撤除生命维持系统，让患者逝去。当患者最终醒来时，我们的反应是：'哦，天哪！我们在做什么？'"

他们的讲述让我感到震惊。他们停止对患者进行镇静并不是因为预感到镇静可能会对患者的治疗效果产生负面影响，而是因为内疚和恐惧。他们曾想过撤除生命维持系统，因为他们认为患者的情况已经失去控制，认知能力已经严重受损。正如库克医生在《新英格兰医学杂志》上发表的那篇论文所显示的那样："撤除生命维持系统"这一惯例最有可能的修改理由是医生对长期认知障碍的猜测。但是，当他们看到患者在这种情况下醒来并康复时，就会吓得他们做出彻底的改变。

"但你们肯定遇到了一些阻力，"我问，"也许来自护士？"我们的一位经验丰富的护士告诉我，她之所以进入重症监护室，正是因为患者在白天和晚上的大部分时间都躺着不动。斯特罗姆医生表示确实如此，起初做出改变很困难，但随着时间的推移，情况发生了变化。几年前，有几名护士来到欧登塞大学医院。她们从一个有深度镇静文化的 ICU 来到这里，为能有机会与患者进行更亲密和更深入的交流而感到高兴。一个人说："哇！我又可以做一名真正的护士了。"

护士们很高兴与患者有了更多的联系，并在对患者的护理中发挥适当的作用表示赞赏。这将是关键！看到在这些患者身上发生的积极变化会不会促使其他人也加入进来？这确实让我心动。我想到了我们在美国没有一对一的护理。世界上大多数重症监护室为每名护士分配两名患者，即所谓的一对二，而有些国家的比例甚至更高。我们必须想办法解决这个问题。

我还是有些不明白，如果无镇静方案在欧登塞大学医院推行得如此顺利，那为什么还需要进行临床试验，又该如何进行呢？托夫特医生插话说："原因在我。显然，停止使用镇静剂的想法是普尔和索伦的，但进行临床试验是我的想法，因为我们需要对此进行科学论证。我们需要证明这一点，否则没有人会相信我们，而我们将只是世界上唯一一家这样做的医疗机构。"

我想起了哈波尼克医生一直教导我的话："如果你不把它写下来，它就没有发生过。"托夫特医生处于一个奇怪的位置，他必须对不使用镇静剂和使用镇静剂的效果进行测试，因此他不得不在试验中增加镇静剂的用量。我问他们第一次告诉别人他们的数据时发生了什么。我知道，当论文发表时，有很多人不相信。我自己也曾是怀疑者之一。我听说斯特罗姆医生在匹兹堡做了一次巡回讲，他在演讲中预告了他要提交给《柳叶刀》的那篇论文的内容。他笑着说："那很糟糕。他们说：'好吧，我们很难理解。这家伙说不使用镇静剂。听起来就像狂野的西部片。'我给他们看了更多的试验结果。虽然他们很有礼貌地看着，但我可以看出他们在想：'这家伙就是个疯子。他真的是个医生吗？'他们说：'这就像一个童话故事，我们不相信。'"

最近，我向一位朋友讲述了我对欧登塞大学医院重症监护室的参访，她说："哇，这听起来就像电影《睡人》（Awakenings）。"在这部根据神经学家奥利弗·萨克斯的同名著作改编的电影中，罗宾·威廉姆斯（Robin Williams）扮演虚构的萨克斯医生，罗伯特·德·尼罗（Robert de Niro）扮演他的"昏睡病"患者伦纳德·洛维（Leonard Lowe）。看着伦纳德，然后是其他患者在经历了几十年与世隔绝的封闭生活后，重新找回生活，这真的很棒。虽然我在丹麦重症监护室的经历与之相比大不相同，但也有惊人的相似之处。这部电影给人一种奇迹仍有可能发生的感觉，我在欧登塞时也曾有过这种感觉。我意识到人与人之间的联系就是一切。一开始，"昏睡病"患者居住的病房被工作人员称为"花园"，因为只需为那里的患者供应食物和水。但到了最后，情况发生了变化，患者被当作真正的人来照顾。在一个关键时刻，威廉姆斯向一群医院的捐赠者发表讲话，"人类的精神比任何药物都要强大，而那是我们需要通过工作、游戏、友谊和家庭来滋养的东西。这些才是最重要的东西。这就是我们所遗忘的最简单的事情"。不仅患者被唤醒，尽管是短暂的，连医生和护士也被"唤醒"。在欧登塞，我经历了自己的觉醒，也许比我周围许多更成熟、更敏感的医生要慢得多。

我一直被科学驱动着去帮助患者，孜孜不倦地设计试验和回答问题，决心在重症监护领域有所作为。最后在欧登塞，我把这一切结合起来：遵循科学，发现人性。最近我读到了作家丽贝卡·索尔尼特（Rebecca Solnit）的一段话:"正如罗伯特·奥本海默(J. Robert Oppenheimer)曾经说过的,科学家也是如此,他们总是活在'神秘的边缘'——未知的边界。但他们把未知的东西转化为已知的东西,像渔民一样把它拖进来,艺术家则把你带进那片黑暗的海洋。"我乐于认为医生要同时做这两方面工作。

从欧登塞回来之后,我有意识地在考虑疾病时只关注整个人。这似乎是理所当然的,而且我甚至认为自己已经在以这种方式对待患者,但实际上我仍然有所保留。这是我有意为之。对于从医学训练期间所学到的东西,我已经向前迈进了一步:让自己对情感和人与人的联系保持警惕。但我仍然只是部分地满足患者的需求。我对患者的境遇感同身受,并尽我最大的努力来救治他们,但我们仍处于不同的世界:患者和医生。我在照顾他们,这意味着处理或管理,而不是把他们放在心上。镇静固化了这种距离。

在我的丹麦之行后的几个月里,我已决定投身其中。我愿意像生物学家和神学家詹姆斯·基南(James F. Keenan)在定义怜悯时所说的那样,"进入他人的混乱之中"。然而,我认为这是一个不完整的定义,因为多年来我一直处在 ICU 的混乱中,却未必为患者提供了有效的帮助和治疗。无论是通过身体上的行动,还是通过精神上的姿态和对话,始终以患者的意愿为指导,我想实现一种更普遍的治疗形式,尤其是在不可能治愈的时候。我知道这需要付出代价。时间、与同事的关系和个人的安宁都是成败的关键。

每天,我确保自己见到患者的第一个动作是与他们进行目光接触,然后是轻轻地触摸他们,以确保他们知道我看到了他们,他们也看到了我。然后,我一个接一个地试图发现每个人的新情况,包括一些与他们的疾病没有直接关系的事情。我努力牢记,每个患者都带着他们自己的生活经历进入重症监护室,他们自己的故事并没有因为他们在我的监护下而停止。这使我与患者建立了正确的关系,从而提升了我的护理理念。我注意到,有时我离开患者的病床时,心中会产生一种牵挂,一种伤感,我明白这来自怜悯。怜悯（mercy）的词根源自拉丁文的 misericordia，表示内心的痛苦或同情（compassion，来自 cum patior，表示我与他人共患难）。这个"与"让我找到了共情，意思是"与之同感"。怜悯可以被理解为行动中的共情。长期以来，我一直相信研究人员和生物伦理学家乔迪·哈尔珀恩（Jodi Halpern）博士关于临床共情的观点。特别是他的教导，即共情不应该是我们护理中的一个额外步骤，而应该是描述我们如何护理的辅助手段。现在，我开始觉得把这种共情付诸实践得心应手。我需要通过努力来实现这一点。我发现，与患者建立联系，向他们敞开自己的心扉，在一天中不需要花费更多的时间，而且我在内心深处感受到的压力告诉我，我正在成为一名医生，成为患者的治疗者，而不仅仅是一个医疗服务的"提供者"。我在那片黑暗的大海上找到了自己的方向。

1994 年 7 月，犹他州的凯斯维尔，乔伊·桑德洛夫（Joy Sundloff）在一次常规的胆囊手术中出现了败血症休克，被直升机紧急送往犹他大学 LDS 医院的 ICU。在那里，护士波莉认出了乔伊，她清楚地知道他们小镇上谁为乔伊修剪了头发和指甲。在接下来的 50 天里，波莉在医院里护理乔伊，在她开始机械通气并陷入昏迷的时候护理她，一有机会就向乔伊的丈夫约翰告知她的情况。当乔伊终于走出 ICU，进入康复病房时，波莉是她的看护护士。当乔伊出院回家时，波莉每天都会去乔伊与约翰还有他们的两个孩子居住的房子看她。

2019 年，我去了犹他州，与波莉、乔伊和约翰见面，询问他们在 ICU 的经历。在乔伊住院的时候，我还不认识他们，我当时还是维克森林大学医学中心的肺病学和重症医学专家。不过大约 8 年前在盐湖城我就认识了波莉，当时我正在想办法让我的患者站起来，离开床，并推广我在这方面的经验。她是这方面的创新者之一。在我们第一次见面时，她告诉我，当她在 2004 年翻开《美国医学会杂志》，看到我的关于谵妄死亡率的论文时，她哭了。听到这个消息对我来说意义重大，因为我知道自己为这项研究不知经历了多少个不眠之夜。波莉说："我们会有数据支持乔伊的遭遇。"

乔伊和约翰邀请我和波莉一起到家里做客，我们享用了他们亲手做的可口早餐：香肠和鸡蛋砂锅，一摞渗着糖浆的华夫饼，还有一盘水果沙拉。虽然乔伊在 ICU 住院已是几十年前的事了，但这段经历仍然在影响他们，把他们紧紧地绑在一起。多年前，当波莉来乔伊家看望她时，那是波莉第一次看到 ICU 之外的患者。她被自己所看到的一切震惊了。乔伊无法下床，因为她的肌肉已经萎缩。在床上瘫痪了 50 天就会这样。她的肌肉萎缩起初并不明显，因为她被输注了大量的药，以维持她的血压和心脏的运转。后来她出现了明显的肌肉萎缩，即使在有人帮助的情况下，乔伊也要花 4 小时才能洗完澡。约翰已经辞去工作来照顾她。下楼这个她每天只进行一次的活动，却需要当地教会社区志愿者的帮助。与她的孩子们一起玩耍是不可能的，而做头发和指甲也是她想都不敢想的事。她几乎无法将一个句子串起来。她要说的词就在她的脑海中滚动，但她无法迅速抓住它们，并使它们变得有意义。她想回到社区青年小组的协调工作中去，但她不知道从哪里开始，乔伊的生活被毁了。她患有 ICU 后综合征，尽管她不知道。当时她 36 岁。

波莉的惊讶和愤怒让她找到了她的上司特里·克莱默（Terry Clemmer）医生，一位受过传统医学训练的生理学家和肺病学家。她形容他是那种会整夜陪在患者身边，看着机器，试图找出下一步该怎么做才能拯救患者生命的医生。在她说这句话的时候，我回想我自己早期照顾患者的方式，我的眼睛盯着显示器，我当时关注的是患者的肺部。而在此期间，患者在我不知情的情况下受到了伤害。患者回家后过着破碎的生活，而我对此一无所知。

"我看到了乔伊的遭遇，"波莉说，"这改变了一切。我知道这是我们造成的。我对特瑞说：'我要修复这个过程。我们要改变一切。'他说：'好吧，你把相关研究文献拿给我。'于是我给他拿来一沓一英尺高的文件，说：'给你。但里面没有任何东西可以支持我们要做的事情。'"波莉停顿了一下，喝了一口橙汁，"没有关于谵妄的文献，没有关于不用镇静剂的文献，没有关于早期活动的文献，没有关于任何东西的文献。"

即使是现在，她说话时眼睛里也冒着火。她告诉特里，如果我们的患者很强壮，如果我们让他们开始早期活动，他们会更快地脱离呼吸机。但特里却说，活动与让患者能否拔管没有关系。

我很清楚特里在想什么。我们当时都有同样的想法：我们正在努力修复肺部，而活动怎么可能对此有帮助？

我们应该和波莉一样，认为肺部被肋骨肌肉和横膈膜所包围，需要锻炼，如果没有锻炼，特别是如果患者处于昏迷状态，他们会变得虚弱。

波莉在特里面前晃了晃她的手指说："'你绝对错了，特里·克莱默！'我的手指就像这样摇晃着。我当时很生气。"波莉笑了起来，"后来特里来找我说：'好吧，你想怎么做？'"

她彻底改变了她所在的 ICU 的护理方式，引进了物理治疗师来提高患者的肌肉力量，并教护士如何让患者更早下床。这为她所负责的患者带来了显著的变化。但波莉想要的不仅仅是早期活动方面的创新。她的思维方式使她能够看到患者的想法。她在年轻的时候就决定成为一名护士，她的同情心和爱心足以促使她采取行动。

在乔伊的故事中，最让我印象深刻的一点是，镇静和缺乏活动无意中造成的伤害，二者以看似微小的方式对她造成了重大影响。

乔伊因严重的肌肉损伤而卧床不起，一天晚上她鼓起勇气将手臂抬高到足以够到她床边的呼叫器并按下它。但是当护士回复并询问需要什么时，她却因口中的气管插管而无法回答，以致每次护士都无法理解她的不适。

当时一想到她一个人无助地躺在那里，我就感到心痛。那是 25 年前的事了，如今，重症医学已取得了长足的进步。

我在欧登塞大学医院的 ICU 访问期间，令我印象最深刻的是：一位重症患者在她的物理治疗师的陪护下在病房中散步，呼吸机就像一只忠实的小狗紧随其后。这是科学技术与人类需求完美结合的产物。虽然我们的 ICU 也这样做了，但从来没有启用得这么早。我们总是等到患者停用呼吸机之后才考虑让他们下床活动。我开始意识到欧登塞大学医院是如此不同，因为这些我见所未见的操作在这里完全是常规操作，而这就是重症医学的终极目标。在我看来，物理治疗师是更易于让患者实现早期活动的群体之一，因为他们接受过生物力学方面的专门培训，从而能够在早期活动和运动康复之间建立更完美的联系。

在丹麦之行后，我参加了在休斯敦举行的一次会议，并注意到日程中有关于 ICU 早期康复的演讲。休斯敦卫理公会医院的物理治疗师和董事会认证的心血管和肺部临床专家克里斯蒂安·克里斯·佩尔梅（Christiane Chris Perme）做了精彩的演讲。我挤进一间满是听众的大厅，站在人群的后排，听克里斯充满自信和魅力地讲述她在机械通气患者治疗过程中与医护团队合作方面的丰富经验。她谈到了 ICU 患者如此接近死亡，并且经常连接许多管线和机器，因而物理治疗的实施极具挑战性。她阐述了她的实施方案，让我看到其可行性，而且规模比欧登塞大学医院更大。针对 ICU 患者进行有指导的运动和步行计划，她列出了一长串可能的积极结果：更好的心肺和神经肌肉功能、更大的自主性、更稳定积极的情绪、更早脱离呼吸机、更短的住院时间和更少的费用，还有护士、患者、医生、治疗师和家庭成员的更高满意度。她提到的最后一点令我非常有感触。这正是斯特罗姆医生曾对他们的护士讲过的。虽然让患者清醒和活动意味着付出更多的努力，但与患者的亲密互动和个人满意度可能会让一切变得不同。

多年以后，克里斯和我成了好朋友，最近我邀请她到范德堡大学医学中心为我们的 ICU 团队做讲座。我问她为什么选择成为一名物理治疗师。克里斯的职业生涯启蒙源于她在巴西圣保罗小镇里贝朗普雷图的高中生活。那时她还叫克里斯蒂安·德·索萨·斯特拉比，她说："那时我 16 岁，坐在学校的体育馆里，一位女士上台告诉我们她的工作是帮助人们重新走路。我从那时就开始梦想让更多的人能够重新站起来。"克里斯回到家，告诉母亲她要成为一名理疗师。那时，理疗师这个职业就在向她招手。后来，她在坎皮纳斯的宗座天主教大学获得了理疗学学位，但为了进一步追求自己的梦想，她决定来美国。1985 年，她和未婚夫达里奥一起拿到了美国签证，并登上了一艘破旧的货船。货船出海后不久无线电就坏了，这让他们失去了与外界的所有联系。在经历了三周的暴风雨和艰难航行之后，他们终于到达了新奥尔良。

当时正是我大学的最后一个学期，我就住在距离克里斯几个街区之外的公寓里，正准备攻读医学院。我不禁感叹这个世界可真小！最终，克里斯所接受的训练让她进入重症医学领域，并来到了休斯敦，在那里，胸科医生豪尔赫·马里奥·冈萨雷斯（Jorge Mario Gonzalez）要求她让机械通气患者下床走路。当时克里斯吓坏了。她对医生说："但他们连着那台机器，没法移动。"我点了点头。令我惊讶的是，冈萨雷斯医生早在 1994 年就已经提出了这样的建议。"但当时没有任何关于这个理念的文章。"克里斯补充道。

一开始，克里斯很犹豫，她害怕这样做会对患者造成伤害。然后有一天，她注意到要将一名患者从 ICU 送到放射科进行扫描。"他们带来了一个轻便的、箱式的东西给患者接上，我问这是什么。他们告诉我：'是一台汉密尔顿便携式呼吸机。'而当时我们在 ICU 使用的呼吸机很大，有一辆推车那么大。"

　　第二次，冈萨雷斯医生向她表示想让患者下床行走时，克里斯提到了呼吸科使用汉密尔顿便携式呼吸机的事儿。随即，冈萨雷斯拿起电话，给呼吸科主任打电话："克里斯说你们那里有一台呼吸机，就是那个蓝色的小盒子。我要用那台呼吸机，5分钟后送到我这里。"呼吸机被送过来后，冈萨雷斯说："现在你把它连接在患者身上，让他们起来走路。"医生就在她身边，克里斯把患者从床上扶起来，慢慢地摆动着患者的腿，然后把患者的脚放在她自己的脚上。我完全可以想象她描述的场景。这样的场景我之前已见过许多次了，那是初步的试探性步骤。当患者可以做到这一点时，他们眼中的光芒久久没有退去。他们正在走路，即便病情危重，需要依靠呼吸机，但无论是表面还是深层意义上这仍是一个巨大的进步。

　　一开始，克里斯仍然担心她的患者会摔倒受伤，甚至可能有生命危险，毕竟他们病得很重。她承认："很多时候我会去洗手间哭、哭，还是哭。我太紧张了。"但直到有一天，一位名叫特蕾莎·埃尔南德斯（Teresa Hernandez）的老年患者因严重肺炎入院，并需要机械通气。在住院之前，特蕾莎独自住在子女给的房子里，过着独立的生活。尽管几年前脊髓灰质炎使她的右腿瘫痪，但她仍然保持着活力，使用腿支架行走和爬楼梯。连接呼吸机后，特蕾莎的身体越来越虚弱，似乎不可能再有足够的力气靠自己呼吸。她回家的可能性几乎为零。冈萨雷斯医生看着克里斯说："如果你不让她走路，她会死。但如果你让她站起来，她就会活下来。道理就这么简单。"

　　克里斯决心让特蕾莎动起来，恢复她的肌肉力量，帮助她脱离呼吸机，这样她就可以重新回到自己家里。日复一日，克里斯帮助特蕾莎恢复了体力，直到她最终脱离呼吸机，离开重症监护室回到家中，拄着拐杖走路。克里斯找到了她作为重症物理治疗师的使命：倡导重症患者早期行走和活动，并撰写论文进一步传播这一理念，坚定不移！

波莉和克里斯的故事令人着迷。她们都被激励着去做对患者有利的事情，因为他们看到了重症监护治疗对患者回归生活后的影响。知道患者出院后可能会回到自己家里而不是去疗养院，至少不会死在医院里，这是一个强大的动力。我再次意识到，我们需要改变 ICU 里定义成功的方式。我们需要倾听患者有何需求并帮助他们实现。

重读斯坦贝克于 1952 年首次出版的《伊甸之东》时，我惊讶地发现 ICU 后综合征对身体影响的准确描述："当我从肺炎中康复时，我需要重新学习走路，此时我已卧床 9 周，肌肉变得松弛，我甚至懒于恢复。当我被扶起来时，每一根神经都在哭泣，而身体一侧连接胸膜腔用来排出脓液的伤口令我感到疼痛难忍。我倒在床上，哭着说：'我做不到，我起不来了！'"斯坦贝克用短短几句话描述了重病后患者身体其他机能的损伤程度、痛苦的情绪，以及他们对于修复过程的抗拒。

我想知道一个患者连续几天躺在床上一动不动后，他的身体到底发生了什么。我已经看到了这种疾病的消耗对患者生命的影响，但它在体内是什么样子的呢？一个偶然的机会，我读到了英国医生理查德·格里菲斯关于重症监护中肌肉萎缩的一篇经典论文。他健谈，开朗而博学。格里菲斯医生指出，重症患者和瘫痪患者的骨骼肌被身体当作蛋白质来对抗疾病，就像耐力型运动员在身体热量耗尽后会燃烧肌肉和脂肪一样。然而，在这种情况下，肌肉的损失是极其严重的。他指出虽然这种消耗可以在一定程度上通过鼻饲营养液来缓解，但燃烧过程仍在继续。只有当患者再次活动后，身体才会开始增肌。

他的研究证明，在 ICU 中，每天不活动的患者，需要两周或更长时间的活动来重建肌肉。令我惊讶的是，我竟然不知道这一点，我们重症监护领域中几乎没有人知道这一点。为了安全起见，我们让患者卧床的时间太久。在其他医学领域也有类似的做法，也都产生了负面结果：从疗养院治疗肺结核的患者，到下肢有血栓的患者，以及分娩后的患者。我感到前所未有的沮丧。这似乎是一个长期存在的问题，而我们治疗产生的后续影响只有在患者离开我们的病房之后很长时间才能被发现。

几个月前，我与格里菲斯医生再次取得了联系。他在伦敦北部长大，父亲掌管运输租船学会，母亲是一名生物老师。他一年中的部分时间住在法国普罗旺斯。格里菲斯医生的职业生涯颇为辉煌，他在利物浦医院的重症监护室工作直到退休，那里是英格兰最早设立的 ICU 之一。我让他谈谈他所接受的教育。他说："我从小就酷爱研究动植物。1971 年考入伦敦大学攻读医学，第三年就拿到了肌肉生理学的学位，后来有幸与两位诺贝尔奖得主伯纳德·卡茨（Bernard Katz）和安德鲁·赫胥黎（Andrew Huxley）爵士一起工作。"赫胥黎因发现神经细胞信号传导的钠离子机制而获得诺贝尔奖，之后又提出了肌肉的滑丝假说，这是对肌肉如何收缩的一种解释，一直是现代理解肌肉生理学的基础。因此，格里菲斯医生的成就主要源于他对神经肌肉系统的认识。

"我的研究主要涉及神经交汇、神经之间相互交流的方式、肌肉何时收缩以及收缩多长时间。"格里菲斯医生说得极快，双手上下飞舞。我对和他的交谈记忆犹新，他的思维总是遥遥领先，我在后面努力追赶。

在接下来的 10 年里，他的工作经历复杂多变，先是成了一名儿科医生，接下来又转战新生儿科。1985 年，他偶然获得了一个对肌肉进行活检研究的职位，被惠斯顿医院的埃里克·舍伍德·琼斯（Eric Sherwood Jones）医生所在的 ICU 聘为顾问，在此之前他从未涉足 ICU，而舍伍德是英国重症监护医学的先驱。格里菲斯医生笑了："他们对我说：'你知道很多我们不知道的医学知识。我们可以教你所有我们所知道的关于成年患者重症护理的知识。'"

他在那里工作期间，从未见过患者连接呼吸机、长时间处于肌松和镇静状态。他对这种积极治疗疾病的方法感到震惊。当格里菲斯医生谈到这些时，我可以想象如果他看到满病房昏迷的患者将会是何等惊讶。

当时的人们系安全带的意识相当淡薄，许多人发生车祸后撞到方向盘而导致肋骨断裂和肺部损伤，因此被送到惠斯顿医院。患者需要机械通气7～10天。针对这部分患者，格里菲斯医生有个想法：

> 这些患者是因为连枷胸进来的，但他们的腿并没有受伤。他们需要卧床7天，这时我们可以让一条腿通过辅助运动活动起来，每天几小时，而另一条腿处于制动状态。

通过这种方式，他进行了一项干预性研究，以了解固定不动以及被动运动对肌肉的影响。当他们进行肌肉活检时，他们发现固定的腿有严重的肌肉萎缩，而被动拉伸的腿蛋白质的损失较少，继而避免了肌肉纤维的过度消耗。"所以我告诉他们，"格里菲斯医生说，"我们不能让这些人不动。这会导致他们患上一种新的疾病！"他补充道，"起初肌肉流失是不可见的，因为虚弱的肌肉仍然被液体肿胀所掩盖，可能需要几周时间消瘦才会变得明显。"

我想起约翰曾说，在乔伊入住 ICU 后，她的腿肿得很厉害。根据格里菲斯医生的说法，水肿可能需要数周的时间才能消散，那时才能测量肌肉的流失量。那时当患者照镜子时，他们常常认不出自己。同样，如果 ICU 团队在患者出院后没有继续追踪他们的状态，就意味着一场即将隐藏数十年的灾难。

难怪乔伊被固定在 ICU 的病床上进行机械通气 50 天后无法独立行走。抑或，多亏了物理治疗，特蕾莎·埃尔南德斯能够走出医院，恢复独立生活。

格里菲斯的研究为波莉和克里斯关于 ICU 患者早期活动的重要性的研究提供了科学依据。

当我看到欧登塞大学医院的患者们在他们患病的早期就保持清醒并随意活动时，我一直在想，对于他们来说，重新看到自己像正常人一样该有多好。这对他们的精神有益。然而，从格里菲斯医生这里，我了解到这些举措对他们的身体健康、力量和活动能力恢复都至关重要，它们将转化为患者离开 ICU 后重新回归正常生活的能力。人类的行为很奇怪，尽管我知道这些先驱做了大量关于早期活动的工作，拜访了盐湖城的波莉，也听了施韦克特亲口讲述关于机械通气患者下床活动的里程碑式研究，直到我去了丹麦，亲眼见证了这个"童话故事"，我才意识到他们的发现是何等重要。只有这样，我才准备好接受挑战，并尝试追随他们的脚步。

在我即将离开欧登塞大学医院的 ICU 时，斯特罗姆医生透过一扇大窗户瞥了一眼红色的屋顶，转过头对我说，安徒生害怕被活埋，因此每当他上床睡觉时，身边总会放着一张便条，上面写着：

> 我没死，只是在睡觉。

说完后，斯特罗姆医生和我相视一笑。后来，在我陆续拜访许多不同国家的重症监护室时，我想，患者床头如果挂一个"我没死，只是打了镇静剂"的牌子，可能会带来很多益处。

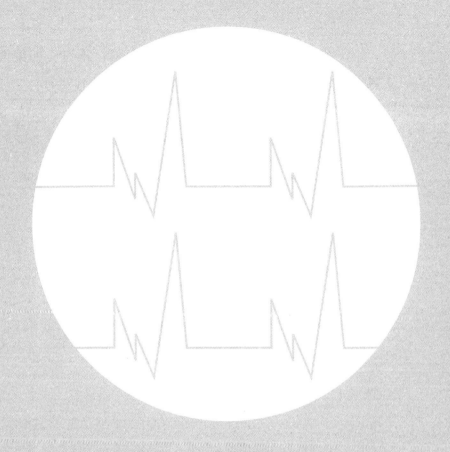

EVERY DEEP-DRAWN BREATH

第 10 章

努力让被救治的危重患者活得有质量

重症的成功不能仅仅通过生存率的统计
数据来衡量，应该将是否保持或恢复患者的
生活质量纳入衡量标准。

一个人仅靠自己能做的事非常有限。不过，如果他能鼓励其他十个人一起做事，他就能做成很多事。

——威尔伯·莱特（Wilbur Wright）[1]
给奥克塔夫·陈纳（Octave Chanute）的信（1900 年 5 月 13 日）

过 1/3 重症幸存者罹患痴呆症

罗伯·哈默（Rob Harmer）在加拿大安大略省富拉顿一个小村庄的农场里长大，少年时代的他痴迷于玩越野摩托和拆解化油器。他的父母支持他从事体力工作，也鼓励他努力学习。虽然想上学很容易，但直到当地农具店的一位师傅注意到他的聪明才智，敦促他继续自己的学业，他才回去上学，并将他对发动机及其运转方式的直觉性理解转化为对机械工程的研究。毕业后，他就职于一家炼油厂，担任研发部总监。不过，罗伯仍然爱冒险，时常参加赛车和摩托车比赛。遇到护士邦妮·麦凯（Bonnie Mckay）时，他正计划去澳大利亚跳伞和潜水。邦妮被罗伯活泼的天性和帅气的外表所吸引，带着他参加了自己姐姐的婚礼。

两人第一次约会就擦出了火花，结识两年后，他们于 1994 年结婚了，

---

① "莱特兄弟"中的哥哥。——编者注

并很快有了他们的孩子兰斯和凯莉。罗伯彼时已成为化工行业的知名高管，而邦妮则从事护理方面的教学工作。罗伯热衷于解决问题和寻找解决方案，并获得多项发明专利，其中一项与太阳能电池板技术有关。他会抽出时间陪伴家人，在庭院里与孩子们嬉戏，给兰斯的冰球队当教练，坐在地上辅导凯莉做数学作业。

2005 年的一天，罗伯的肘部受了伤，两天后变得红肿，并开始发高烧。邦妮坚持将他带去当地的医院。医生怀疑是蜂窝织炎，一种细菌性皮肤感染，并惊讶于症状在全身扩散之迅速。几小时后，他的手臂被感染到几乎需要截肢的地步。突然间，罗伯陷入与死神的搏斗中。年仅 43 岁的他被救护车送往底特律的亨利·福特医院，在那里他被诊断出患有败血症和中毒性休克综合征，这是一种罕见的皮肤和软组织感染，称作坏死性筋膜炎，俗称食肉病。ICU 团队采取了非常规措施来挽救罗伯的生命和他的手臂，对他的伤口进行了多次手术清创，以去除被感染破坏的坏死组织。虽然他接受机械通气的时间长达 3 周，但因为他的身体对治疗反应良好，最终得以康复。那时他饱受谵妄的折磨，以为自己被关在战俘营中，到处都是血，甚至以为邦妮正在谋害他。但是，正如护士们所说，很幸运他活了下来，当他回家时，他已经准备好从他离开的地方重新开始被中断的生活。凯莉在罗伯生病的时候为他做了一张鸭子贴纸，他小心翼翼地把它从肘部的石膏上取下来，装进了钱包里，借以纪念自己在医院里度过的时光。

一个寒冷的早春清晨，我收到了范德堡大学的认知神经学家莉兰妮·阿科斯塔（Lealani Acosta）医生的一封电子邮件："埃利医生，我获准向您咨询一位新患者罗伯·哈默的情况，对于他的病情我毫无头绪。他是一位 52 岁的工程师，他和他的妻子邦妮开车来我这里进行全面痴呆评估。他们表示他在 9 年前，也就是 2005 年，在 ICU 住院期间他经历了长时间的谵妄。他说，从那以后，他就如同跌入了'人间地狱'。既往的磁共振成像没有提示中风。他还没有到患痴呆的年纪，没有并发症，实验室检查也正常，我无法对他在神经认知测试中的表现做出解释。测试结果和他的基础状态极不相符，无法解释其目前状态。他有没有可能在 ICU 住院期间患上类似痴呆一类的疾病？"

当我读这封邮件时，我的胃因不适而阵阵抽搐。这种情况不正常且令人不安，但我认为她向我提出的问题的答案是肯定的。我回复说，我对他在 ICU 住院期间的细节有疑问，因而建议下周见面，因为面对面沟通优于通过电子邮件交流，可以获得更多的信息、更多的细节。阿科斯塔博士向我承诺，她会在我们见面之前了解更多信息。在接下来的几天里，我的思绪经常回到这封电子邮件。虽然我收到过来自其他苦恼的患者和患者家属的信，他们为出院后的模糊思维或持续的噩梦而感到忧虑，但收到研究痴呆的专家来信还是第一次。她显然对她在患者身上看到的状况感到困惑。我自己也曾多次有过这种感觉。

就在一年前，我们明确证实，一个没有脑部疾病的人也可能会患上痴呆。多年来，我们都知道重症监护可能会导致某种程度的认知障碍，并怀疑会有更糟糕的情况发生。最后，我们由美国国家卫生研究所赞助的大脑 -ICU（BRAIN-ICU）研究证明了这一点。研究表明，在重症监护期间，超过 1/3 的患者会患上痴呆，看起来很像阿尔茨海默病和创伤性脑损伤（TBI）。这种病扰乱了他们的日常生活并持续至少一年。根据这项研究，患者在 ICU 中经历谵妄的时间越长，他们患痴呆的可能性就越大。虽然这些发现本身令人震惊，但令我尤其感到不安的是 30 岁、40 岁和 50 岁患者的数据。例如理查德和萨拉等人被迫提前退休。

我一直无法忘记萨拉从重症监护室出院后的大脑的影像，萎缩得像刚移除石膏的干瘪的二头肌。一个 50 岁出头的女人，大脑功能跟一个 85 岁患痴呆的老人一样。这段记忆启发我与来自杨百翰大学的同事杰克逊博士和神经科学家拉蒙娜·霍普金斯（Ramona Hopkins）博士一起建立了大脑 -ICU

的子研究。这个名为"幻觉"（VISIONS）的神经成像程序使我们能够获得和分析 ICU 重症康复者的脑部磁共振检查结果。我们请来了我的一名学生，年轻的意大利老年病学家亚历山德罗·莫兰迪（Alessandro Morandi），他全身心地投入这个项目中。作为一名音乐爱好者，他在斯特拉迪瓦里（Antonio Stradivari）[①] 的故乡克雷莫纳 [②] 长大，用带着浓重口音的英语敦促团队："如果小提琴走调，我们必须找出原因！"后来，当我查看 ICU 重症康复者的扫描结果时，结果令人不寒而栗。大脑功能障碍的表现非常明显，因为他们表现出与萨拉相同的脑萎缩，ICU 重症康复者的极端认知障碍和记忆力减退表现为海马和额叶皮层的萎缩，这些大脑区域担负着记忆和执行能力的神经心理学任务。

难怪这些 ICU 重症康复者无法弄清楚他们多年来一直使用的电视遥控器，或者会忘记他们已经服过药了。我们一次又一次地看到这一点。我的一位患者因为不记得自己把车停在哪里，而被累计罚款超过 1 000 美元。另一位患者差点儿失去他的房子，因为他忘记支付他的按揭贷款。数据显示，患者的谵妄越严重，海马和额叶皮层的萎缩越明显。我推测罗伯的大脑磁共振成像看起来也会是这样。

一周后，我坐在办公室里，电话铃响了，是阿科斯塔医生。"我们不需要见面了。我刚收到邦妮的回信。"阿科斯塔医生哭着说，"哈默先生自杀了。"一切都结束了。我坐在椅子上。她一直在说话，但我几乎一个字都没有听进去，那只是掠过我耳边的声响。痴呆、恢复、枪……我不知道该说什么！

我茫然地离开办公室，跌跌撞撞地走进电梯，走出大楼，暴露在初春的

---

① 斯特拉迪瓦里，意大利提琴制作师。——译者注
② 意大利北部城市。——译者注

阳光下。周围的树木绽放着粉红色和紫色的花朵，我目之所及，皆是喜悦，而罗伯的生命已经逝去。作为一名内科医生，一名丈夫和父亲，他的去世彻底震撼了我。我为这场疾病对他的深重影响感到悲伤，它偷走了希望。前一分钟他还在和孩子们嬉戏，后一分钟又在为自己无法设想未来而忧虑。我曾看到 ICU 重症康复者们的挣扎，试图找到一种新的生活方式，但自杀？我摇摇头。我无法想象他走上那条路时内心的痛苦。

我茫然地走着，思绪被阿科斯塔医生在了解了罗伯的症状后的困惑拉扯着，我开始思考其他患有痴呆和阿尔茨海默病的患者。他们中有多少人的医生从未将 ICU 治疗与随后的认知下降联系在一起？他们中又有多少人陷入了狂乱思维的迷雾中，同时也陷入了医生对 ICU 后综合征缺乏了解的困境？我以前的患者中又有多少人会在世界的某个角落独自面对这种情况？

当时我还不知道，邦妮是一位拥有双硕士学位和教育学博士学位的护士。她在病房里见过患者陷入谵妄，但更重要的是，她和丈夫住在一起。自从离开亨利·福特医院以来，她一直在思考他在 ICU 的多日谵妄与他的心理健康问题和认知障碍问题之间的联系。最终，她的求知欲使她与范德堡大学的阿科斯塔医生取得了联系。

我联系了邦妮并进行了一番交谈，她渴望传播有关 ICU 后综合征的信息，以防止更多的人经历罗伯所经历的恐怖，这打动了我。在她的护理学院，她热情地教学生关于谵妄和 ICU 后综合征的知识，并指导新护士如何在床边使用 CAM-ICU。当她告诉我罗伯的病史和治疗经过时，我点点头，感觉似曾相识。他接受了深度镇静和苯二氮䓬类药物的治疗，配合抗精神病药物来治疗他的谵妄。在 2005 我也会做同样的事情。如果救了他的命，把他送回到他的家人身边，我会松一口气。然后，我可能不会再对他有过多的惦念，进而将注意力转向病床上的下一位患者。邦妮透露，从 ICU 出院后，罗伯患有创伤后应激障碍和焦虑症，表现为偏执、频繁噩梦、闪回 ① 和失眠。他还患上了严重的抑郁症。精神科医生和其他医生开了许多药物，并配合二指疗法（eye movement desensitization and reprocessing，EMDR）等其他疗法、生物反馈和咨询，但没有任何助益。

随着时间的流逝，邦妮开始注意到罗伯认知能力的下降。她的丈夫曾经是数学奇才和发明家，现在计算 5 乘以 13 这样的简单乘法题都很吃力，更别提为凯莉辅导代数了。邦妮回忆起他对重新组装科尔维特车的热爱。他已经进行了车架修复，这意味着把车完全拆开，再重新组装。"他根本记不起如何把车重新组装起来了。"她说，忧伤地对这段记忆摇了摇头。我的脑海里映射出一个清晰的场景：汽车零件散落各处，一个令人沮丧的拼图，一个反映罗伯生活的拼图，他再也无法把这些零件重新拼装好。

在进行了广泛的神经认知测试后，哈默夫妇被告知他们可能已经知道的情况：罗伯已彻底残疾。他的心理活动处理速度极慢，无法执行工作中那些他曾引以为傲的任务。我意识到罗伯的问题类似于慢性创伤性脑病（chronic traumatic encephalopathy，CTE），这是一种痴呆，会在许多 40 岁出头的退役职业橄榄球运动员身上出现。

罗伯最终休了两年假，以获得他需要的医疗支持。在假期即将结束、罗伯准备重返工作岗位时，他倍感兴奋。邦妮的声音提高了："他从完全绝望到再次找到希望。"她回忆起全家去芝加哥购买工作服的那一天。穿过百货公司，罗伯走神了，这在当时很常见，他决定买一个他们不需要的 5 米长的不锈钢台面。邦妮想起了她的困惑。罗伯买了捆扎带，然后吃力地想用它把不锈钢台面绑在车顶上。"他是一个在农场长大的人，一名机械工程师，却不知道如何使用捆扎带。"她停顿了一下，然后接着说，"这让他很恼火。"

---

① 经常处于惊恐和痛苦之中不可自拔，好像创伤事件就发生在刚才。——译者注

我猜这样的事情发生过很多次。我不确定台面是否和他们一起到了家，这不是故事的重点，但我可以想象，它在停车场被从车上卸下并丢弃。因为这只是再一次提醒他们：生活已经扭曲变形。

在与阿科斯塔医生会面后，邦妮说他们觉得情况有改善的空间。至少应该做个脑部 CT 扫描，来了解罗伯的大脑发生了什么。这是一种验证。检查完他们回家了，打算带凯莉和兰斯一起过母亲节。当他们驶入家门前的车道时，他们看到前廊堆满了箱子。"他的同事清空了他的办公室，把他所有的东西都送回了家，并告知他已被解雇了，"邦妮回忆道，"当得知工厂拒绝再接纳他时，罗伯崩溃了。"

我能看到她眼中的悲伤。第二天就是罗伯在世的最后一天。

虽然我极力避免做出假设，但在与邦妮交谈时，脑海中还是不自觉地呈现出那幅画面。从对那些寻求医生协助自杀和安乐死的人的广泛研究中了解到：

> 大多数因疾病而寻短见的人并不是在寻求减轻痛苦或身体疼痛的方法。相反，主要原因是存在本身就是一种痛苦。自杀是复杂的，在表面原因和结束生命的决定之间并不总是存在因果关系，但在罗伯的案例中，似乎可以在他充满谵妄的 ICU 住院经历与他发展为进行性痴呆和抑郁症之间画一条直线。他曾告诉邦妮："我与人的联系正在消失。"

我看了邦妮带来的罗伯的照片。他面对镜头咧嘴笑着，眼睛睁得大大的，岁月静好。在罗马的特莱维喷泉前他与妻子亲吻，穿着一件印有"生活美好"字样的 T 恤。在那些箱子不经通知被送到他们家门口的那一刻，他对自己的未来也许突然绝望了。

事情本不该发展到这一步的。

重新定义重症的成功

罗伯死后，我试图从我们开始为其他患者带来改变的知识中寻找一些安慰。我们花了 15 年的时间来收集数据，这些数据证明：旧的重症治疗方法（包括深度镇静和维持不动）对患者大脑和身体造成了伤害。随着发表在高影响因子期刊上的论文的出现，这些观点正在逐步被认可。虽然将罗伯的痴呆简单地归咎于任何一种原因都是不科学的，但最有可能的诱发因素是他接受的大量苯二氮䓬类药物治疗，以及他因败血症住院期间所遭受的长时间谵妄。从那时起，我们了解到，苯二氮䓬类是谵妄发生的强有力的预测因子，而谵妄又是 ICU 后痴呆的最强预测因子。到 2014 年，罗伯去世的那一年，在 25 年中进行的涉及超过 3 000 名 ICU 患者的 27 项研究中，没有一项研究证实苯二氮䓬类药物优于与之比较的任何药物，但该类药物却是重症监护中最常用的镇静剂。遵循科学，我们开始走一条不同的道路，当付诸实践时，这条道路已经开始改变重症患者的生活。像我这样的医生以及医疗保健领域中的许多医生都在积极预防或减轻 ICU 住院期间对患者大脑和身体所造成的损伤，还有一些人关注的则是为患者提供出院后的支持。我们有能力防止患者如跌入"人间地狱"般的痛苦经历再次发生。

然而，就在我得知他去世的几天后，我读到了欧洲一位受人尊敬的护士彼得·尼达尔（Peter Nydahl）博士的一篇论文。该论文显示，在德国的 116 个重症监护室，尽管有明确的证据表明早期活动有助于加快患者康复，但只有 0.2% 的机械通气患者被动行走，那里根本没有采用新方法。我感到一阵愤怒。如果在像德国这样技术和医学均走在世界前列的国家都是如此，那么在世界上的其他地区还有什么指望？尼达尔博士对研究显示的结果感到震惊。这种震惊不仅来自纸上的数字，而是他的发现对所有这些受到影响的患者来说未来的生活意味着什么。"这就像站在黑暗中，打开一盏灯，第一次看到房间里的东西，"他告诉我，"我们有很多工作要做！"

自从我在慈善医院护理萨拉·波利奇的第一天起，我就对重症医学产生了浓厚的兴趣。自从成为一名实习医生以来，我的每一天都以拯救生命为目标，我的每一个行动都是为了更接近这个目标。当患者因器官急速衰竭而被紧急送入 ICU 时，我们快速干预。正如我们所说的那样，我们"为他们装上线（用以监测）和管子（用以实施治疗）"，并开始为他们提供生命维持。

如果患者的病情进一步恶化，我们会引入越来越多的干预措施：多条线、导管和透析机。当患者不再处于危急状态时，我们开始撤去为患者连接的所有设备，但这时可能距离患者入住 ICU 已经数天甚至数周。我们已经挽救了患者的生命，需要开始考虑下一步该如何做。

这是系统做法。直到后来，当我开始了解所有这些干预措施对患者的生活造成的影响时，我认为重症治疗应该分为两个阶段。如果第一阶段是插管和放置中心静脉导管等一系列挽救生命的措施，那么第二阶段就是改善患者生活质量的护理。有了新的方法，我们开始将第二阶段思维转移到第一阶段。患者一进入重症监护室，我们就知道要考虑的不仅仅是让他们活下来，更需要关注他们长期的身心健康。对我来说，这意味着在 ICU 的第二天太阳升起时，当患者情况稳定后，我就应该考虑取消或减少我们前期的干预措施。如果根据每位患者的情况确定它是安全可行的，我们的医护团队将移除或减少化学和物理限制、制动和隔离等措施。这样做的目的是解放患者。正如英国医学伦理学家戈登·邓斯坦（Gordon Dunstan）所说："重症治疗的成功不能仅仅通过生存率的统计数据来衡量，而应该将是否保持或恢复患者的生活质量作为衡量标准。"

在实践中，我知道很难完善这种标准。直到 2014 年，我们开始取得长足进步。在范德堡大学医学中心，我们的 ICU 得以重新设计，这项巨大的工程由 ICU 主任阿特·惠勒（Art Wheeler）医生牵头。病房变得宽敞、实用且光线充足。150 间升级后的病房中，每一间都设有一个供患者亲友休息的舒适区；浴室足够大，配有步入式淋浴间，以便患者一拔管就可以在有辅助的情况下使用；病房采用镶木地板，墙上挂着画；还配备了播放音乐甚至区分语种的床位，如果患者说老挝语或任何其他语言，我们会有一名翻译随叫随到——这是我强烈建议的。我们邀请患者家属带来个人物品，如照片、毯子、书籍和自制海报，让患者对病房感觉更加熟悉。这样的布置对每个人来说都更加友好，与之前冷漠而疏远的无菌病房相去甚远。

惠勒医生和 ICU 的另一位主任托德·赖斯（Todd Rice）医生是这项活动的早期支持者，他们深受我们整个重症监护团队的尊重，他们的领导也为新方法的推行定下了基调。

物理治疗师埃琳娜·斯基罗（Elena Schiro）的加入令人激动。众所周知，说服重症患者下床并不总是那么简单，但她做到了。减轻患者的担忧，并为他们加油打气，我经常看到她和一名护士带着患者走到大厅的尽头又折返回来，后面跟着一台呼吸机，这样的场景曾让在欧登塞大学医院 ICU 参访的我深受鼓舞。埃琳娜需要我们的作业治疗师布列塔尼·沃克（Britany Work）协作，后者的职责是帮助患者提高日常生活技能，她会花时间与患者交谈，和他们玩井字游戏或猜字游戏，让他们的大脑活动起来。有时我会听到她与患者的谈话："兰开斯特先生，您告诉我您喜欢钓鱼……钓鳟鱼。您能写下下次外出钓鱼所需物品的清单吗？……诱饵，是的……蚯蚓，很好。"兰开斯特先生一脸认真地在笔记本上写字，专心致志地写完，然后目光落在她的脸上，而她则在翻看他的清单。"咖啡，很好喝。"布列塔尼笑着说。我知道这看起来与医学毫不相关，但这对患者的大脑恢复大有裨益。积极重建他们患病期间被切断的神经之间的联系，并恢复他们的精神状态，这非常重要。我希望兰开斯特先生能在 ICU 病床上就开始憧憬那些他很快就会享受到的清晨钓鱼之旅：薄雾从河上升起……布列塔尼和埃琳娜在工作中所表现出的愉悦对患者也有好处，她们是患者坚实的臂膀。她们最近参加了重症康复讨论会以丰富自己的专业知识，既是进步，也是一个开始。我在思考是否要像尼达尔博士在德国所做的那样，在美国进行一项研究，看看全国有多少重症患者正在以新方法进行治疗。

重塑重症文化

1999 年 12 月 9 日，美国医疗保健促进会（Institute for Healthcare Improvement，IHI）的创始人、总裁兼首席执行官唐纳德·M. 伯威克（Donald M. Berwick）博士在第 11 届全美卫生保健质量改进年度论坛上发表了令人难忘的演讲。在演讲中，他讲述了 1949 年蒙大拿州曼恩峡谷大火的故事，这场火灾夺去了 13 名年轻消防员的生命，此后医学界将从这场悲剧中吸取的教训应用于医疗保健。伯威克的妻子安当年身患重疾在医院住院治疗期间，医疗系统中许多方式方法亟须改变的状况令他震惊，就像我在女儿住院时的感触一样。当我第一次听到他的演讲时，我正和凯利·麦克卡森·亚当斯（Kelly McCutcheon Adams）共事，她是一名重症创伤科的社工和 IHI 的一名主任。凯莉负责组建一个团队，开展名为"重新思考重症护理：减少镇静、增加谵妄监测和增加患者活动"的护理质量改进活动，我欣然接受了她的邀请。我们试图通过在全美范围内举办多次实践教学研讨会，将重症医学的新方法推广到全美各地的重症监护室。

我被《年轻人与火》这本书中作者诺曼·麦克莱恩对曼恩峡谷悲剧的描述所吸引：

15 名空降森林消防员和一名当地消防员接到了一场看起来可控的火灾灭火任务，然而大风让火灾蔓延成 1800 公顷的大火。消防员跳伞后，风向发生改变，大火朝他们扑来。队长瓦格纳·道奇（Wagner Doge）做了一件比较极端甚至看起来匪夷所思的事：他在大火正前方的草地上点燃了一团新火，用新火烧出一片隔离带后，道奇脸朝下趴在了地上。呼啸的火焰在他上方肆虐，大火形成的空气对流将他吹到空中，然后又把他安全无恙地摔进新的灰烬中。道奇大喊着让其他人效仿他的做法，但无人响应。最后，只有道奇和其他两名队员幸存下来。

　　太多的错误导致了曼恩峡谷悲剧的发生，当我听伯威克的演讲时，我被他的智慧所鼓舞。他把我想了这么久的事情说了出来。他认为，要实现成功的医学安全文化，需要具备五个先决条件：一是面对现实；二是摒弃旧方法；三是团队协作；四是更好地沟通；五是培养领导能力。他问道："现在我们有了一个机会。逃生之火是什么样子的？"

　　随着研讨会的推进，这些想法在我脑海中浮现。我已经接受了这样一个现实，即在 ICU 中治疗患者的传统方法已经吞噬了患者，无论是在医院，还是在患者出院后的生活中，现在我们有了新的方法可以帮助 ICU 采用安全文化。我很高兴与美国医疗保健促进会合作，它的使命是提高全球健康和医疗保健的质量。从本质上讲，这意味着我们正在采用的护理方法和我们应该采用的护理方法之间的鸿沟在不断地弥合。

　　能够追随卫生保健质量评估之父阿瓦蒂斯·多那比第安（Avedis Donabedian）博士的脚步，试图找到最有效的方法，为医院提供最佳护理方案，并为患者的生活做出最大的积极改变，这真是太好了。在每一次研讨会上，我们都将与会者包括医生、护士、物理治疗师、呼吸治疗师以及为重症患者一起工作的每个人直接带入重症病房，向真正的患者学习。通过医学期刊上已经发表的科学数据和论文，我们想证明这些变化如何影响患者的生活。我希望人们被他们所看到的人性所吸引。

数百家医疗机构已经签署了改变其标准护理方法的协议，称为重症医学的 ABCDEs 护理方案，而这建立在我们自己发表在《柳叶刀》上的 ABC 疗法的研究和其他论文的基础上。我们希望这套护理方法易于记忆，因此用字母表的前 5 个字母表示：A 提醒 ICU 团队评估镇痛（疼痛的存在），以预防和管理每位患者的疼痛；B 讨论了自发觉醒和自主呼吸试验（停止镇静，然后每天早上停止机械通气）；C 关于镇痛和镇静药物的选择，尽可能避免使用导致如此多谵妄的苯二氮䓬类药物；D 确保团队评估、预防，并管理谵妄；E 代表早期活动和锻炼（让患者入住 ICU 后尽快下床）。后来，一旦我们证明了不同的护理措施在可靠地集束化执行时，可以挽救生命并减少伤害，我们就会将术语"集束化"写入指南。

2011 年在盐湖城，我们原来的 30 人的研讨会，新加入了波莉和克莱默医生，还有维姬·斯普勒（Vicki Spuhler），她是来自美国山间医学中心的高级重症护士长，以及来自加利福尼亚大学旧金山分校的一位满怀热情的资深理疗师海蒂·恩格尔（Heidi Engel）。尽管质疑不断，困难重重，但他们的加入为我们点燃了希望之火。当我们带着研究结果前往华盛顿特区、圣地亚哥、芝加哥和旧金山游说时，我开始觉得这是一项使命，即改变思想，拯救生命，一步一个脚印。哪怕只有一名医生在实践中看到了新的可能性，并将这个希望带回到他（她）自己的 ICU 团队中。或者一位护士受到他（她）所见所闻的启发，抑或一位理疗师决定分享他（她）所学到的东西。我想象着希望的涟漪从一家医院荡漾到另一家医院。我希望每个来参加研讨会的人都能感受到我在欧登塞所体验的那种兴奋。

我一直想把这门技术整理成册，以供其他人学习，因此我找到几家渴望改变 ICU 文化并记录和报告其结果的医院。来自纽约特洛伊的撒玛利亚医院的团队在参加会议之前描述了其 ICU 的情况："我们所有的机械通气患者都接受了麻醉剂和苯二氮䓬类药物的连续注射，直到患者没有肢体运动，没有觉醒评估。我们也没有考虑过谵妄。"这种情况可能是全美大多数重症监护病房的现实写照。当不同的 ICU 团队试图遵循新的指南时，他们记录了他们的成功和挑战，因为他们知道在床边实践的困难。我们知道会遇到阻力。改变文化和人们的习惯做法绝非易事，他们的障碍是可以预见的。一些团队成员通常不愿承认他们目前的标准护理方法不是最佳方法。"我做重症监护已经 20 年了！"一位资深护士说，"我的方法有什么问题？"甚至有人还在担心：提早停用镇静剂会吓坏患者，或者导致他们拔管，或者对工作人员造成危险，或者伤害他们自己。患者出院后的生活质量可能会受到影响的想法，似乎因为太遥远而无法获得关注或太隐蔽而无法引起关心。协调小组在工作中寸步难行。这似乎是一项巨人的工作。

作为回应，我们承认做出改变是困难的。我们告诉他们如何具体实施，并从简单的胜利开始。在开始活动时，选择反复入院的无创伤或肢体骨折的肺气肿患者，或术后病症单一且病情相对较轻的患者，而不是骨盆骨折的多系统创伤患者。工作中的那些佼佼者，往往是那些会为团队加油的人。深吸一口气，让我们思考一下潘恩那句名言：长期习惯于认为某件事没错，就会使这件事表面上看起来是对的。但大多数情况下，我们观察到，当各个团队看到我们唤醒患者，并让患者戴着呼吸机行走的变革力量时，他们表示他们永远不会再回到传统的护理方法上去。

让患者活动的部分通常是最难实现的，可一旦成功，就会让人无比振奋，而这往往是团队孜孜不倦和精诚协作的结果。南达科他州拉皮德城地区医院的工作人员向我们讲述了他们的一位病情最严重的患者的故事，她是一位病情危重的气管插管的女性患者，因急性肾损伤而需进行持续透析。"在她进入 ICU 的第三天，活动团队让她站起来，从床上下来，并在透析机旁边踱步。这是之前我们认为自己永远不会看到的事情，但我们做到了！"他们的成就感是显而易见的。

在美国医疗保健促进会中有句口头禅："下周二你能做什么？"它特别有助于消除因实施如此多的变革而不知所措的感觉。我们遵循"计划—实施—学习—改进"这样的循环模型。周一，各个团队会聚在一起对计划进行微调，周二实施，然后研究哪些有效、哪些无效。之后，我们将继续做出行之有效的改进，同时叫停没有成效的改动。我一直是一个希望一切都能尽早实行的人，希望所有的改变一蹴而就。而凯利告诉我，对改变进行小规模的测试要有效得多，并且更具可持续性。

面对数十年错误思想所造成的看似不可逾越的困难，当看到个别患者的生活出现转机，听到医护人员和患者家属由衷的认可，全美各地数十名医护人员都成了我们理念的信奉者。受到伯威克博士和医疗保健促进会其他成员的启发和鼓励，凯利坚定了改变的决心。

"仅仅阻止人们死亡是不够的。我们必须让患者回归正常生活，也就是在进入 ICU 之前所拥有的生活。"这是重症监护护士玛丽·戴利（Mary Daly）对其牵头的一项多中心研究的口号，其总部位于加利福尼亚州萨克拉门托，萨特健康医院系统对面。7 家社区医院获得了戈登和贝蒂摩尔基金会的资助，用于研究 ABCDEF 集束化护理方案的依从性与患者预后之间的关系。家庭参与和授权是集束化护理方案的新增内容，并且至关重要。英特尔公司的联合创始人戈登·摩尔（Gordon Moore）不久前曾在重症监护病房经历过一段时间的谵妄，他发现家人的缺席让他非常痛苦。为确保其他患者能够全程接触到他们的家人，他坚持要求我们增加患者与亲人的床边接触时间，并将其作为一种治愈措施。我非常高兴将家庭参与作为集束化护理方案的基石，我们决定邀请患者家属与 ICU 团队进行常规查房，此外还实施了公开探视。我看得出来，这种家属参与应该一直存在。让我的目光从器官和身体上转移到患者整个人上，然后向外看向他们的家人，这是另一个重要步骤。

第一次见到玛丽的那天，我听到黛布拉和安东尼讲述了他进入重症监护室后人生陷入低谷的遭遇。这有力地提醒我们，我们必须成功实施集束化护理方案。无论新方法多么科学，只有在患者身上实施时才会有用。在她的朋友们看来，玛丽说话简单直接，为人诚实守信。在ICU团队中，她很有威望。2014年，在她的领导下，萨特健康医院团队招募了6 064名患者，并进行了ABCDEF集束化护理方案的首次多中心研究，该研究共纳入《新英格兰医学杂志》《美国医学会杂志》和《柳叶刀》的35项单中心研究。萨特健康项目是第一个表明对ABCDEF集束化护理方案有更高依从性的项目，我们称之为A2F集束化护理方案，结果显示方案实施后患者有更高的存活率和更长的无昏迷和无谵妄时间。

玛丽告诉我她如何改变医院系统中的重症文化。"我去了小医院的重症监护室，告诉他们集束化护理方面的事。'这是A、B和C……'我解释完一切。护士们点点头说：'嗯，嗯。'我说：'这是新的护理方法，也是我们要做的。'她们说：'太好了！'两周后，我回访时，你知道她们做了什么吗？什么也没做！"玛丽笑了。我可以想象她当时并不是真的想笑。"试图让人们接受降低死亡率的护理方法对他们来说并没有什么意义。你必须结合患者的经历才能让他们知道这种方法的好处。"玛丽说，"这也正是我们学到的。你必须通过故事来吸引人们加入。"

玛丽接着说："我去了我们的旗舰医院，萨特医疗中心，参加一个ICU护理会议。房间里至少有六七十名护士。我有一小时的时间。我花了40分钟和她们讨论传统的护理方法是如何给患者造成伤害的，花了20分钟来讨论我们将如何改变护理方法。我告诉她们镇静的危害，告诉她们患者被固定在床上的后果，比如导致他们不能走路或丢掉工作，甚至失去伴侣和家人，还有人表示他们宁愿死去。听完这些讲述后，护士们哭了。她们仍然认为她们做得对，因为这就是她们所学到的。她们说：'我们不知道。'我说：'我也不知道。我也在学习这些东西。但是我们伤害了患者，我们破坏了他们的大脑。'"

玛丽回忆着，眼里噙着泪水。她回头看着我说："这就是吸引人的地方。"

现在我不能想象没有家属参与和授权的集束化护理方案，我想知道为什么我们花了这么长时间才意识到并非所有的护理方法都来自医护团队。这一次又一次地打动了我，我们是如何在患者自己的叙述中失去了他们的声音，但我并没有跨越到去理解家属如何帮助他们的亲人，虽然这样做可以帮助患者的 ICU 团队更好地实施救治。当患者从镇静状态中醒来时，我看到他们的家人和护士以及作业治疗师一起帮他们调整方向。当他们从医院的病床移动到椅子上时，我看到他们在欢呼，看到他们和家人一起玩文字游戏，也看到他们的家人为他们读他们最喜欢的书或杂志，以便让他们保持清醒。我意识到患者的家人对他们所爱的人的了解是我们永远无法做到的，这对患者的康复很重要。患者家属是 ICU 团队的一个重要组成部分。

摩尔基金会继续资助重症医学协会（Society of Critical Care Medicine, SCCM）的 ICU 解救组织，该协会获得了 A2F 集束化护理方案的所有权。旨在帮助患者不仅从呼吸机中解放出来，还从谵妄、化学和物理约束、他们的病床以及整个负面的 ICU 经历中解放出来。该项目在 68 个成年人和 10 个儿科 ICU 中招募了 15 226 名患者。从 2015 ～ 2017 年初，从美国到波多黎各。在这两年中，我们向他们介绍了 A2F 集束化护理，按照我从美国医疗保健促进会学到的改变文化的相同步骤，通过组建团队，确立牵头人，进行小的改变测试，监控合规性，并通过展示实际成效来赢得当地的支持。超过 15 000 名患者接受了新的护理方法，这不仅影响着他们和家人的生活，也影响了着他们的医护团队的生活。

集束化护理方案的最初护士负责人之一米歇尔·巴拉斯（Michele Balas）以及布伦达·潘（Brenda Pun）、克里斯和海蒂，他们与团队和家人一起在全美各地的医院里通过数小时的游说，促使当地实行新的护理措施。他们讲述的故事很打动人。一位需要生命维持的年轻女孩的父亲在他的 iPad 上播放了他们的小狗布偶的视频，布偶快乐的吠声从机器的叮当声中响起。当女儿从镇静中醒来时，在白板上写下的第一个词是"布偶"，父亲如何能不喜极而泣？一名消防员与在重症监护病房因心脏病发作进行救治的兄弟得知，他们每天上午 9 点都有机会见面时都很高兴，因为这样消防员就可以在上班之前赶到那里，参与护理。

在过去的护理过程中，ICU 限制了家属与亲人的接触，我们向他们讲解我们认为必要的知识，或者我们认为自己有时间告诉他们的知识。现在我们明白，这已被证明是不公正的，我们忽略整个家庭，剥夺了他们在亲人护理中的发言权，而只关注我们的护理行为。借助 ICU 解放组织和 A2F 集束化护理方案，我们不仅扩大了规模，而且发挥了家属和患者作为 ICU 团队核心成员的作用。

纳什维尔退伍军人事务医院是 ICU 解救组织的两家美国退伍军人医疗中心之一，护士长凯利·德拉姆赖特（Kelly Drumright）很快就接受并支持这一集束化护理方案。她喜欢人本主义的精髓，她看到了这一方案最终带来患者行使自主权的方式，使患者能够表达未被满足的身体、情感和精神需求。她特别愿意看到家人陪伴在患者床边。尤其是在几年前她父亲去世那段痛苦经历之后。甚至在父亲临终时，她和其他家庭成员都无法去探视。

我看着她与沉浸在传统护理方式中的护士一起工作，为改变旧的重症监护文化而奋斗。有些人非议，有些人辞职，但她坚持下来。她发现，在家人允许的情况下，分享患者康复进展的视频对激励她的团队有很大的作用。看到伍德先生在第一天被注射镇静剂，第三天在物理治疗师的帮助下坐在床边的椅子上时，护士们看到了自己的辛勤工作得到回报，她们被认可了。医师负责人朱莉·巴斯塔拉什（Julie Bastarache）医生也发挥了重要作用，他指派一名医生监督集束化护理方案中的每一项措施，甚至还购买了一个轮式设备来搬运机械通气患者的医疗设备，这样他们的每一位患者每天就可以绕着矩形 ICU 转悠了。

在医学领域，我们经常在多次研究中观察到一个令人信服的现象，那就是"剂量反应"得到的一致结果。所谓的剂量反应，是指药物的效果与其使用的剂量成正比，例如，较高的药物剂量往往比较低的剂量效果更明显，反之亦然。一个人也可以通过或多或少地遵循指南来提供不同的临床干预"剂量"。正如在萨特医疗中心的经历一样，美国重症医学协会的 ICU 解救组织表明，使用越完整的 A2F 集束化护理方案，患者在 ICU 和医院的住院时间越短，他们的生活就越容易回归正常，摆脱昏迷和谵妄也越快。对于参与这两项研究的 2.1 万名患者来说，6 个治疗步骤也意味着他们有更多的时间下床活动，更低的 ICU 再入院率，更低的养老院转移率，以及更高的概率可能出院回家休养，继而重返他们入住 ICU 之前的生活中。这也正是玛丽和我们所有人所希望的。

当我开始研究谵妄时，我关心的核心是找到引发脑损伤的潜在原因，以及我们正在施行的哪些措施可能使其恶化。最终，我希望阻止其发生，至少减轻其影响。在开发 A2F 集束化护理方案的过程中，我深刻地意识到了这种方法对于更紧密地与患者连接、更好地关心他们的重要性。2018 年，美国国家老龄化研究所赞助的 MIND-USA 研究发表在《新英格兰医学杂志》上，该研究首次表明，过去 40 年来医院和疗养院治疗谵妄最常用的抗精神病药物氟哌啶醇并没有减轻危重患者的谵妄。我们希望以患者为中心的护理经验推广到世界各地的 ICU 中去，这对我们来说尤其重要。医生和 ICU 团队不再坚信仅为患者的谵妄开出药物处方就足够了，现在他们不得不考虑采用集束化护理方案，即减少 ICU 中谵妄的最佳方法来自 A2F 集束化护理方案的 6 个步骤：控制疼痛、减轻镇静、唤醒患者、管理谵妄、早期运动和家属参与。集束化护理方案帮助我看清了患者，也看清了我们自己。显然，遵循科学，回归人性是 ICU 护理的精髓。

随着以人为本的服务理念在美国得到更广泛的推广，我前往世界多个国家与准备迎接变革的医生和医院领导进行会谈，并向他们提供支持。他们充满兴趣地阅读了我们的论文，并渴望将集束化护理方案的措施应用到其患者的护理中，大家为此兴奋不已。当我们在 6 大洲 47 个国家的 1 521 个 ICU 中进行一项由老年科医生亚历山德罗牵头的调查时，我们发现，尽管有多达 89% 的 ICU 已将部分集束化护理方案纳入临床实践，但只有 57% 的 ICU 实施了完整的 A2F 集束化护理方案。尽管这项调查提示我们仍然存在巨大的提升空间，但我依然很高兴看到我们的经验在美国乃至全球范围内得以推广。

我的同事劳尔·亚历杭德罗·戈麦斯（Raul Alejandro Gomez）医生是一位富有洞察力的拉丁美洲医生和思想领袖，他曾在布宜诺斯艾利斯的一次会议上找到我说："在我看来，危重患者的'经典'护理类似于批量生产痴呆，而是否关闭这家生产工厂则取决于我们自己。"好在我们已在路上了。

几年前，在查房时，我遇到了一位左眼角附近皮肤感染的新入院患者珍妮特·基思（Janet Keith）。

"早上好，基思夫人，我是埃利医生，我们会照顾好您的。"

比尔（Bill）和珍妮特在高中和大学期间就是一对情侣，现在他们 70 多岁了，结婚已经 50 多年。他们牵着手。我看得出他们很害怕。感染迅速从她的左耳扩散到眼睛，随后她就被救护车送进我们的 ICU。在接下来的几小时里，随着感染像野火一样蔓延到她的面部，我们的团队很确定她患上了坏死性筋膜炎。同样的疾病之前也出现在罗伯的肘部。外科医生争分夺秒，试图在感染进一步加重之前移除她面部坏死的皮肤，手术从一次到两次，然后更多次，直到面部大部分皮肤消失。然后，和罗伯一样，她出现了感染性休克、急性呼吸窘迫综合征和肾衰竭等严重并发症，我们迅速为她插上导管，接上呼吸机，给予其生命维持。她的脸颊和眼窝处布满了两毫米的引流管，喉咙里的呼吸管将她连接到呼吸机上，一组静脉注射泵向她体内输送不少于 15 种药物来维持她的生命。

她床边的墙上挂着她和家人的照片。她、比尔、他们成年的儿子博和迈克，以及其他家人，孙子们围在她身边。另一张照片中，她穿着一件长袍，戴着耀眼的珠宝。当比尔注意到我在看一张照片中的埃菲尔铁塔时，他用浓重的南方口音说道："我们喜欢旅行，一有机会我们就会去旅行。"比尔经常出现在病房里，坐在家属休息区域或坐在珍妮特的病床边，轻声地和妻子说话。他说："我们还有很多话要聊。"我说："继续，她能听到您的声音。"她的儿子们也会轮流来病房里陪护，全家人一起共渡难关。

我开始在她耳边低语："珍妮特，我负责照顾你的一切，包括心理、身体和精神。"我无法判断她是否能记得我的话，我继续说："您是一位优雅的女士，为了让您尽早康复出院，尽快回到您的正常生活中去，您需要成为一个优雅的调皮蛋。"我不知道我为什么这么说，但比尔告诉我她很有幽默感。她的病情一稳定下来，我们就让她坐起来，之后就是开始行走。她一开始拒不配合，但在比尔的劝说以及护士和理疗师的帮助下，我们将她带到大厅，呼吸机紧随其后。她的眼睛和脸上缠着的厚厚的绷带为她赢得了"独行侠"的绰号，工作人员会哄她往前走。比尔总是陪伴左右，他说："亲爱的，我爱你，我就在这里和你待在一起。儿子们也在这里，孙子们也在家里等着你回去抱他们。"她的谵妄发作比较频繁，除了间歇地点头，没有别的反应，但她依然在逐渐好转，这令人鼓舞。除了关注疾病本身，我们仍需确保她的大脑和身体不再出现新的损伤。必要时，也会对她进行浅镇静，不过一旦她通过自主呼吸试验，我们就拔除气管插管，将她从机械通气中解放出来。这意味着她可以洗澡，这看似基本的日常活动，实则令人无比振奋。珍妮特对我说的第一句话是："埃利医生，你的话一直萦绕在我的耳边，驱使我成为你想要我成为的'优雅的调皮蛋'。这也救了我的命。"

作为一名内科医生，1998～2018年最让我感到欣慰的事情却与科学、医疗数据无关，甚至与护理质量的改进也无关，而与一个个鲜活的重症病例紧密相连。随着工作的开展，我重读了多纳比第安博士关于医疗质量改进的著作。我确信他会提炼出最好的前进方向，而他确实也没有令我失望："虽然系统意识和系统设计对卫生专业人员很重要，但这还不够。这仅仅是赋能机制，个人的道德维度才是系统成功的关键。归根结底，爱才是保证医疗质量的秘诀。"

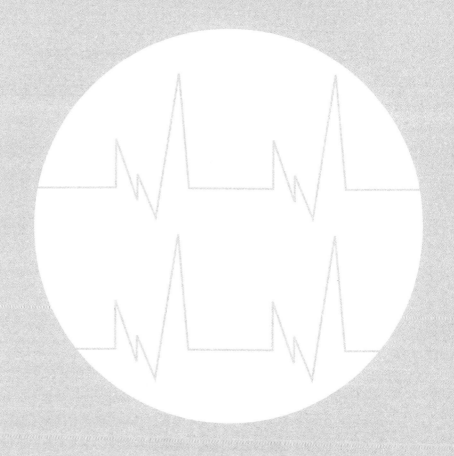

第 11 章

人性化重症监护计划

　　我们需要放慢速度，花时间对患者微笑，握住他们的手，理解他们的恐惧。倾听他们的故事，并为他们重新调整好枕头。早上花点时间打开百叶窗，让春天的气息涌进来。

同情，至关重要，也许是人类生存的唯一法则。

——陀思妥耶夫斯基（Dostoyevsky）
《白痴》（*The Idiot*）

了解对每位患者来说重要的事

在过去的 8 年里，我很享受清晨的仪式，有时间就在我们社区骑骑自行车，遛遛我们的新宠物——黄油。这是一只黄色的拉布拉多混血犬，因我们喜欢吃高热量的新奥尔良甜点而得名，我左手牵着它的牵引绳，右手扶着车把。一位邻居曾经试过这样做，结果手腕骨折，但我想自己已经掌握了这项技能。黄油太兴奋了，以至于它的舌头从它的笑容中滑出来。途中我试着放飞自己的思绪，伴随着星辰在清晨逐渐退去，蓝天白云映入眼帘。

当黄油和我回到家后，我把工作日的工作安排暂时抛到一边，先花时间冥想，在妻子去医院之前和她聊上一会儿。然后我转移自己的注意力，投入一天的工作中。我经常用语音转文字的方式发邮件和做笔记。当我稍后通读时，注意到 ICU 经常被转成"我看到你"（I see you）。起初，每当出现这个错误时，我就会感到不安，担心这个错误把我优美的文字变成胡言乱语，甚至觉得自己有必要追发邮件致歉。但现在我只会付之一笑。这句话恰恰提醒我们应该时刻牢记重症医学的首要目标，即让我们的患者感受到自己被看到，自己的声音被听到。

我的朋友加布里埃尔·赫拉斯（Gabriel Heras）是西班牙马德里著名的 ICU 医生，也是人性化重症监护计划（Proyecto HU-CI）的创始人兼理事，他将重症监护病房描述为一个去人格化的地方：

> 人们被剥夺了个性、过往人生、个人需求乃至价值观。简而言之，就是淡化他们的一切。

最近，赫拉斯医生向我分享了一组惊人的图片，我们相信是托马斯·莫罗（Thomas Morrow）博士的杰作。图中人们在传送带上加速进入一个房间，变成普通的穿长袍的患者，准备好被他们的医疗团队接收。他们的抱负、特质、喜好和记忆统统消失殆尽，而每天我们要做的就是尽量不让这种情况发生。我一直很喜欢赫拉斯医生教给我的一句话：每个人都是一个世界（西班牙谚语：Cada persona es un mundo）。我已经与那个把患者仅仅看作是"需要修复的肺"的自己相去甚远。现在当我回想那个死死盯着患者衰竭器官的"往昔的我"时，觉得简直难以置信。凭借科学的精准性，我过去常常把注意力集中在疾病上，通过患者的 CT 扫描或 X 光检查来设法弄清患者的状态，简化为对个体的纯粹物理描述。我以为我正在排除"干扰因素"，而现在我发现"干扰因素"也很重要。

作为一名医科学生，我被教导在了解现病史和既往史之后，再去了解患者的个人史。从理论上讲，这是我们了解每位患者所特有的背后故事的最佳时机。事实上，医生很忙，个人史最终被简化为几个问题：您的学历是什么？您的职业是什么？家人患有何种疾病？有无抽烟、喝酒及吸毒史？这些问题不过是为了开场，在多数情况下，医生考虑的是患者所患疾病的严重程度和可能的死亡风险，根本不会去关注患者的个人史。

现在，随着我的患者在住院期间更早醒来并恢复意识，并且极少出现精神错乱，ICU 的氛围发生了很大的变化。医生仍然很忙，我们仍然觉得有必要进行下一次干预，但我们的患者经常意识清醒并看着我们，因此可以进行直接沟通。我看到护士们在分配完患者后就开始变得风趣起来，向患者家属询问信息以加深互动——她们现在甚至在患者醒来之前就已经这样做了。尴尬的是电视节目中的医生和护士在这方面走在了我们前面。多年来，他们所有的患者都有精心编写的背景故事、混乱的爱情生活和复杂的家庭动态，这些都让其故事情节变得生动，也为医生们的救治提供了基础支持。

随着年龄的增长，我允许自己将从病床边获取知识的方法转向更感性的方法。我已经了解到，我的医学知识和技术对于照顾我的患者很重要，但是仅凭这些还不够。现在，我想让自己了解患者的感受和想法，以及如何更好地满足他们的需求。赫拉斯医生告诉我，他曾经听到一位西班牙名人在长期住院后抱怨说，重症监护室是"地狱的分支"。在挽救了他的生命后，他竟然会说出这样的话，这让赫拉斯感到震惊，并促使他进行更深层次的研究。他调查了 ICU 重症康复者、医生和护士，并研究了他们的反应。我们之所以称之为定性研究，是因为我们研究的是患者自己的想法和看法，而不是像定量研究那样去测量数据。有些人认为定性研究是中性而模糊的，但是如果做得好，它就变得至关重要。在 ICU 患者中，对自己住院期间的经历有负面反应并不罕见。更重要的是，赫拉斯医生和他的同事们意识到，如果医生和护士躺在 ICU 病床上，他们也会感到恐惧、痛苦、孤独、困惑以及尊严和地位的丧失。患者无论其背景如何，口渴、太热或太冷、疲劳以及无法交流是普遍存在的现象。这些问题解决起来并不困难，但确实需要不同的思维方式，这也成为赫拉斯医生人性化重症监护计划的基石，这是一个国际性的医疗质量改进计划，旨在利用循证医学，将护理方式转向以人为本的模式。

作为一个全球性重症监护团体，我们开始明白 ICU 中的每分每秒并不全是匆忙、嘈杂和处于生死攸关的急迫度。我们需要放慢速度，花时间对患者微笑，握住他们的手，理解他们的恐惧，倾听他们的故事，并为他们重新调整好枕头。早上花点时间打开百叶窗，让春天的气息涌进来，而不是总认为我们"还有更重要的事情要去做"。我们认为，我们可以将个性化护理视为可选择的和值得付出的，但是我们之前的认识则让我们刻板地认为：

我没有时间做那些事！我在这里是为了救人！

产生这样的想法是有道理的。在 ICU 的每一天，我们有很多事情要处理，患者会休克或需要重新插管，而我们在这些情况下的医疗干预似乎更为重要。但我们并不总是处于紧要关头，因而我们必须花时间提供这种同样重要的以人为本的护理，了解对每位患者来说重要的事情。更重要的是，我们现在了解到它有助于减轻患者的谵妄，并改善他们的治疗效果。

充足的睡眠

我们考虑个人需求的另一种方式是改变服药时间或放弃夜间洗澡（我现在很难想象我们过去常常安排患者在凌晨 3 点洗澡，因为那时医护团队有更多时间），这样患者就可以有充足的睡眠时间。在 ICU 中睡眠中断会导致谵妄。研究表明，由于测试不停中断、多种来源的噪声（包括警报声、机器发出的声响和工作人员的谈话声）、外部灯光以及药物的副作用，许多 ICU 患者每天有质量的睡眠时间不足一小时。包括苯二氮䓬类药物和丙泊酚在内的镇静剂会导致慢波睡眠抑制，减少合成代谢，进而导致快速眼动（rapid eye movement，REM）睡眠恢复障碍。缺乏这种慢波睡眠会进一步对患者造成伤害。

随着研究的爆发式增长，我们开始意识到睡眠对健康的重要性。正如我们的身体通过淋巴系统清洁血液一样，大脑通过类淋巴系统清除毒素。虽然我们仍在探索有关类淋巴系统液体流动的机制，但早期的研究表明，它可能只在睡眠周期的特定阶段才能在人脑中被完全激活。因此，睡眠时间过短可能会降低大脑清除毒素的有效性。一些证据表明镇静和麻醉也会损害类淋巴系统的液体流动。在 ICU 中，这可能会使大脑已经受损的患者更容易患痴呆，抑或增加其死亡率。

耶鲁大学医学院的梅丽莎·克瑙特（Melissa Knauert）医生和玛格丽特·皮萨尼（Margaret Pisani）医生，正在设计和研究 ICU 睡眠方案或"小睡时间"。通过了解干扰源，并优先保障从午夜到凌晨 4 点至少睡 4 小时，他们能够将噪声降低 1/3，并显著减少干扰。然而，他们指出，对于一些重症患者来说，不间断地睡 4 小时很难。虽然这一睡眠方案在许多层面上与 ICU 的文化和实践相冲突，但我们必须关注它，并更加努力地将其整合到我们当前的护理体系中。

音乐疗愈

以同样的方式，我们正在学习将音乐的疗愈功能引入 ICU，利用这种非药物方法的力量来减少患者的焦虑和恐惧。除了能将他们从 ICU 中的一般噪声和压力中解救出来之外，也能唤起令他们愉快的记忆，这将让患者远远好于他们目前的状态。为患者提供助眠耳机或在他们的房间内通过各种设备播放音乐，能使他们或其亲人选择他们喜欢的音乐变得非常容易。我发现音乐为建立医生和患者间的良好互动提供了一个简单的切入点。一位患者想听他最喜欢的电影《指环王》（*The Lord of the Rings*）中的配乐，我记得当《夏尔》的第一小节回荡在他的房间里时，他脸上洋溢着幸福的微笑。随后我发现他开始和我们的一位护士讨论这部电影中他们各自最喜欢的场景。

患者日记

ICU 日记是促进人际交往的另一种方式。想想我们从《安妮日记》(*The Diary of Anne Frank*) 中学到了什么。书中对家人避难期间痛苦经历的详细叙述，为我们了解历史上这一黑暗时期提供了独特的视角。瑞典护士卡尔·贝克曼 (Carl Bäckman) 博士于 2001 年首次提出了一个极具前瞻性的见解，就像《安妮日记》的镜像一样，如果一个人经历了悲惨的事件却无法将其记录下来，其他人可以帮助她以日记的形式完整地展现出来。这就是 ICU 日记的理念，由重症患者的亲人和医疗团队创建，通过文字、图片，甚至是在 ICU 住院期间的视频来呈现。2010 年，琼斯博士与贝克曼博士联合完成了第一个测试这一理念的随机试验。借助这些日记，干预组的创伤后应激障碍的发病率为 5%，远远低于对照组的 13%。

ICU 日记为患者家属在亲人病床前陪护的漫长时间里提供了重要的活动和意义，并为患者在出院后回顾他们的住院经历储备了大量素材。我之前没有意识到，对于一名医生，ICU 日记会产生如此大的助益。手写的笔记提醒我，我的患者的生活不仅仅是局限于 ICU，他们在医院之外还有自己的生活，有对他们来说很重要的时刻和人。最近，一篇日记引起了我的注意。这是患者的一位老友写给她的一封信，感谢她在一场高中的州垒球锦标赛中进球，帮助球队夺得了胜利。这位朋友还说那场胜利给了自己信心，让她在关键时刻能够坚持下来。在患者从午睡中醒来后，我聊起那场重要的比赛，她以一种我从未见过的方式振作起来。我突然走进了她的世界。

当我给患者写日记或做个人笔记时，我知道它们不是病历的一部分，所以我可以自由地表达我的想法和希望。我在最近的一篇日记中写道：

蒂莎，当你醒来时，我只想提醒你：有人伤害你的事情是不真实的。我们都喜欢你，在这里照顾你，帮助你康复，摆脱呼吸机。
今天晚些时候见。

我请护士在蒂莎醒来后第一时间把日记给她看，希望能减轻她的焦虑。

当我还是一名年轻的医生时，我忽视了睡眠、音乐或日记的作用。现在，这些是我 ICU 医生"工具包"里的重要组成部分，它们是我用来帮助患者的重要工具。我深知：

> 我们的患者是人，我们应当奉行以人为本的原则。

ICU 康复中心

几十年来，乡村歌手约翰·普莱恩（John Prine）一直是我最喜欢的歌手兼词曲作者之一，在他感染新冠后，我很荣幸能成为他的重症医护团队中的一员。他受到全世界数百万人的尊敬和爱戴，没有要求任何特殊待遇，甚至在他的病情恶化时也没有，这并没有让我们感到惊讶。他一生都忠于自己。我们像照顾所有患者一样照顾他，尽最大努力救治，清楚他对他所爱的人是多么重要。在约翰的病情恶化、双肺炎症压垮他的身体、濒临死亡之时，他的医护团队极尽所能为其提供安全感，直到最后。4 月 7 日约翰安详离世，几个月后我与他的遗孀菲奥娜·惠兰·普莱恩（Fiona Whelan Prine）聊起他们的生活和爱情。她告诉我，许多年前，约翰拒绝上《拉里·金秀》（*The Larry King Show*），因为"他从来没有想过成为一个不能穿他那件脏兮兮的黑色 T 恤去克罗格超市的人"。她笑着回忆。如果约翰在进入重症病房后，我们忽视了人性化照护，他就会被定义为"名人"或"音乐家"，虽然他本来就是。但相反，我们遵循了"以人为本"的理念，看到了他的希望、恐惧和需求。约翰对菲奥娜无限的爱，在他写的最后一首歌《我记得一切》（*I Remember Everything*）中自然流露。她告诉我，护士们对待约翰就像对待自己的父亲一样，她很感激。她补充道："由于当时没有疫苗或更好的治疗手段，很难应对疾病，无法治愈，当然，剩下的唯有爱心。这里弥漫着人性和关爱。"

泰特斯·兰辛（Titus Lansing）4岁时出现流感症状，并且在几天内发展至全身瘫痪，因此他被直升机紧急送到范德堡大学的儿童医院，那里的医生和护士告诉他的父母艾莉森和马特，泰特斯不太可能熬过这一夜。泰特斯被立即气管插管，然后采取 ECMO 治疗，将他的血液引到体外进行氧合并去除二氧化碳，再将其重新输回静脉。期间，他的肾脏出现衰竭，医生对其进行了持续透析，他的心脏出现过短暂骤停，急救小组赶来为其进行心肺复苏，他弱小的身体因感染性休克而濒于崩溃，最终勉强在蓝色代码（code blue）中被抢救下来。而马特和艾莉森已做了最坏的打算，他们没有想过要告诉泰特斯的双胞胎妹妹卡罗琳和他6岁哥哥威利。一切都发生得太突然了。

令人惊讶的是，泰特斯挺了过来。整体康复过程包括 6 周的儿科 ICU 治疗，以及在亚特兰大 3 周的康复治疗。他的主治医师、儿科 ICU 医生克里斯蒂娜·贝特斯（Kristina Betters）告诉我，医护团队担心如果不让泰特斯下床活动，泰特斯会失去行走能力。幸运的是，贝特斯医生是范德堡大学儿童医院儿科 ICU 团队的一员，该团队由海蒂·史密斯（Heidi Smith）医生领导，她是 A2F 集束化护理方案的积极倡导者，她改编并验证了我们的谵妄工具的儿科版本。"泰特斯是早期活动的巨星！"贝特斯博士说。他们找来物理治疗师、作业治疗师和言语治疗师进行沟通。他的父母一直守在他的病床边。贝特斯医生帮助泰特斯坐在一张矮桌旁的小椅子上，卡罗琳和威利坐在游戏垫上，这样他们就可以一起搭乐高积木了。艾莉森说："这是他们第一次相互交流。""在那之前，他们很害怕。"对他们的家人来说，这是一次异常艰难的经历。

当他们一家回到亚拉巴马州麦迪逊的家时，泰特斯成了这座只有45 000人的小镇上的名人，人们都叫他"奇迹男孩"，他是那个活下来的男孩。但对于艾莉森和她的家人来说，生活中唯一还熟悉的只有他们的宠物犬楚巴卡（以《星球大战》中的楚巴卡命名）。马特为美国国家航空航天局（NASA）设计火箭，他感觉整个家都被运送到了一个遥远的星球上。泰特斯在重症病房时，艾莉森的朋友给了她一盒巧克力糖果和几小瓶酒。

> 我几乎不喝酒，但我们回到家的第一天晚上，泰特斯在尖叫，因为我们想给他换衣服。卡罗琳在尖叫，因为泰特斯在尖叫。威利也在尖叫，哭个不停。我不知道这是怎么了。无奈之下我从盒子里把酒取了出来，一饮而尽。

即使在ICU得到了最好的治疗，康复仍然很困难。ICU后干预是持续护理计划的重要组成部分。泰特斯回家已经一年了。他回到了学校，又变回那个喜欢用他的玩具光剑试着摆出绝地武士招牌动作的孩子，但住院的折磨远没有离他和他的家人而去。泰特斯仍然在与他的脚、腿和手臂持续的无力和疼痛作斗争。他经常做关于更换绷带和抽血的噩梦。他害怕周围人的粗野动作可能会以某种方式伤害他。他的妹妹卡罗琳一直担心他，总是想知道哥哥在哪里，自己也患上了慢性幻肢痛[①]。威利学会了保护弟弟，却常常担心他的父母会死去。艾莉森和马特都被诊断出患有创伤后应激障碍，压力导致艾莉森的克罗恩病[②]发作，不得不频繁住院治疗，这加剧了孩子们的焦虑。正如艾莉森所说："麻烦就像洋葱，层层不绝。"

[①] 幻肢痛又称肢幻觉痛，多发生于截肢术后，系指患者感到被切断的肢体仍在且在该处发生疼痛。抑郁症的患者也有类似情况的发生。妹妹卡罗琳出现这一症状是因为长期的精神压力所致。——译者注

[②] 克罗恩病是一种原因不明的肠道炎症性疾病，在胃肠道的任何部位均可发生，但多发于末端回肠和右半结肠。本病和慢性非特异性溃疡性结肠炎两者统称为炎症性肠病（IBD）。——译者注

兰辛一家的故事在很多方面都让我感觉很熟悉：危重病突然闯入一个人的生活，过后满目疮痍。然而，让我感慨的并不是这种似曾经历的感觉，而是那些微小的事情。艾莉森不能亲手烹饪冷冻猪排，因为这会让她想起了泰特斯被送往医院的那个晚上。泰特斯是以卡纳维拉尔角教堂的一位传教士的名字命名的。卡罗琳和泰特斯是双胞胎，这尤其引起了我的共鸣，因为我也是一对双胞胎的父亲。马特是一位真正的火箭科学家。正是这些元素构成了他们的整个家庭，也正是他们日常生活的故事，使他们成为有血有肉的人。正如患者必须在 ICU 中接受个性化护理一样，他们回家后的护理也必须个性化。这就是我现在作为一名医生所关注的。

兰辛一家患上了 PICS-F，贝里斯医生预料到了这一点，作为对泰特斯护理的一部分，她在 CIBS 中心为他们安排了随访，来追踪他离开 ICU 后的身体、认知和精神的恢复情况。泰特斯接受身体和心理方面的咨询，其他家庭成员也在接受个体针对性治疗，以帮助他们应对泰特斯的疾病及其给他们生活带给的影响。偶尔，家人也会因心生烦躁而感到内疚，虽然他们不是经历过重病折磨的人，但他们的痛苦也必须得到正视。危重病的弧线会延伸到患者生活的方方面面，远远超出他们的住院时间，并且需要周围人以积极主动的标准做法为其提供护理。医护人员不应等着他们在无法承受困扰后，才回来找我们。

卡拉·西文（Carla Sevin）医生是范德堡大学医学中心的重症监护医师，同时也是一位地地道道的人本主义者，她关注 PICS 对患者生活造成的影响，并为此建立了 ICU 康复中心。该中心现已广为人知，是我们 CIBS 中心的一部分。西文医生说服我们的医院管理部门在周五没有其他人要用这些房间时，为刚成立的中心提供服务场地。她和她的跨专业团队开始从我们的 ICU 中锁定服务目标，从那些 PICS 的高危人群开始。接受过机械通气、曾休克或患过精神错乱的患者在出院后，被邀请到该中心接受过渡性护理，然后将患者连同护理记录和建议一起移交给他们的初级保健医生。这是在危重疾病的后半阶段开始为患者提供服务的绝妙方式。全美乃至世界各地的许多其他领先医院也开设了类似的"ICU后诊所",以满足日益增长的护理需求,而这整个过程都得到了美国重症医学会(Society of Critical Care Medicine,SCCM)THRIVE倡议的支持。在纽约阿尔伯特·爱因斯坦医学院,该倡议由西文医生、密歇根大学安阿伯校区的杰克·伊瓦西纳(Jack Iwashyna)医生和阿鲁科·霍普(Aluko Hope)医生等人牵头设立。

我想起几年前与移植患者共处的那段时光。我们都知道患者在手术后会面临器官排斥问题。我们会向他们解释这一点,并为其术后护理准备了支持性临床计划。虽然危重病往往是突然降临的,常常没有时间提前准备,但我们已经意识到患者需要长期护理,并给予迅速与ICU康复团队协作的支持。

ICU康复中心由医护专业人士组成,有ICU医生、药学专家、执业护士和心理医生。他们协同安排物理和其他的专业治疗,拟定药物清单,以促进患者创伤治愈,解决他们的认知和心理健康问题,待患者好转后再将其转诊给当地的医生和专家,并在保险、就业、财务、索赔等生活方面提供帮助。ICU重症康复者经常被保险公司拒绝承保,因为PICS并未受到广泛重视,而我们的团队则需要帮助患者解决这个棘手的问题。

我们欢迎来自全美各地的ICU重症康复者,他们的生活受到重症监护的影响。有些人在多年受到这些症状困扰后找到了我们,他们并没有意识到这些症状与ICU住院有关,有些人由了解后续需要的ICU医生推荐,在出院后立即找到我们。鉴于多年来重症监护治疗的发展,我们看到不同程度的PICS通常取决于患者最近在ICU的情况,尽管这不是一个硬性指标。我们在康复中心的患者都被邀请参加我们每周一次的ICU重症康复者互助小组聚会。我们现在已经扩展了康复支持的范围,以满足新冠病毒长期患者及其家属的广泛需求。这些重症康复者在全球范围内有数十万,他们在首次感染病毒后的数周和数月内遭受了病毒的侵害,被称为新冠病毒长期患者。最常见的症状似乎是脑雾、乏力、肌肉无力、腹泻和体液潴留（尽管还有很多其他症状），这些可能会影响患者恢复之前的活动能力，并可能妨碍他们重返工作岗位。

新冠病毒长期患者海蒂·罗斯（Heidi Ross）在与病毒斗争 4 个月后，与我们的互助小组进行了交流，并描述了她对极度乏力、双腿沉重和其他困难的忧虑。"在那些糟糕的日子里，我不仅会忘记对话内容或者忘记我经历过的对话，而且即使我正在与人聊天，我也会忘记刚才说过的话。我真的很怀念那些没有出现这种情况的日子。"虽然一些长期患者在重症监护室待了一段时间，但很多人（如海蒂）只有轻微的冠状病毒感染症状，仅需在家里休养。长期患者和 ICU 重症康复者的需求是一致的：获得支持和康复服务。

在最近的一次互助小组聚会上，新来的里奇显得很安静，大部分时间都低头坐着，当老人汤米邀请他加入讨论时，里奇立即活跃了起来。那场疾病让他在离家很远的重症监护病房里险些丧命，直到现在他仍陷在那段痛苦记忆中，无法自拔。他是一名计算机程序员，他和妻子丹妮尔共同养育三个年幼的孩子。里奇被解雇了，因为他再也无法胜任那份工作，这也导致他的家庭在经济上捉襟见肘。丹妮尔说，里奇看起来被焦虑和抑郁压得喘不过来。但每周两小时的小组聚会，让他感到自己得到支持和理解。他说，患病以来最让他心情愉悦的就是加入这个团体。"我觉得自己属于这里，因为你们懂我。"

其他人纷纷点头。这是我们经常听到的。重症康复者的抗争经常遭到大多数人的忽视，从医疗专业人员到亲密朋友乃至配偶。因此他们感到被误解和孤立，尤其是在他们经历了这一切之后。对许多人来说，终于有人能听到、看到和真正理解他们的痛苦，这是一种巨大的解脱。来自弗吉尼亚的吉恩通过 ZOOM 视频向我们描述了人们没有认真对待她的疾病的挫败感。"敞开心扉，"萨拉说，"这就是我们来这里的目的。"

奥顿·哈斯里德（Audun Huslid）在一本杂志上看到关于谵妄的报道后，联系了我们的互助小组。在此之前，他花了 4 年时间寻求答案，试图了解他在重病后发生了什么。他告诉我："我希望我的右手被砍掉，这样人们就会立即知道我出了问题。而不是让他们奇怪地看着我，想知道我出了什么问题！"奥顿是华尔街的一名投资银行家，但出院后一直没有去工作。他说他不知道自己是谁。"往日使我前进的那个'轮子'，正是我丢失的那个'轮子'。"

在重症监护期间出现的各类失能可能会破坏人性最重要的部分，即他们的人格。我们经常看到的获得性痴呆可能是最明显的例子，因为它会切断人们互动和联系的能力，并可能破坏他们的自我意识。为了帮助 ICU 重症康复者，我们需要认可他们将过去的故事和经历带入他们现在的生活，并让他们相信他们被视为一个完整的人。

我们互助小组聚会上的常客史蒂夫·埃德蒙森（Steve Edmonson）和拉马尔·希尔（Lumar Hill），都是从脓毒症中活下来的前职业音乐人，但他们现在甚至不想听音乐，更不用说演奏乐器了。史蒂夫起初是爵士乐和蓝调的吉他手，2001 年加入杰基·佩恩·史蒂夫·埃德蒙森乐队，直到 2010 年入住 ICU。出院后，他告诉妻子朱迪："我醒来时感觉自己就像变成了另一个人，一个我不是特别喜欢的人。"虽然构成他这个人的一个关键部分已经消失了，但多年来他的医生告诉他，他没有任何问题，也没有什么能改善的。音乐也是拉马尔的生命，他曾为多克·华森（Doc Watson）、雷·查尔斯（Ray Charles）、艾佛利兄弟乐队等传奇人物演奏钢琴、鼓和吉他。拉马尔曾写信告诉我："重症监护室将音乐从我的生命中夺走了。一切都没了，消失了。这种缺失部分是认知上的，部分是情感上的，而且似乎是永久性的。对我来说这真是一个谜。"对于拉马尔来说，这完全是一种折磨。

他们二人来到我们的康复中心，渴望得到帮助，通过我们团队数月的努力，并在互助小组成员们的鼓励下，他们开始找到前进的道路。史蒂夫和拉马尔变得很亲密，在小组聚会之外，二人经常一起长谈。史蒂夫有新消息告诉我："我一直在努力让听音乐变得更舒服，我发现我已经能够欣赏它了！"我们希望他能再次弹奏他的吉他。对于拉马尔来说，音乐还没有回到他的生活中，我们将继续探索帮助他解决这个问题的方法。毫无疑问，互助小组以及他与史蒂夫的友谊仍然为他带来了积极的影响。

互助小组为重症康复者分享经验创造了一个安全的空间，越来越多的急诊医院开始关注危重患者的善后处理，为他们提供这样的组织作为康复支持的一种形式。就像他们为癌症和脑外伤的康复者所做的那样。第一个为重症监护患者设立的互助小组是 1992 年由英国惠斯顿医院的护士琼斯博士创立的。琼斯博士在其职业生涯早期受雇于格里菲斯医生，研究 ICU 患者的恢复情况，并看到患者和他们的家属确实需要了解其他 ICU 患者也有同样的经历。最初，她在医院设立了一个月度聚会的制度，但没有人参加。她意识到，许多 ICU 重症康复者害怕回到他们曾濒临死亡的地方，所以她把聚会安排在当地的一家酒吧举行。一群人来到这里，边喝啤酒边畅聊。琼斯博士笑着解释说："虽然听起来很奇怪，但这很英式。就这样，第一个 ICU 重症康复者互助小组在利物浦的一家酒吧里诞生了！"

ICU 康复互助组织的另一位先驱是艾琳·鲁宾（Eileen Rubin），她 1994 年因细菌感染患上急性呼吸窘迫综合征，当时她才 33 岁，是芝加哥的一名新晋律师。她在医院住了 60 多天，体重下降了 20%，不得不穿纸尿裤，因为肺破裂和肺塌陷，医生为她放置了 5 根胸腔引流管，她最后只能坐在轮椅上离开医院。5 年后，她创立了急性呼吸窘迫综合征（ARDS）基金会，这是美国第一个 ARDS 的重症康复者利益团体，ARDS 这种疾病对大多数人来说是陌生的。她的目标是向公众宣传 ARDS，并为那些有 ICU 后综合征的患者及其家人提供情感支持和实用资源。她告诉我："世界各地的重症康复者立即开始联系我们，渴望得到信息，渴望分享，没有什么比这更好的了。"

　　每当我参加 ICU 康复中心的互助小组聚会时，我都注意到无论对于重症康复者、他们的家人还是我们医疗人员，故事是我们力量的源泉。这是一个安全的空间，重症康复者可以在此畅所欲言，表达他们对疾病的看法以及疾病对他们的影响，并通过讲述来让大家了解这种疾病。作为一名医生，我在那里倾听和学习。我想起了叙事医学，这是一个相对较新的领域，它将循证医学与基于故事的医学相结合，以增强医患互动。正如该领域的先驱之一丽塔·卡戎（Rita Charon）所说，在医生办公室或急诊室举行的这些会面不是"官僚或技术上的相遇，而是创造性的、独特的、揭示人类经验的会面"。叙事医学通过让患者向医生讲述他们自己的故事，而非不得不回答一连串的问题，来努力让患者对自己的疾病负责。在医学院的叙事医学课上，老师教学生在寻找模式、主题、开头、中间和结尾时，将阅读文献的技能运用到与患者互动中。我很高兴邀请布朗大学的赫蒂·瓦尔德（Hedy Wald）博士就叙事和反思性写作使我们的患者的治疗体验更人性化进行了一场研讨会，我们的学生现在有很多机会在课程的各个领域探索叙事医学。这种做法带有一种意向性，可以帮助初出茅庐的医生以及像我这样的老医生通过反思和写作来审视我们患者的经历。

　　前几天，小组的一位新成员，来自巴尔的摩的卡罗尔·比利安（Carol Billian）分享了她的故事。她的生活就像在场的许多重症康复者一样，在几小时内发生了变化。前一刻她正在讨论晚餐计划，下一刻已经躺在家里的地板上，结肠破裂，所有器官都出现衰竭。卡罗尔最终在重症监护室接受生命维持，4 个月后她出院回到母亲家时，已经不记得自己的生日了。当她试图重新承担起经营家族房地产生意的职责时，她甚至不知道如何打开她的电脑。她告诉小组："我陷入了抑郁，无法继续我以前的生活，相信我是 ICU 后综合征教科书级的案例。"

196 每一次深重的呼吸
EVERY DEEP-DRAWN BREATH

当她描述她在重症监护室醒来后的恐惧时，她的重症康复者同伴们一边听一边点头。他们都曾有过类似的感受。我看着现场和 Zoom 上的与会者的脸——里奇、萨拉、洛夫莫尔、汤米、史蒂夫和许多其他人，他们经历了这么多，但在这里，他们正在欢迎另一个重症康复者加入他们，准备尽可能地倾听、分享和帮助。卡罗尔逃出重症的深渊，活了下来，也带给我们属于她自己的故事。在聚会上看到她的身影，让我从中看到希望。

卡罗尔的故事中有一些其与众不同的地方让我印象深刻。看上去她的恢复结果比我们一些长期参加者的恢复结果要好得多。出院后不到两年，她又重新掌管了家族企业。她重新独立生活，搭乘飞机旅行。经她许可，我在巴尔的摩附近的社区医院找到了她的医生，令我高兴的是，那里的标准护理是浅镇静和早期活动，并包括早期开始集束化护理方案的所有其他元素。琳达·巴尔（Lind Barr）医生是卡罗尔的 ICU 医生，她告诉我："在圣乔医院，我们严格遵循 A2F 集束化护理方案！"因此，卡罗尔在 ICU 出院后不久就恢复得这么好是有原因的。

然而，即使接受了这种护理，卡罗尔还是出现了明显的认知障碍。我想知道她的大脑是如何设法"收复部分失地"的。当我问卡罗尔时，她激动地说："所以你想听听我的脑力游戏技巧吗？"她被自己出院后新出现的状况吓坏了，但随后她为自己制订了一个每天 90 分钟的大脑训练计划。"在过去的 12 周里，我每天都玩文字和数字游戏，每天大约 45 分钟。"她坚持不懈地努力遵循这个方案后，发现自己能够重返工作岗位了。就在她访问我们的康复中心一周后，她给自己购置了一台新的笔记本电脑，并将旧电脑上的文件传输到了新电脑上，然后扔掉了旧电脑，在新电脑上开始了新生活。她兴高采烈地给我写信说："我刚跳了一支吉格舞！"大脑训练成效显著。

几年前，我在以色列的特拉维夫参加了该国的全国重症监护大会，并在旅行时沉浸在以色列心理学家和经济学家丹尼尔·卡尼曼^①（Daniel Kahneman）的《思考，快与慢》（*Thinking, Fast and Slow*）一书中。书中，他引人入胜地概述了两种思维系统：系统1表现为快速、高效且具体［马尔科姆·格拉德威尔（Malcolm Gladwell）的《眨眼之间》（*Blink*）的很大一部分是对这一系统的阐述］；系统2则较慢，由深思熟虑和逻辑主导。我读得越多，就越相信我们许多ICU重症康复者的主要认知障碍属于系统2。正如卡尼曼解释的那样，当我们使用自动巡航模式、在街上开车、在后座听我们的孩子说话或更换广播电台时，我们会使用系统1的思维方式。当需要进入车流时，系统2的思维方式会占主导，同时我们会停下来并制订安全穿越车道的计划。在我看来，虽然重症康复者仍然可以处理涉及支配大多数人思维的本能和潜意识思维的任务，但更慢、更深入的系统2的思维方式对他们来说几乎是不可能实现的。我确信我们的许多重症康复者在出院后经历了多起车祸，这并不是巧合。

大约在同一时间，我开始阅读有关神经可塑性的文章，大脑通过形成新的神经连接来提高自我重组的能力。我发现大脑可以适应和补偿伤害及疾病这个特点很是有趣。在杜兰大学医学院时，我被教导大脑无法再生和愈合，它是无法改变的，当时我认为自己深信不疑的《神经科学原理》会支持这种想法。如果神经元死亡，它们就消失了。然而，在20世纪80年代中期，范德堡大学的约翰·卡斯（John Kaas）博士、加州大学旧金山分校的迈克尔·梅策尼希（Michael Merzenich）博士和阿拉巴马大学的爱德华·陶布（Edward Taub）博士等人开始通过动物研究挑战这一观点。神经可塑性领域从此诞生。在诱导中风导致啮齿动物和灵长类动物一侧瘫痪的实验中，动物习得性不使用瘫痪侧，例如他们的左侧瘫痪，他们的大脑开始用身体的右侧执行所有任务，而永远丧失了身体左侧的功能。然而，当卡斯、梅策尼希和

---

① 诺贝尔经济学奖得主，普林斯顿大学教授，被誉为"行为经济学之父"。其另一部重要著作《噪声》中文简体字版已由湛庐文化策划，浙江教育出版社出版。——编者注

陶布用各种固定技术暂时限制动物使用仍然有功能的肢体（右侧）时，他们并没有发展出这种"习得性废用"。一旦炎症消退并且大脑开始修复，动物就可以自由移动，科学家们发现大脑可以与身体建立新的连接，再次开始使用身体的左侧。这些动物的大脑表现出明确的神经可塑性。

早期动物研究的人类应用——约束诱导疗法由陶布开创，用于帮助重新连接人类的大脑，以优化从创伤性脑损伤、中风、脑肿瘤甚至多发性硬化症中恢复的方案。通过他的工作，成千上万的人改善了他们受损的大脑功能。我想知道这些方法是否有助于全世界数百万遭受 ICU 后痴呆折磨的患者康复。从那时起，我们一直在 CIBS 中心采用多种方法来帮助 ICU 后综合征患者恢复他们的大脑功能。我们通过锻炼来恢复大脑执行任务的能力，这些能力在 ICU 住院后经常受到损伤。最初，我们启动了一个名为目标管理训练（Goal Management Training，GMT）的项目，该项目由多伦多大学的布莱恩·莱文（Brain Levine）博士开发，其目的是通过帮助人们"停下来思考"其决定可能带来的结果，来提高其决策执行力。患者将任务分成可管理的单元，我称之为"先吃一小口"，以增加完成的可能性。我们还使用了 GMT 的计算机版本，使更多人能够重复使用该程序，并允许我们追踪他们的依从性。

目前，我们正在利用神经科学和技术领域的最新成果为更多的重症康复者进行认知恢复。我们正在退伍军人事务部资助的这一领域开展研究，梅策尼希博士的大脑 HQ 认知练习 ① 将被用于即将进行的 ICU 重症康复者临床试验。加州大学旧金山分校的神经科学家亚当·格萨里（Adam Gazzaley）博士和阿基利公司共同开发了首个由美国食品药品监督管理局（Food and Drug Administration，FDA）批准的可用于认知恢复的视频游戏。我们利

① 大脑 HQ 认知练习通过提高患者的冥想能力，增强其注意力和意识，从而帮助其打破不健康的习惯，改善身体健康状况。——译者注

用他们的先进经验,在我们的一些认知重建研究中使用了令人兴奋和高度适应性的计算机游戏。我们希望这些研究能够表明,大脑训练可以提高我们 ICU 重症康复者日常生活中的能力。如果我们可以教他们识别在哪些情况下系统 2 思维应该取代系统 1 思维,我们就可以促进他们更好地处理诸如阅读、操作房地产交易电子表格,以及编写和演奏音乐等事务。

为了在未来确定我们的治疗和康复方法,我们正在寻求确定危重病后患获得性痴呆的确切机制。现在我们知道,包括阿尔茨海默病在内的痴呆可以在单次 ICU 住院期间就闯入患者的生活。与中风或急性脑损伤不同,痴呆在脑 CT 或磁共振成像(MRI)上不会立即显示为宏观损伤。相反,患者会出现一种由数百万神经元丢失和受损引起的弥漫性微观损伤。

大脑中传递神经冲动的细胞和神经胶质细胞为神经元提供支持。正如我们在 VISIONS 研究中所看到的那样,大脑的这些变化会在几个月后出现,表现为大脑结构明显萎缩。

在美国国立卫生研究院的老龄化研究资助下,我们现在正在建立一个大脑存储库。CIBS 中心的创伤外科医生马尤尔·帕特尔(Mayur Patel)博士和我与拉什大学的神经科学家团队合作,开展了 BRAIN-2 研究。在这项研究中,我们将在细胞水平上检测大脑中可能导致 ICU 重症康复者患痴呆的许多不同情况。我们将寻找阿尔茨海默病、不同类型的中风、路易氏小体和慢性创伤性脑病患者大脑中正在死亡和已经死亡的脑细胞的证据,以及它们的交流方式被破坏的证据。我们的发现将有助于未来的预防计划的创建和认知的恢复。

三磅①重的人脑是非凡的。它有 800 亿～ 1 000 亿个神经元,每个神经

---

① 1 磅 ≈0.45 千克。——编者注

元与其他脑细胞有 10 ～ 15 000 个连接。这相当于每天每秒钟都在不断修改的 100 万亿～ 1 000 万亿个突触。胶质细胞，即小胶质细胞和星形胶质细胞等，似乎越来越像我们大脑健康故事中的核心角色。特别是小胶质细胞被认为可以调节大脑中的炎症。星形胶质细胞长期以来被认为是将大脑连接在一起的黏合剂。众所周知，它对维持血脑屏障、调节免疫反应以及促进神经元的健康和生长至关重要。所有这些细胞类型之间错综复杂的作用，将是促进患者受伤后大脑恢复的关键。这种重建的潜力给了我很大的希望。

我对重症康复者卡罗尔对大脑进行自我强化训练的经历特别感兴趣，因为这似乎是神经可塑性起作用的一个例子。三个月来，她强迫自己完成训练。她告诉我，这感觉就像是从一个阻止她看到和理解周围事物的深渊里爬出来一样。一周又一周，她把自己从那里拉出来，最后她的人脑又可以自由运转了。我们对卡罗尔等 ICU 患者的大脑结构大小的 VISIONS 研究表明，谵妄天数较多的患者在三个月后海马体和前额叶皮层（负责记忆和执行功能的大脑区域）的灰质体积较小。

2006 年，伦敦大学学院的神经科学家埃莉诺·马圭尔（Eleanor Maguire）博士和她的同事们在伦敦进行了一项极具启发性的实验，他们研究了出租车司机海马体中的灰质体积，并将其与对照组公共汽车司机进行了比较。为了获得完整的"绿色徽章"执照，出租车司机必须记住一张复杂得令人眼花缭乱的地图，其中包括超过 25 条街道（许多是单行线），以及距查令十字火车站半径 6 千米范围内数千个名胜古迹的位置。这种被称为获取知识的训练通常需要 3 ～ 4 年的时间。出租车司机以多种方式在城市中的数千条街道上穿行。相比之下，伦敦的公共汽车司机在仅仅 6 周的培训后就可以上岗，并且一遍又一遍毫无偏差地严格按照分配给他们的路线行驶。虽然这项研究有一些微小细节有待商榷，但研究人员通过磁共振成像发现，与公共汽车司机相比，出租车司机的海马体后部灰质显著增加，这是新记忆形成的关键结构。马圭尔博士清楚地展示了我们大脑的日常活动如何导致新的连接和增加大脑中的结构体积。用伦敦城市地图来类比，大脑可能正在建造更多的街道（神经发生）、连接现有的街道（突触发生）或构建基础设施（神经胶质细胞的增殖）。在某种程度上，这种神经可塑性的大部分一定也发生在卡罗尔的大脑中。

现在的问题是，我们如何最大限度地将这些知识大规模通过认知恢复，应用于数百万遭受疾病折磨的 ICU 重症康复者身上，例如卡罗尔，他们希望恢复大脑功能。

就像兰辛一家一样，我们的许多重症监护康复者都需要进行心理健康咨询，以应对焦虑、抑郁和创伤后应激障碍。

凯尔患有胰腺炎和紧张型精神分裂症，谵妄使他出现幻视，他说自己能看到黑色美洲虎，他仍在学习如何应对。他相信治疗让他明白这只"野猫"的出现只是他自己的幻觉。心理健康咨询正在引导他克服脆弱，帮助他找到前进的道路。他和他的妻子凯蒂相信，他的 ICU 日记以及他住院期间的视频和笔记能帮助他处理和理解了他在深度镇静期间发生的很多事情。他在重症监护病房的床上观看了自己与家人和朋友交谈的视频，发现视频中并没有出现他看到的任何奇怪的事情，这对他有帮助。他在整个住院期间生活在一个扭曲的幻象世界里，而这只是他大脑中扭曲的现实。

在新冠疫情最严重的时候，我再次联系了琼斯博士，她在威尔士海岸的家中与我交谈。我能听到背景中海鸥的叫声。她解释说，她认为日记是一种帮助那些难以记住他们在 ICU 住过院的人或那些经常由谵妄引起错误记忆的人填补记忆空白的方式。写日记是为了让他们了解 ICU 中实际发生的事情是令人鼓舞的，并有助于他们康复。

我们说话的时候，她停顿了一下，然后说："我想对你讲述一个特别的小伙子。他 18 岁，从创伤性脊髓损伤中康复。作为治疗的一部分，他需要从一张普通的病床上移动到一张脊柱床上，使他的身体保持一种奇怪的僵硬的姿势。当我向他展示他的日记以及我在病床边拍摄的照片时，他惊呼道：'啊，一切都有了解释。'事实证明，他一直在遭受可怕的噩梦，以为自己被困在电影《黑客帝国》（The Matrix）中。现在他确切地知道那个噩梦是从哪里来的。对部分患者来说，一张照片就能解开所有谜团。"

当患者重新回归他们的生活时，我们的目标是支持他们走好每一步。我的患者托德·鲍林（Todd Bowlin）差点死于鼻窦炎引起的脓毒症，需要他人帮助才能回到农场工作。正如他的妻子莉迪亚所说，他原本是个万事通。尽管他接受了早期的运动和行动干预，在他年幼儿子们兴奋地注视下，他在 ICU 走廊里行走，但他在住院期间还是出现了肌肉流失。现在几分钟的活动就让他喘不过气。研究表明，机械通气患者在 ICU 的第一周内会失去近 20% 的肌肉量，并且根据临床虚弱量表评估的结果，他们可能会迅速变得虚弱，这取决于身体活动、认知和对他人的依赖等因素。在日常生活通常中需要数年才能出现的身体损伤，可能会在入住 ICU 的几天内出现，即使对于像托德这样的年轻患者也是如此。

如果想要康复，ICU 后护理至关重要。在托德出院后不久，我们就为他安排了在家中进行的物理治疗，以便他可以加强和调理他虚弱的肌肉。接下来，治疗师和他一起去农场评估他的工作要求，并让他进行一些有实际应用的练习，例如一遍又一遍地爬进爬出拖拉机或携带沉重的捆绳。显然托德也需要进行认知恢复，因而需要一名职业治疗师提供帮助。他的记忆力大不如前，而且他很难按正确的顺序来完成任务。治疗师再次来到他的家和农场，了解什么对托德最有帮助，帮助他学习打卡上班，教他如何使用电脑，以及强化可以唤醒他记忆的思维系统。我最近去看他时，他刚出院一年多，却已经回到了全职工作岗位，并且觉得自己正在回到以前的状态。

看到这种危重病后的个性化护理对患者的康复产生了巨大的影响，并使他们能够回归以前的生活，我们松了一口气。托德是幸运者之一。在对超过一万名之前有工作的 ICU 重症康复者进行的 52 项研究分析中，40% 的人在出院一年后失业，而 33% 的人在出院 5 年后因无法胜任岗位要求而失业。此外，在最初重返工作岗位后，多达 36% 的人经历了随后的失业，66% 的人改变了职业，多达 84% 的人的就业状况恶化，如工作时间缩短。这些数据和其他研究数据突出了重症康复者必须应对的重症监护的破坏性后果，以及需要支持性的后续护理来帮助他们重新站起来。重新掌握以前的工作技能的好处不仅局限于经济方面，尽管这显然很重要。当我们的重症康复者能够回到他们曾经喜欢的活动中时，他们就会重新获得自我价值感、尊严感、独立性、身份感和条理感，这有助于改善他们的情绪和心理健康。每个人都会受益！

退伍军人事务部重症监护室 6 号床位的新患者看起来好像在打瞌睡，一条额外加的毯子裹在他的肩头。似乎没有人和他在一起，床头柜上也没有全家福，但说不定哪天晚些时候就会有人来看他。我在表格上做了标记，提示我了解他的家庭情况并查阅他的病历。我看到他在监狱里待了一段时间，他的血糖和胆固醇都太高了，而钠水平太低了。当我走近他的病床时，他睁开眼睛，朝我眨了眨眼。

"早上好，路易斯先生！我是埃利医生，我今天在这里护理您。"

他的目光移到了一边。我开始测试他的谵妄情况，并解释我在做什么。"每次听到我说字母 A 时都捏我的手，如果您听到我说不同的字母，请不要捏。准备好了吗？"

"我不知道。"他说，声音平淡。

"对不起，我们会让您轻松搞定。"

他点了点头。

"A。"捏。"B。"没有捏。"R。"没有捏。"A。"没有捏。我继续说出字母 ABRACADABRA，路易斯先生身子动了动，直视着我，但没有回应。他清醒而有意识，但完全无法保持专注。

我向团队指出，他患有低活跃性谵妄，这种安静的谵妄可以表现为迟钝和冷漠，并且在没有使用谵妄工具进行客观测试的情况下，75% 的情况会被遗漏。他很容易会被当作一个不合作的患者而不被理会。他已经错过了两次透析，体液过多，难怪他的钠水平低到危险的程度，因为这本身就可以解释他的谵妄。现在他发现自己又回到了重症监护室，这让他很恼火。我想知道，如果我还是年轻那会儿，我是否也会认为他是好斗分子。

"我们对他错过治疗的原因了解多少？"我问，"他不能来吗？我们可以咨询我们团队的社工吗？"

"我们已经问了，"一位年轻的医生说，"和警察有关，上次警察来医院找过他。"

这或许能说明问题。我可以想象，如果一个人担心到这里来会遇到执法人员，他不会愿意去预约透析。而现在路易斯先生病情危重。

"当社工来的时候告诉我，好吗？"我问，"我想和他们聊一下。"

我很高兴医生们已经考虑到让社工参与进来，并且意识到我们在治疗患者时，还必须解决导致疾病和受伤的外部因素。患者的境遇会影响他们的健康，以及他们获得护理的能力。我们认为这些是上游因素。

健康的社会决定因素包括人们生活、工作、学习和娱乐场所的条件，这些条件会带来各种各样的风险和结果。尤其重要的因素包括住房标准、受教育水平、社区支持、获得健康保险和医疗服务、公共交通的可用性、贫困程度、就业和暴力。

我在十几岁的时候，就注意到与我一起工作的农场采摘工没有定期去看医生，尽管我可能无法给出原因。现在我知道他们可能没有健康保险。他们是日薪制的短期工，无法请假去看医生，也没有能力留在家里养病。

采摘工的情况在我们国家以不同的方式反映出来，那里的人们生活在贫困中，无法获得基本的医疗保健，快餐店比社区里的超市多，而且没有公园或绿地可供锻炼。阅读我的范德堡大学同事乔纳森·梅茨尔（Jonathan Metzl）博士关于医学界必须更好地应对普遍存在的社会不公正和种族主义的著作，我发现科学很有启发性。表观遗传学研究我们的行为和环境如何改变我们的基因工作方式表明，高压力、资源匮乏的条件是产生癌症、心脏病和糖尿病等疾病的风险因素。神经科学家发现，社会排斥、贫困和慢性压力会对大脑发育产生负面影响，并可能导致心理健康障碍。经济学家已经证明，通过搬到更安全、相对富裕的地方，可以使低收入人群的糖尿病、肥胖和抑郁症的发病率下降。

虽然我在追踪患者出院后的生活方面做得越来越好，但我知道我仍然需要更多地向上游看，只有这样我才能了解全面的情况。在 ICU 中，我们的临床实践和医学教育，如能把患者对依从性、疾病获得及获得负担得起的医疗保健等生活问题的认识纳入其中的话，结果会是怎样的？在新冠疫情期间，与美国白人相比，感染新冠病毒并死于该病毒的黑人和西班牙裔美国人的数量不成比例，这让我和许多其他医疗保健人员感到震惊。这场疫情如同放大镜，凸显了社会和医疗保健系统内部的差异。许多西班牙裔工人依靠日薪制工作生活，因此，在生病时无法请假，有时生活在狭小的空间里，导致了高感染率。我们的重症监护室被挤满，这并非偶然。许多人在家中有亲人照顾，但在 ICU 中，他们的亲人往往无法在病床边陪护。社会环境和他们的经济状况等因素使他们得不到陪护，比如，亲人们因为害怕薪水损失或失去工作，甚至担心失去他们的家，所以不能旷工。

弗雷德·雷耶斯（Fred Reyes）因感染新冠病毒引起急性呼吸窘迫综合征而住进了我们的重症监护室。由于医院的探视政策，他的妻子莎伦无法探视，弗雷德感到非常孤独。他插了管使用呼吸机呼吸，而且注射了镇静剂。他每天都寻找他的妻子，在白板上写下妻子的名字。当探视再次开放时，莎伦排在第一位。"我只想和他在一起，为他加油，鼓励他，抚摸他。我们相互依赖，不愿分开。"

在经历了数周极其复杂的住院治疗后，弗雷德活了下来。他的腿部持续存在与 ICU 后综合征相关的肌肉和神经问题，并且他无法像以前那样思考。他很沮丧，因为他失去了工作。但当我到康复医院去看望他时，他说他在住院期间最害怕和不安的就是他失去了自由和自主权。他向我讲述了在西南地区长大的经历，以及他和家人经历的种种偏见。"我们没有发言权，但我们学会了为自由和尊严而奋斗。这就是我的出身。"他在重症监护室的经历又让他想起了这一切，放大了他的恐惧和孤独。即使有充满同情心的护士照顾，他仍然对自己的病感到害怕并因此而沉默。当我看着他的眼睛时，我知道我必须面对人性、差异和我们社会的现实状况。每个人的危重病经历都有其独特性，我们的护理人员必须注意他们每个人的故事。我们需要把我们的目光放在一个个患者身上。

最近，我有幸与玛雅·安吉洛博士的儿子——作家兼诗人盖伊·约翰逊（Guy Johnson）取得联系。从我在维克森林大学医疗中心见到玛雅·安吉洛博士算起，已过去几十年了。她的声音似乎一直在我耳边回响，当时她正在准备她的诗《晨曦的脉动》。我很高兴能与她的儿子约翰逊先生交谈。当被问及在母亲的阴影下长大是什么感觉时，他回答说："我确实在她的光环下长大。有时我觉得自己不够优秀，但这段经历正是我成长的动力。"当我们交谈时，我感受到了这种亲切，这种明智的谦逊。我以小学生的热情告诉他，他母亲的话是如何打动我，并使我产生共鸣的。他告诉我："我母亲总是说她从黑人的角度写作，但聚焦的是人心。"

我们谈到了种族问题的紧张形势给社会和个人带来的挑战，以及新冠疫情表明某些社区比其他社区更容易受到伤害。这让我停下来思考如何才能更好地改进我的医生工作，并与他分享了这一点。约翰逊先生似乎理解并谈到了社会接受"文化移情"精神的必要性。

我被约翰逊先生所说的内容所吸引。我意识到，如果在了解患者本身之外，再对他们的文化有更深入的认识，对促进患者康复会有更大的帮助。我有太多想了解的事情，关于他和他的生活。我在想，"如果他是 ICU 的患者，我见到他会怎样？我会有这么多问题吗？"人格解体 ① 的画面浮现在我脑海中。

一个人的文化背景是在 ICU 的压力环境中被剥夺的许多东西之一。但它不应该被剥夺，一定不能被剥夺！如此多的东西构成了每一个寻求治愈的复杂而美妙的人。文化移情包含公平、平等、尊重和爱的感受。作为一名医生，当我将文化移情融入自己的病床边实践中时，我就能更好地护理 ICU 内外的患者。我能说得最多的就是"我看到你了"。

---

① 人格解体（depersonalization）这个词最早由瑞士哲学家阿米尔（Amiel）在 1880 年使用，用来描述自己从自身脱离出来时的奇怪感受。——译者注

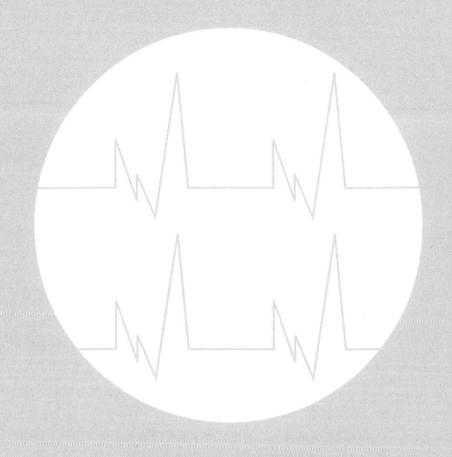

EVERY DEEP-DRAWN BREATH

第 12 章

实现患者和家属的愿望

"希望"是一种长着羽毛的东西，它栖息
在灵魂里，唱着没有歌词的曲子，从来没有
停止过。即使面对死亡，也带着希望，这对
我们所有人来说都是一个恢复的时刻。

2020 年 3 月 7 日，我在美国退伍军人事务部重症监护室查房时，有幸见到了退役的美国陆军上校维克多·科雷亚（Victor Correa），他在 9·11 事件那天冒着生命危险爬过大火、烟雾以及一架爆炸飞机的残骸去救助伤者。那天，他对所有的死亡和破坏感到如此困惑，以至于在把许多人转移到安全的地方后，他浑身是血地跋涉了漫长的数英里，回到了他在阿灵顿的家。直到他停下来时，才发现自己的髋关节脱臼了。当我站在他的床边时，他正在接受机械通气。他患有严重的淋巴瘤和肺炎。这位上校知道自己活不了多久了。他并不寄望于有什么神奇的疗法，只想摘下呼吸机，这样他就可以和他的妻子——陆军上士奥瑞塔·科雷亚（Oretta Correa）及他们的 5 个孩子说话了。他需要说再见，他在白板上写下：

我现在的疼痛是 4 或 5 级，但我必须为家人保持清醒。

尽管我们尽了最大的努力，10% ～ 30% 的危重症患者依然会死去，这取决于患者的自身情况、疾病的严重程度和入院时的诊断。在美国，1/5 的死亡发生在 ICU 的病床上，当医疗团队清楚我们无法挽救患者的生命时，我们的思维和行动必须从治疗转向安慰。在这一时刻不应关注患者有什么问题，而应该关注什么对患者是重要的。我发现这种思维方式的转变非常适合为患者和他们家属打开沟通和分享的大门。对情况的处理立马变得个性化。除非我们首先询问这些愿望是什么，否则我们无法得知患者与死亡相关的愿望。更重要的是，当他们处于深度镇静或极度精神错乱的状态时，我们甚至无法询问他们。

在纪录片《奥利弗·萨克斯：他自己的生活》（*Oliver Sacks: His Own Life*）中，医生兼作家丹妮尔·奥弗里（Danielle Ofri）问伟大的神经学家，他作为患者的经历，对作为一个人和一名医生的他有怎样的改变。萨克斯回忆起接受骨科手术的经历："我发现无法向外科医生传达我的感受比腿部发生的情况更糟糕。……我需要有人倾听，需要有人同情。"让患者有机会表达他们的需求是关键，尤其是在他们临终前。

科雷亚上校继续向我表达他的愿望：

> 起床。保持清醒。和家人交谈。

作为他的医生，我尽我所能来尊重他的决定，因此我需要专注于控制他的疼痛、呼吸困难（呼吸急促）、焦虑和谵妄。在接下来的 24 小时里，我们努力减少他肺部的积液，让他安全地脱离呼吸机。我们为他完全解除镇静状态，为了帮助他缓解疼痛和焦虑，我增加了他的吗啡用量，刚好足以让他感到舒适。他已经明确表示，他希望自己的思维不受干扰，这样他就可以与妻子和孩子交谈。为了进一步降低谵妄的可能性，我和他的护士把他从床上抱到椅子上。然后我们梳理了他的胡须，让他做好见家人的准备。

我们正处于严格的新冠疫情隔离状态，但他的病毒检测呈阴性。通过与医院领导密切沟通，我们获准让他的亲人陪在他的床边。奥瑞塔先走到他身边，笑容在他脸上绽放开来。接下来，他们的大女儿莉迪亚站在他病房的门口，让他大吃一惊。他看起来好像要从椅子上爬过去拥抱她。"爸爸，你好帅啊！"他眉开眼笑，缓缓道："我知道。"

莉迪亚从他的病房外面匆匆走到我面前说："你看到了吗？当我走进去时，他在椅子上扭动。"她没想到她的父亲会在告别时保持清醒，我看出了他对她的意义。她转身回到了他的房间。过了一会儿，我出现在门口。他所有的孩子都围在他身边和他聊天。

在接下来的一周里，他的家人和他坐在一起聊天，向他述说他们心中的任何事情，回忆他的生活，当然包括 9·11 事件，但随着他最喜欢的 20 世纪 80 年代的音乐在病房中响起，我也听到了一些关于琐碎小事的故事，他们在亲情的氛围中编织着他们相聚的幸福。当他不能再说话时，他潦草地给奥瑞塔写下："爱你，对我念一遍。"安宁疗护团队和牧师按照他们的要求，同他和奥瑞塔一起祈祷来满足他的精神需求。

在他最后的日子里，科雷亚上校的痛苦越发剧烈，我们上调了他的吗啡剂量。奥瑞塔和孩子们——莉迪亚、维克多、安德里亚、维多利亚和何塞——向他表达了自己对他的爱，在他只剩最后一口气时，他握住了妻子奥瑞塔的手。这时，奥瑞塔看了看时钟，惊呼道："哦，现在是 9 点 11 分。"就这样，他"准点"安详地离去了。

当我还是一名年轻医生时，我认为 ICU 中患者的死亡对医生来说是一种失败。我不想过多地回想那些没能成功抢救的患者的索引卡。每当死亡发生时，我都会有一种虚无感。这种感觉在内心深处溃烂，当一切似乎徒劳无功时，它就会显露出来。我知道每个来到我的重症监护室的人，都怀着更多对生的希望，没有人想在这里死去，但有时生命的天平会不可逆转地向死亡倾斜。当我们无法抓住这转瞬即逝的让患者生存下来的机会时，我们将其视为自己的失败。很多时候，医院其他科室的医生会将濒临死亡的患者送到我们这里，就好像我们可以施展一种特殊的魔法来起死回生一样。这些情景总是让我难过，虚无感每每浮现在我的心头。而现在我不再有这种感觉，因为我意识到将患者转入 ICU 的同事多数还是希望他们能有更多的时间和亲人在一起。我知道，我的精力最好用在帮助患者及其家人接受临终阶段。这通常意味着在诚实地审视患者医疗状况的细节时，讨论决定保留或撤除生命维持系统。

当患者的死亡不可避免时，我不再认为"我已无能为力"。虽然从技术上讲，这在维持生命方面可能是正确的，但我仍然可以在他们临终时以多种方式照顾他们。我们与科雷亚上校一起调整他的医疗需求，以满足他的情感愿望；调整他的止痛药，以保持他的头脑敏锐；观察并明确他的呼吸频率，以确保他在拔管后没有溺水感；监测他是否出现谵妄；与安宁疗护团队合作。其中大部分发生在幕后，因此他和他的家人可以一起度过最后的日子。我开始看到这原本被视为失败的死亡的另一面。

巴贝鲁斯夫人在医院使用抗生素治疗肺炎时，突然出现心房颤动。她的心跳如此之快，以至于液体像山洪一样涌入她的肺部，她开始呼吸困难。更糟糕的是，已经广泛转移的乳腺癌扩散到了她的肺部、骨骼和大脑，她的病历中有拒绝心肺复苏的生前预嘱，因而我们对是否应该将她转入 ICU 存在疑问。

"我们无能为力了，"另一位医生说，和几年前我自己的态度一样，"她的治疗只能止于此了。"

但重症监护室的同事说可以收治她。我立即支持了他的决定，巴贝鲁斯夫人被转入我们的 ICU。我们为她戴上一个称作双水平呼吸机（bilevel positive airway pressure mask，BiPAP）的无创呼吸面罩。这很快缓解了她的呼吸困难，让她有时间服用控制心率的药物和输液。很明显，她不会在那天晚上死去，但我们也知道她的时间不多了。这是专注于舒适化医疗的时刻，也是对她来说最重要的事情。我们的 ICU 团队与巴贝鲁斯夫人和安宁疗护医生合作，为她制订了舒适的临终计划，并确保她能获得包括家庭安宁疗护在内的有益的社会福利。在跟我们谈到她孙子即将举行的婚礼时，她的眼睛闪闪发光。能够参加显然对她来说意味着一切。当巴伯鲁斯夫人离开重症监护室时，我们将其纳入了我们的护理计划中。

几个月后，我在办公室的一堆信件中发现了一个手写地址的信封。当我打开它时，一堆照片掉落在我的桌子上。婚礼照片！巴贝鲁斯夫人戴着便携式氧气呼吸器自豪地站在她咧着嘴笑的孙子和孙媳旁边。她实现了自己最后的心愿！

在过去的 10 年中，我与海地的保罗·法默（Paul Farmer）医生一起在世界的不同地区工作，参与健康伙伴组织（Partners In Health，PIH）及其姊妹组织 Zanmi Lasante 开展的全球健康计划。健康伙伴组织是一家社会正义非营利组织，成立于 1987 年，旨在为世界各地的贫困社区提供高质量的医疗保健服务，并于 2013 年开设了拥有 300 个床位的米尔巴莱大学医院（University Hospital of Mirebalais，HUM），为海地中部的人们提供医疗服务。通常我会在最需要我的地方与海地卫生团队一起工作，最近一次是在海地建立真正的 ICU。我是来自美国多家医院的 ICU 医生中的一员，我们在那里轮班工作一个月，共同促进这个项目的实施。最终由米尔巴莱大学医院重症监护室主任卡洛斯·圣·西尔（Carlos St. Cyr）担任负责人，海地当地的护士和医生参与维护，他们中的许多人都曾在医院接受过培训。

第一天，在酷热的大学医院重症监护室中，我和圣·西尔医生站在塔夫·多蒙德（Tuff Domond）先生的床边，他非常憔悴，正在进行机械通气。几周前，他在一个近乎垂直的山坡上耕种玉米时不慎跌倒，几经翻滚后撞在了一棵树上。几位农民将受伤的他抬到一辆驴子拉的残破木车上，沿着满布石头的土路，将他送到 20 千米外的现代大医院。对他们来说，这里充满了希望。

我从头到脚仔细检查了多蒙德先生，并查看了他的病历。这次事故导致其股骨移位骨折，并很快引发了肺炎，肺炎可能是由脂肪栓塞的扩散引起的，脂肪从他破裂的大腿骨的骨髓渗入他的血管，然后对他的肺部造成严重破坏。外科医生认为手术风险太大。

呼吸机将空气通入他僵硬的胸膛，我沮丧地看着他瘦小的身体。他肌肉萎缩的情况与格里菲斯医生几十年前在英国所描述的类似，波莉多年前在犹他州的乔伊身上也曾看到过这种肌肉萎缩。而且此类情况之后还会出现。我抬起他好的一只腿，查看股骨的轮廓。能帮他在收获季节爬山的肌肉已经消失殆尽。我不确定他是否还有机会走路。如果多蒙德先生太虚弱而无法外出，即使骨骼最终愈合，出院后他将如何生存？

虚无感再次来袭。起初看起来如此令人兴奋的事情，将重症监护和A2F集束化护理方案扩展到一个只在名义上接触生命维持技术的国家，现在似乎可能会给已经在受苦的人们带来新的问题。圣·西尔医生告诉我，如果不是有示范患者，多蒙德先生肯定是海地最早的 ICU 后综合征患者之一。他们的国家仍在努力应对几年前开始的霍乱疫情。我想知道如果在没有准备好处理 ICU 重症康复者的情况下引入该技术，我是否会成为另一个人为问题的制造者。

那天上午的晚些时候，我们接收了附近一个村庄的一位孕妇患者，她叫艾史密斯·查尔斯（Asmith Charles）。她因孕晚期子痫而癫痫发作入院，我们迅速给她插管，并给她使用我们剩下的两台呼吸机中的一台。我开始感到不安，担心我们处理这些病情复杂的患者的能力，以及如果再次出现类似的患者该怎么办。感觉好像我们正在释放某种难以控制的东西，就像潘多拉魔盒一样。

"你知道，对多蒙德先生来说，"圣·西尔博士说，"仅给他呼吸机支持是不够的。我们必须想办法让他安全回家。那可行吗？而对于查尔斯夫人来说，既然我们已经让她的情况稳定下来了，我们今天必须让那个孩子生下来，否则她会死的。"

他是对的。我们必须专注于眼前的任务。正如保罗和健康伙伴组织的联合创始人奥菲利亚·达尔（Ophelia Dahl）所立下的誓言，在海地夜空下眺望乡村，想知道他们将如何继续完成如此艰巨的任务。当他们凝视黑暗时，他们看到了一片燃起的火焰发出的光，证实了克里奥尔语的咒语"站稳"。火焰给了他们力量。他们向彼此保证，他们要一次一人地完成工作。

多蒙德先生没有活下来，因败血症相关并发症在医院中去世。令我惊讶的是，他的家人为 ICU 团队带来了一桌盛宴，包括烤羊肉、炸车前草和多汁的芒果，以感谢我们在他临终时让他们陪伴他度过最后的时光，而这是新的重症监护病房成立之前不会有的。他们灿烂的笑容再次让我思考现代医疗技术的力量，即使在 ICU 住院期间部分患者仍不可避免地会死去。

查尔斯夫人活了下来，刚出生的诺文迪依偎在她身边，身体越来越好，这让我看到了与我的海地同事一起工作的价值，作为为该国建立可持续重症监护的一分子。我的职责是跟随圣·西尔医生和他的团队，实施集束化护理方案，拯救生命，让人们重返工作岗位、养家糊口并继续寻求人生的意义。而且，当死亡迫在眉睫时，要确保患者得到支持，让亲人守在身边。我记得当潘多拉打开魔盒时，希望依然存在。

就在几年前，安宁疗护和重症监护还被认为是相互排斥的。一个旨在帮助人们面对死亡，而另一个则专注于延长人们的生命。然而，现在越来越多的 ICU 团队开始重视安宁疗护在重症监护环境中可以发挥的作用，并明白它不只适用于临终患者。我们现在知道，安宁疗护的考虑不应基于患者的预后，而应更加关心他们的需求。有些濒临死亡的癌症患者的痛苦得到了很好的控制，而有些治愈的外科 ICU 患者的临床需求却是多角度的，因而他们需要细致入微的安宁疗护。其目的是提高重症患者的生活质量，减轻他们的痛苦，并改善他们的整体健康，包括身体、情感、精神和社交等。

我们以患者为中心和以家庭为中心的护理有助于提供这种水平的支持，并促进将患者的个人目标融入医疗中。当我将重症监护与安宁疗护相结合时，我为患者提供了初级安宁疗护。在某些情况下，我会咨询经过委员会认证的安宁疗护团队，以获得更多帮助，这是专业安宁疗护。二者相辅相成。然而，要命的是，当 ICU 团队在提供初级安宁疗护时，却没有足够的专家来指导我们处理棘手问题，并且世界上的一些医院和一些地区也是如此。

多年来，我已经成长为一名初级安宁疗护医生，并见证了它给我的患者及其家人带来的宁静。重症监护领域的其他人也注意到了这一点，并产生了大量关于安宁疗护的研究和科学文献，并增加了我们对 ICU 中照顾濒死患者最佳实践的了解。例如，2015 年，来自耶路撒冷的查理·施普龙（Charlie Sprung）医生和柏林的克里斯蒂亚娜·哈托格（Christiane Hartog）医生牵头的一项对世界各地安宁疗护实践的大型研究，与 15 年前相比，立法、政策、生物伦理课程、安宁疗护和伦理咨询等内容显著增加。来自巴黎的艾利·阿祖莱（Élie Azoulay）医生证明了在心肺复苏术期间允许家人在场的好处；来自西雅图的兰迪·柯蒂斯（Randy Curtis）医生制定了死亡和死亡质量的衡量标准；杰西卡·齐特（Jessica Zitter）医生和艾拉·拜克（Ira Byock）医生出色地关注了安宁疗护期间患者的生存需求；匹兹堡的道格·怀特（Doug White）医生则为 ICU 制定了家庭支持干预措施。

重症监护领域最具影响力的专家之一是加拿大的黛博拉·库克医生，作为麦克马斯特大学医学与健康研究方法、证据和影响系的教授，她寻求通过她的研究来改善危重症患者的临床治疗，这些患者要么与危及生命的疾病作斗争，要么面临离世。在黛博拉职业生涯的早期，高级医师领导和部门主任告诉她，关注生命的终结是她的耻辱，是"软科学，是死胡同，甚至是不道德的研究"。她被吓坏了，被羞辱了，但不管怎样，她还是挺身而出。现在，黛博拉的"三个愿望项目"帮助医生和家属实现临终患者的个人愿望。我认识黛博拉很长时间了，并认为她是一位睿智的朋友，对她的知识总是认真吸收。随着新冠疫情期间死亡人数上升，我们齐头并进，与许多安宁疗护的医生一样，这一年对她来说既令她精疲力竭又感到意义重大。

黛博拉在安大略湖附近长大，拥有一个快乐的童年，受到良好的运动技能方面的培养。她在麦克马斯特大学学习体育专业，继续她热爱的体育事业，她在健康科学图书馆的工作让她结识了很多医学生，并阅读了医学教科书，开启了她新的职业生涯。除了在斯坦福大学接受了两年的重症监护培训外，她一直在麦克马斯特大学工作。在斯坦福大学，她师从传奇的生物伦理学家恩莱·杨（Ernlé Yaung）医生，他告诉她，"将生理学、临床护理以及安宁疗护的学术科学和伦理学结合起来是可能的"。

2012 年，她组织了一个关于生命最后 100 天的论坛，具有哲学背景的生物伦理学教授彼得·辛格博士在会上发表了闭幕词。他以其有效利他主义方面的工作而闻名，他呼吁大家停止说并开始做，同时要求所有与会者在他们自己的工作中提出一个实际应用，以改善安宁疗护，并站出来告诉论坛上的每个人。黛博拉对此有点惊慌，但从她那天的话来看，她创建了"三个愿望"。这是一种在 ICU 中个性化死亡的方法，为患者生命的最后几天带来平静，减轻家人的悲伤，并能够培养临床医生更深层次的使命感。

在安大略省一个有 21 个床位的 ICU 的第一个示范项目中，每个家庭、患者、医生单元都提出了至少三个向患者致敬的愿望，在他死前或死后执行。黛博拉告诉我为了体现每个患者的价值观，我们打印出他们个性化的文本；在床边的高花瓶里放上向日葵；现场播放起音乐；宠物也被带进病房，包括狗和兔子，甚至臭鼬；比萨、茶话会、Skype 视频聚会等都成为示范项目中重要的组成部分。"这些都是临床医生同情行为的体现，"黛博拉说，"我教初级护士或医生从哪里开始交谈，问患者家属开放式问题。比如，您能告诉我更多关于您妈妈的事吗？您叔叔是在哪里见到他的伴侣的？这样你就可以开始对话。"至此，愿望自然而然就出现了，并开始变为现实。

结果非常有帮助，而且成本低廉。激发并实现濒死患者个性化的死亡愿望，鼓励个性化的安宁疗护，并帮助家属在预期死亡时创造记忆和结束。这对缓解他们在死前和死后的悲伤也有帮助。对于 ICU 团队来说，实现"三个愿望"在实践中体现了人文主义，减少了痛苦感。

我在自己的患者床边多次使用"三个愿望"的一种版本。在大多数情况下，他们最后的要求相对容易满足：一口蔬菜咖喱角，一杯冰啤酒，与老朋友重新联系，与配偶一起看一部心爱的电影。有一次，我们照顾一位邮递员，他的家人告诉我们他一生最大的成就之一就是克服了对狗的恐惧。他的护士建议我们将巴克斯，一只黄色的医疗宠物拉布拉多犬，放在他的腿上。几天来，尽管我们努力了，他的心率仍然超过每分钟 140 次，但在巴克斯到来后不久，他的心率就降到了 70 多次，而治疗护理没有任何改变。巴克斯意识到他的生命即将走到尽头，所以它拒绝离开病床，直到那天晚上晚些时候这位患者离安详地离开人世。

大多数人最后的愿望是如此简单，但意义却如此重大，这让我感到震撼。一只被温柔握住的手，互相关心的话语，共享珍贵的记忆，以及支撑我们生活的事物，也会在患者离世时为他们带来慰藉。

前不久，我坐在 63 岁的吉米·约翰逊（Jimmie Johnson）先生的床边。在我们看来，他快要死了，按照他的意愿，我们刚刚把他的呼吸机撤离，作为他安宁疗护计划的一部分。几天前，他从当地监狱住进了我们的重症监护室，医疗团队的治疗措施重点是抗生素选择、液体管理和呼吸机支持。但在急于挽救他的生命的过程中，我的视线落在他左腿上戴着的鲜红色的沉重金属脚镣上。我曾见过监狱里的其他患者有这种情况，但这次它持续困扰着我。我问我们的团队："病情这么严重的人，还连着呼吸机，显然无法伤害任何人，为什么还要戴脚镣？我们不能把它们取下来吗？"透过医务人员疲惫的瞪视和跺脚，我听到他们在心里发牢骚："埃利医生，万一发生不可预料的事情怎么办？"

我要求看守的警察给他除去脚镣，遭到了拒绝。他得到指示，#358041号犯人的脚镣必须一直戴着。我将我的一份医嘱传真发给监狱医生和监狱长，指出我为患者开具的治疗措施就是要除下他的脚镣。不到一小时，红色的脚镣就松松地挂在床柱上，他自由了。我永远不会忘记约翰逊先生向我点了点头，他低头凝视着，把膝盖曲到胸前。这件事促使我在下次遇到此类情况时更快地采取行动，以还给患者尊严。

后来，当我和他坐在一起时，他说着说着，声音变得又慢又弱。我不确定他能活多久，但他很清楚他不想要进一步的干预。他似乎很乐意与我分享他童年的故事，他在田纳西州乡下长大，那里有大农场，有摆着摇椅的环绕式门廊。我观察了他的血氧饱和度，并让他在血氧饱和度过低时放慢语速。"还有一个游泳池，钓鱼池，随便你怎么叫它，但最重要的是那里有马。"他笑了，"我喜欢骑马。放学后我还会偷偷溜出去骑车，每次都骑到很晚，因而错过晚饭时间。"他的目光深邃，让我似乎可以看到那个农场，也可以看到马匹。而我现在想了解一下他的家人。

几天来，我们的一名医学生菲利普·威尔逊（Philip Wilson）努力恢复吉米的妹妹约翰尼·布莱克威尔（Johnnie Blackwell）的探视权，以便她可以来看望他。多年来他们第一次能够拥抱，在她生日那天，他们一起坐在他的房间里，手牵着手。那是万圣节。约翰尼咯咯地笑着，故事自然地流淌出来。"吉米 16 岁时,他从我们祖父那里得到了一辆汽车,从那时起他就走了。他和一个女孩结婚了,17 岁那年他有了第一个女儿——莎蒂卡。她是愚人节出生的!"他们相视而笑,还有更多的故事要讲述。我敢肯定,没有什么比见到他的妹妹更能减轻将死的吉米的痛苦和恢复他的精神健康了。

当我后来与菲利普交谈以感谢他的努力时,我了解到他毕业于圣母大学全球事务与和平研究学院,是院长斯科特·阿普尔比(Scott Appleby)博士的学生。菲利普在那里接受的教育激发了他的善良。阿普尔比院长曾经是我妈妈最喜欢的学生,她曾指导他表演莎士比亚的戏剧。已经过去了这么多年,我很高兴看到这一切又回到我在什里夫波特的知更鸟巷的客厅。

让我感到自豪的是,范德堡大学医学中心是在疫情期间首批重新开放探视的医院之一。在最初的几个月里,我目睹了一些灾难性的场景,当时家属被禁止接触患者,我意识到世界各地的许多人仍然无法在最需要亲人的时候与他们在一起。自 20 世纪 90 年代以来,美国大多数重症监护室都没有出现过这种过时的探视限制,这种限制再次出现,给患者、家人和医护人员带来了创伤。我读过关于死亡证明的报告,其中一个写着:"死亡原因:社会隔离导致的新发心力衰竭",另一个竟然写着:"恶性孤独"。老年病学家路易丝·阿伦森(Louise Aronson)博士在其深思熟虑且很快完稿的著作《老年》(Elderhood)中,强调了孤独对幸福的负面影响,尤其是对于老年人,并引用了一篇论文,证明社会性隔离对健康的影响相当于每天抽 15 支烟。当所有其他因素在医学上都相同时,孤独会使死亡率增加 26%。我们应该尽一切努力将家人和朋友带到医院内外的患者身边。

重要的是,不要再将家属视为 ICU 的访客,而应将他们视为护理团队的一部分,并视为必不可少的一员,尤其是在这个前所未有的时期。这不是奢侈的要求,而是治疗计划的一部分。此外,我们必须承认对家属来说,伴随着重大疾病而来的焦虑,以及随着患者的护理从治愈转向临终安慰,压力会增加。当他们管理自己的生活、工作和孩子时，他们感到困难很多，同时为失去亲人的前景而感到悲伤。他们必须更好地适应生活。他们需要我们的尊重、我们的时间和我们的关注。

苏珊·基纳（Susan Keenen）夫人感染新冠病毒后，迅速发展为急性呼吸窘迫综合征，需要实施机械通气和体外膜肺氧合来维持生命，并让受损的肺部有时间恢复。三周后，她已部分康复，但随后膝盖以下双腿的主要动脉出现阻塞。她的脚凉得像冰块一样，因血液和其他液体滞留而肿胀，脚底的皮肤脱落成片状。这种情况持续了两三天，她病得很重，无法接受截肢且害怕死亡。当我们一起站在床边时，她的女儿奥特姆告诉我，她的母亲是特殊儿童教师，甚至在几十年后也与她的学生保持着联系。

35 岁的奥特姆是 4 个孩子的母亲，她担任代理决策者。在我们艰难的家属会议上，她伤心地哭了。她的母亲只有 53 岁。这太出乎意料了。我需要更好地了解基纳夫人的偏好，以避免潜在的灾难性蓝色警报。"我妈妈是我最好的朋友，"奥特姆抽泣道，"我们从来没有真正吵过架。她是任何人都佩服的最好的妈妈。我不知道我该怎么办。"我和她的家人坐在一起，帮助他们渡过难关。过了一会儿，基纳夫人不小心拔下了呼吸管，没有呼吸管，她看起来很平静，家人和医护团队决定让她的生活顺其自然，而不必再使用呼吸机。

但值得注意的是，她并没有死去，而是重新振作起来。她对血管升压素的需求从大剂量逐渐变小。她的透析开始后症状得以缓解，到第二天早上，她只用了 6 升氧气，血氧饱和度超过 94%。她的脚变色了，也变得暖和多了。很快，她就可以在床上坐起来，看家人去迪斯尼乐园游玩的照片，听她最喜欢的加思·布鲁克斯（Garth Brooks）的歌，和家人聊天。去爱和被爱。这次"缓刑"持续了 72 小时。然后，震惊又回来了，她平静地离开了家人，离开了人世。奥特姆说："这一次是多么美好的礼物，我会永远记着它。"

对我来说，这些经历都有某种神圣感，这是我在重症监护病房经常能感觉到的。它超越了信仰或宗教，似乎在等待，让我们暂停片刻，花时间倾听。

当我还是个小男孩的时候，我和妈妈逛旧货商店，偶然发现了一个有凹痕的金属管。似乎没什么特别的，直到店主让我朝管子里面看一看，然后扭转一下。我看到一个形状和颜色千变万化的世界，"哇！万花筒"。从那以后，我一直随身携带一个，闲下来的时候，我就会进入那个五彩缤纷的世界。对我来说，这是一种消除疲劳的良药。它提醒我，要超越诊断、测试结果和仪器的表面，进入患者非凡、多彩和不断变化的生活，找出他们是谁，分享生活中的一切。在那里，我找到了作为医生和人的意义和目标。

2019 年 10 月，美国国家医学院发布了一份报告，美国多达一半的医生和护士出现了严重的职业倦怠症状（这是在 2019 年疫情暴发之前），导致患者、医疗事故索赔、工人旷工、自杀和抑郁症的风险增加，另外造成医疗行业每年数十亿美元的损失。当一个人感觉到自己的职业与生活格格不入时，就会产生倦怠。许多卫生保健工作者感到精疲力竭，在临床护理中失去了个人自豪感或成就感，缺乏同情心。造成这种职业危机的原因有很多，包括工作时间长、对计算机化的不满、为诊断和程序分配正确代码的烦琐，以及阻碍患者与亲人联系的众多时间限制等。除此之外，我们经常目睹死亡，越来越普遍的感觉是，我们失去了作为医护人员的个人床边接触的机会。在我看来，医疗保健专业人员最令人心碎的职业倦怠原因是道德能动性的丧失，再加上习得性无助，似乎他们无力改变这种体制。

美国国家医学院的报告明确指出，富有同情心的护理不仅对患者有益，而且也会大大减少医生和护士的工作倦怠。"三个愿望"项目证明，为将死的患者激发并实现愿望的护士感到的痛苦程度较低。长期以来，我们一直被教导与患者保持距离，以避免自己遭受情感上的痛苦。但科学表明，这一切都是将我们的情感向内传递，在那里它们以消极的方式搅动身心。相反，如果我们让自己分享患者的全部情绪，并考虑到他们可能会死，那么我们就能够更好地照顾他们和自己。

每天，我都有意识地在每一分钟的医学实践中培养同情心和爱。这种深思熟虑的专注使人远离倦怠。首先，当我在每位患者的病房里"泡沫进，泡沫出"①时，我提醒自己要带着同情心接近患者。其次，在 ICU 的技术支持下，我在第一时间尝试与患者进行眼神交流和触摸，以确保人际联系。当失活或昏迷影响交流时，我会强制执行 A2F 集束化护理方案，以尽快恢复交流。作为一名 ICU 医生，我很少告诉任何人我在执行这两个步骤时正在做什么，但它们对我护理患者的实践至关重要。

斯坦福大学的唐纳·祖尔曼（Donna Zulman）博士和内科医生亚伯拉罕·韦尔盖斯（Abraham Verghese）博士在《美国医学会杂志》上发表了一篇论文，确定了 5 种帮助医生与患者建立联系并为自己找到意义的方法：

- 用心准备
- 专心而完整地倾听
- 就最重要的事项达成一致意见
- 与患者的故事建立联系
- 探究情感线索

对于病情最重的患者——那些已经不能进食的患者，我会在勺子上放一点蜂蜜，他们不能吸进去，但它尝起来很甜。这是一个人对另一个人关心和爱护的简单表示。一个小小的行动中可以包含如此多的同情。

---

① "泡沫进，泡沫出"（foam in and foam out）是指医院医务人员在进入或离开病房时，要使用病房外的无水酒精清洁泡沫。——编者注

正如斯蒂芬·特泽夏克（Stephen Trzeciak）博士和安东尼·马扎雷利（Anthony Mazzarelli）博士在他们发人深省的著作《同情经济学》（Compassionomics）中所言，"同情很重要……不仅有意义，而且可以衡量"。它可以拯救患者、家属和全体医护人员。他们发现，医生与患者建立富有同情心的联系所需的时间不到 60 秒，可以从一句简单的话开始："你正在经历的事情很艰难，我会和你在一起，不会离开你。"同情是一种技能，而不是一种特质，这意味着它可以被传授。要想成功，学生们必须想要做出改变，并相信自己可以做出改变。对我来说，特泽夏克博士和马扎雷利博士提出的最重要的一点是，最好的医生将专业技术和同情心结合在一起。

在我与患者临终前的谈话中，我总是保持友善，竭力避免给人以虚假的希望。有一次，我向一位患者的女儿解释说，她的母亲要离开这个世界了，这是我在 5 天多的时间里得出的结论，因为尽管我们已竭尽全力，她的渐进性器官功能障碍仍无法得到缓解。那个曾经平静的女儿用拳头猛击桌子，然后在我后退时向我举起拳头。她怒气冲冲地走了，我和她妹妹结束了谈话话。一位惊讶但又敏锐的医学生问我是如何保持镇静，没有表现出焦虑不安的。我告诉她，我相信患者的女儿已经悲伤至极，由于巨大的压力，她表现得不像她自己。过了一会儿，当我走进病房和她坐在她母亲的床边时，我问她母亲在这个阶段想要什么。她说她母亲喜欢诗，所以我们从艾米丽·迪金森（Emily Dickinson）开始：

> "希望"是一种长着羽毛的东西，它栖息在灵魂里，唱着没有歌词的曲子，从来没有停止过。即使面对死亡，也要带着希望，这对我们所有人来说都是一个恢复的时刻。

"即使面对死亡，也要带着希望，这对我们所有人来说都是一个恢复的时刻。"对有关医学文献的研究表明，大约 3/4 受医院资助治疗的患者更愿意让他们的医生询问并解决他们的精神问题。灵性最广义的定义是一个人体验、表达或寻求意义和目的的方式。我试图通过对患者"精神史"的了解来帮助他们增加平静感，消除不良情绪。我通常会说："您有什么精神财富想让我们知道吗？"作为回应，我听到过各种各样的答案，从来没有一位患者对这个问题表示过抵触或愤怒。我采取的另一种方法是问："您今天正在经历一些非常困难的事情，我想尽可能地帮助您，那么您能告诉我您是如何处理生活中的压力的吗？"随后，我便按照患者或其亲属提供的意见去做。

向面临生命终结的患者询问其灵性，在这里灵性概念是宽泛的，因为这可以让患者以超越常规的方法表达看法，但由于患者对这个话题具有固定的理解，所以回答则是简单的。我用心倾听患者的回答："谢谢你的提问。我是一名无神论者，不想讨论上帝或死后的生活。"我说："我问的原因，是要确保我们的团队了解你的偏好，以便帮助你。"

一位患者告诉我她是无神论者，不相信来世，此后不久，我目睹了她和她家人之间发生的一件重大的临终事件。作为一位受人尊敬的科学家，她三次问她的家人，每次的语调都略有不同。"你们爱我吗？"他们肯定地说:"是的！"她给了他们每人一个拥抱和亲吻。然后她又问了一遍，接着又是一个拥抱和亲吻，这是一个不小的勇敢之举，因为转移性癌症和一个新的腹部手术切口使她本来就感到剧烈疼痛。这种情绪是原始的，每个家庭成员都敞开心扉。他们似乎超越了下意识的直觉回应，转而思考彼此之间爱的深度，这对他们意味着什么。对她来说，她曾要求不要被吗啡麻醉，希望能和亲人在一起。在完成她的仪式后，她转向我说："你现在是我的核心圈子的一部分了。"然后，像对待自己的亲人一样，给了我同样永恒的"礼物"。我被她的慷慨所感动，觉得自己受之有愧。

佩萨·吉路（Paisal Jirut）医生是泰国皇家海军的一名外科医生，也是一名从事物理医学和康复的资深医生，他在白板上回答了我关于他的精神需求的问题："我每天都在冥想，但我需要寺院里的僧侣。"我们立即给寺院打电话，与其家人一起努力，实现了他的愿望。他在三个孩子和妻子的陪伴下去世。

当我诊断出海军退伍军人迈克·梅尔顿（Mike Melton）患有脊髓小脑共济失调——一种像肌萎缩侧索硬化症这样的渐进性退行性疾病时，他想安排一个适合的形式娶杰米为妻，杰米是他一生的挚爱，是他在一次骑自行车旅行中遇到的。迈克为美国自行车手、环法自行车赛冠军格雷格·莱蒙德（Greg LeMond）和美国奥林匹克自行车队制造自行车。他总是戴着红、白、蓝三色的头巾，甚至穿着病号服时也戴着。打了几个电话，几小时后，一名牧师站在重症监护病房迈克的病床边。我们的团队用白花和缎带装饰了房间，并播放着柔和的音乐。

杰米穿着飘逸的绿色连衣裙，满脸笑容地站在迈克旁边，迈克摘下了他的头巾，他们接受了婚姻圣礼。他们的儿子扎卡里爬上床，把头靠在父亲的胸前。后来，杰米告诉我："我们都对没有早点结婚感到遗憾。"她深吸了一口气："但这终究是一个完美的时机。"

珊达是一位个性鲜明的姑娘。当我遇到她时，她才 20 出头。她来找我时患有噬血细胞性淋巴组织细胞增多症，这是一种自身免疫性疾病，受损的血细胞开始聚集在肝脏、脾脏甚至大脑。在从她的髋部采集样本后，我们发现她的骨髓正在自行吞噬，这意味着，即使有化疗计划，她也时日无多。珊达精神充沛地笑着对我说："我是一个战士！每个人都知道。"

包括我在内的医护人员在讨论严重疾病时，尤其是那些在 ICU 治疗的疾病时，经常使用"战斗"或"战争"来类比。这可能会产生问题，将患者设定为赢家或输家，如同意志坚定的人，比那些"放弃"的人能坚持得更久，放弃意味着把死亡和疾病与失败和软弱联系在一起。和对待每一位患者一样，我知道我会竭尽全力照顾珊达。这一承诺使我可以用同样的方式照顾她，无论她是病情好转，还是她将继续走向死亡。

她的病情不断恶化。我们给她注射越来越多的红细胞、血小板、血压药物、化疗、类固醇和抗生素。然而，比我想象的要快，很明显她活不成了。这一认识使我震惊。她很年轻，充满活力，但当我坐下来告诉她时，她已经知道了。是时候把我们攀登的梯子从治愈之墙移到安慰之墙了。我告诉她，我们会照顾好她，让她感到安全和有人倾听。我们会让她远离痛苦，并在这段时间里安排她和她所爱的人在一起。她很清楚自己想要什么：对话和联系。她希望能有时间与年幼的侄女和侄子共度最后的时光，我们在范德堡大学医学中心阳光明媚的医院庭院安排了几天的探访。看着他们跑来跑去，从阴影中跑回光明中，她笑了，沉浸在他们的喜悦中。

每时每刻，我都在努力以一种感激的心态来面对她离世的悲伤。在过去，我会退缩一点，但这次我投身其中。她的勇敢给了我勇气去变得"脆弱"，脱掉医生的外衣，做一个完整的人。

随着死亡越来越近，她所爱的人坐在她的床边，仍在讲述故事，仍在向她讲述他们的生活。有爱和希望，他们的悲伤勇敢地被抑制住了，一切为了她。

在她咽下最后一口气的两小时后，我在繁忙的 ICU 中来回奔波，那里仍有很多生命悬于一线。在经过珊达的房间时，我觉得自己被拉了进去，在地板上踱来踱去，我被里面的寂静所震撼，机器没了声音，安静极了，我盯着拉开的窗帘，期待着房间里没有患者。可是，她却安静地躺在病床上，身上盖着洁白的被单。我把一只手放在她尚有余温的胳膊上，从窗口向外望去，看到了渐渐变暗的阳光。此时，我和她不是医生和患者，而是人，是两个有情感、有血有肉人。悲切的泪水从我脸上滑落，我感谢她教我如何把握当下，我感谢珊达让我有幸陪她历经病痛，进入美丽的永恒！

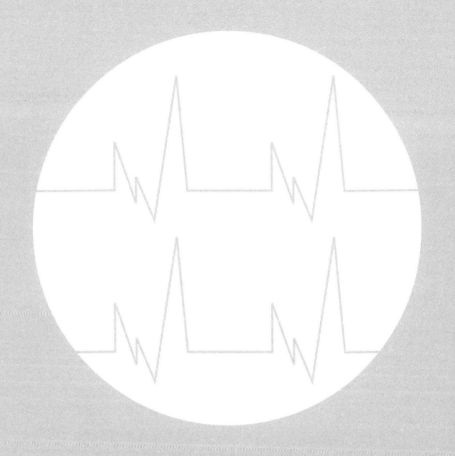

EVERY DEEP-DRAWN BREATH

结　语

让重症康复患者重新找回生
命的尊严

属于我的每个原子也同样属于你。

——沃尔特·惠特曼（Walt Whitman）
《草叶集》（*Leaves of Grass*），1855 年

在美国南方腹地一个阳光明媚的日子，我骑着吱吱作响的自行车来到一座小图书馆，为我六年级的老师塞伯特女士布置的所谓"研究论文"收集资料，借以回答"我长大后想做什么"这个问题。在书库里，我找到了《草叶集》，然后就被里面的诗句吸引了，沉浸在诗人赞美世界和人类精神的话语中。我写了一篇关于想要成为一名医生的论文，但惠特曼的诗集才是我找到真正答案的地方。我迫不及待地想要开始这激动人心的人生冒险。怀着对什里夫波特纪念图书馆的歉意，我没有归还那本书。

我的重症监护之旅是一个关于现实生活中患者、家庭、教师、诗人、护士和科学家的故事。对我来说，他们的生命意味着希望。在我迷失人生方向的那些年里，我深陷于怀疑和忧虑之中，担心自己的做法可能弊大于利。这些人让我找回了自己，找回了自己想成为一名医生的初心。我花了一段时间才在重症监护中再次找到希望，或者更具体地说，看到希望一直存在。我每天在 ICU 中经常会目睹令人痛苦的事，很难消除恐惧对自己造成的冲击。但我努力使自己铭记纳尔逊·曼德拉那句忠告："愿你的选择反映出你的希望，而不是你的恐惧。"

2020 年 1 月，我在韩国一家医院参加了一次 ICU 医护会议，讨论了在安全的情况下尽早停止镇静的必要性。在会议期间，我给一名 32 岁的重症康复者做了检查。她叫金有贤（Yu-hyun Kim），来自首尔郊外的京畿道农村。几年前，她患上了弥漫性肺泡出血。这是一种罕见的疾病，会导致肺部出血。医生为她注射了镇静剂，将她固定在病床上，并对其进行机械通气数周，导致她的体重大幅下降。她出院已经快两年了，身体仍然很虚弱，只能依靠轮椅行动。她的腿细得像牙签，股骨上的肌肉已经萎缩。当我问为什么要长期给她注射镇静剂时，一位男性 ICU 医生答道："我们担心如果过早停止给她注射镇静剂，她可能会伤到自己。"房间另一头的一位女医生驳斥道："恐怕她再也不能行走了！"

多年来，我们在危重症护理领域有太多决定都是由恐惧引导的。我们之所以对患者过度地使用镇静剂，是因为我们担心如果不这样做，他们会感到不适和焦躁；他们会自行拔管并摆脱束缚；他们会在因谵妄引发的暴力行为中伤害我们。由于采用了过于保守的跌倒和坠床预防措施，我们让患者保持不动，导致我们没有尝试让他们尽早恢复行走。我们让家属远离患者，将患者的亲人视为来访者而不是治疗计划的参与者，因为我们认为他们会分散我们的注意力，占用我们宝贵的时间。在 ICU 中，我们避免谈论死亡，并认定这里是一个拯救生命的地方。在 ICU 中，我们刻意不去更新我们的护理文化，因为接受改变是可怕的。但尤其令人恐惧的是，承认我们采用的治疗方法是错误的，而这种方法损害了许多患者的健康。对我来说，纠正这一错误的唯一方法是努力改善我们对 ICU 中病情最严重患者的护理方式。

在新冠疫情蔓延的那段时期，恐惧再次成为医学界空前动荡的"推手"。医生、护士以及所有从事卫生保健工作的人，都竭尽全力来救治感染了这种高传染性、发热性且没有特效药物的疾病的患者，而这种疾病似乎以前所未有的方式攻击人体的多个器官。当时，医护人员使用有限的个人防护用品，ICU 已满负荷运转。遗憾的是，在我们急于做出应对的过程中，我们将本书中概述过的 25 年来危重症护理方面取得的进展，以及已经建立的呼吸机管理方案和 A2F 集束化护理方案丢到一旁。如果有人曾计划制造最多数量的谵妄和 ICU 后综合征患者，那么病毒和我们对其传播的早期反应将使他们的阴谋得逞。

在最初的恐慌中，我们专注于给患者机械通气，给他们注射大量的镇静剂，丝毫不去考虑后续的影响。我们隔离患者以节省个人防护用品，提早停止行动能力恢复和理疗，并阻止患者的朋友和家人来访。密歇根大学医院 ICU 主任罗伯特·海兹（Robert Hyzy）医生告诉我：

> 医生们害怕护士和自己暴露在病毒之下，这使我们愿意违背既定的护理方案。持续使用镇静剂本会立即引发我们的警惕，但事实并非如此。这种担忧在我们的大脑中被疲劳、N95 口罩带来的鼻痛、饥饿以及长时间穿着防护服去上厕所的不便所淹没。此外，患者还不知道有 ICU 后综合征这回事……

当我与波士顿哈佛大学贝思以色列女执事医疗中心的 ICU 医生伊丽莎白·里维耶洛（Elisabeth Riviello）交流时，她说了类似的话：

> 与拯救患者的生命相比，我们过多和过长时间对他们使用镇静剂，导致他们有患上 ICU 后综合征的风险没那么紧要，而且远不在我们考虑的范围之内，因此我屈服于更直接的恐惧，让他们保持镇静。

虽然我们在重症护理方面知道得更多了，但我们的 ICU 再次成了制造谵妄的工厂，为新一波重症康复者带来了持久的公共卫生危机。在疫情早期，我们研究了 14 个国家的 2 000 多名新冠病毒感染者，得出结论，过度使用苯二氮䓬类药物和病床边家属的陪护不足是导致谵妄和死亡的原因。1896 年，奥斯勒爵士写道：

人类只有三大敌人：发热、饥荒和战争。其中，迄今为止最大、最可怕的是发热。

感染病毒后的症状之一就是发热，当我们在发热之上再加入恐惧时，结果是灾难性的。

我的医学之旅开始于 1985 年新奥尔良慈善医院。在疫情期间，我每天都与那里以前的一些肺部和危重病护理同事保持联系。他们现在的主治医生成了专治新冠病毒感染的医生，负责救治路易斯安那州的患者。他们受到冠状病毒病例的冲击，大约每小时有 6 名重症患者出现在他们的医院里。

当感染病毒的人数在纳什维尔激增时，巴吞鲁日圣母湖医院 ICU 研究室主任霍利斯·巴德·奥尼尔（Hollis "Bud" O'Neal）医生为我提供了急需的智慧：

我们听到一些医生建议对新冠病毒采取全新的治疗方法。而我只知道，违背 20 多年来已经证明有效的护理方法将弊大于利。对于我的患者，我坚持采用 A2F 集束化护理方案，我们知道这个方案是有效的。

我发现他的话在一个充满不确定性的世界里是那么鼓舞人心。最终，随着医生和护士在应对新冠病毒方面逐步变得稳健，对该疾病及其对人体的影响有了更多的了解，他们又回到了既定方案和最佳方法上来，包括呼吸机管理的基本原则和 A2F 集束策略的关键要素。我们找到了安全的方法，解除患者的镇静状态，让他们早点下床，并再次拥抱他们的亲人。起初，我们只看到了一种新的疾病，并且决心用新的治疗方法去根治，无论会带来什么后果。后来，我们发现可以用我们已知的、可靠的方法来以最佳方式处理这种病毒。我们转而求助于我们的过去，它让我们脚踏实地，并帮助我们在面对未知的时候找到方向。我在医学院的室友、美国无国界医生组织前主席达林医生告诉我：

> 现在的情况与埃博拉危机时的情况惊人地相似。起初我们措手
> 不及并且乱了阵脚，但后来我们又回到了已知的有效救治途径上。

在《最好的告别》（*Being Mortal*）一书中，阿图·葛文德（*Atul Gawande*）[①]医生道出了一个严酷的现实，即在现代，我们往往忽视那些经验最丰富的人的智慧。他指出，在前几代人中，人们对长者表现出了极大的尊重，于是人们假装年长而不是年轻。葛文德医生教导我们：

> 由于通信技术的发展，老年人曾经对知识和智慧的独享受到了
> 削弱……在过去，我们可能会求助于一位老前辈来解释世界。现在
> 我们咨询网络，此外如果我们在电脑方面有任何问题，我们会询问
> 一个十几岁的孩子。

在危重症护理领域，我的前辈通常是我的导师们。他们记得那些曾经尝试过的非传统复苏策略、新药物和实验性呼吸机设置，并且记得这些尝试是如何失败的。我求助于前辈，并不是因为他们总是对的，而是因为我们可以从他们以前的错误中获得启发和知识。

我的一种做法，就是积极寻求老年患者的智慧。在记录患者的病史时，如果我知道他们已经结婚 50 多年，我会停下手头的工作，坐下来听他们的故事。在疫情期间，两对结婚超过 60 年的夫妇成为我的人生导师。第一位

---

① 阿图·葛文德，哈佛医学院教授，世界卫生组织全球病患安全挑战项目负责人。其著作《最好的告别》《医生的修炼》《医生的精进》及《清单革命》中文简体字版已由湛庐文化引进，浙江科学技术出版社出版。——编者注

是弗吉尼亚·史蒂文斯（Virginia Stevens）夫人和多伊尔·托马斯·史蒂文斯（Doyle Thomas Stevens）先生。疫情暴发时，他们已经结婚66年，而且都是88岁。他们患有进行性新冠病毒感染，收治到我们科，两人的病房隔得很远。我发现多伊尔很恼火，挣扎着从床上爬起来，坚持说："我必须见到弗吉尼亚，他们把她带到哪里去了？"这是他唯一能想起的事。护士们说，他整个上午都在与谵妄作斗争，直到他们在勺子上抹了一点蜂蜜，他才能够进食。由于心中有期盼，并且治疗有了效果，几分钟后，他的大脑清醒了，他平静下来。但接下来他又要找弗吉尼亚。通过史蒂文斯夫妇的主治医生和护理人员的出色工作，我们将他转移到了她的房间。这样做是何其重要！他的谵妄很快就消失了。我珍藏着一张我同他们二人的合影，我穿着黄色防护服，戴着N95口罩，他们床挨着床，紧紧握着彼此的手，好像永远不会再松开。他们在微笑中逐渐康复。出院时，他们的女儿凯伦说的话同我的想法暗合，"你们中有我所见过的最善良、最乐于助人、最富有同情心、最尊重他人的护士。优秀至极！"疫情暴发几个月后，护士们疲惫到无法用语言形容，已经超越其体能的极限。像往常一样，护士们都向我表示，她们确信从史蒂文斯夫妇那里得到的比她们付出的多得多。我又一次想起了那句西班牙谚语："每个人都是一个世界。"

仅仅几周后，已经结婚61年的玛丽和菲利普夫妇出现了发热和呼吸短促的症状。由于延误和相互矛盾的检测结果，他们在起初的几天里都是由孩子凯西、吉吉和大卫照顾。最终，这对夫妇和他们的女儿都被诊断出患有新冠病毒，但只有玛丽和菲利普病情严重，需要住院治疗。菲利普之前接受过心脏移植并受到免疫抑制，由于他的情况可能非常复杂，他被转移到了我们医院的重症病房，而玛丽仍在当地医院。几天来，她的家人们都试图让她转院，由于玛丽和菲利普的病情恶化，已没有任何康复的希望，全家强烈要求转院。凯西说："我会尽量减少遗憾，我告诉妈妈的医生，如果他们的离去不可避免，我必须让他们在一起。"医生似乎不理解这种要求的迫切性，他表示，转院不会改变结果，因此没有必要这样做，此外，那里的床位也很紧张。然而，在范德堡大学医学中心，菲利普的医生想法却有所不同，他确保菲利普隔壁的房间对他的妻子开放，以使这对灵魂伴侣可以在一起。

凯西说："几天后，我打电话给爸爸，告诉他妈妈要转院了，他们将住在相邻的病房里，由同样的护士、同样的医生进行同样的治疗。"玛丽和菲利普在分开 5 天之后又见面了。起初，他们隔着一堵墙，但他们的医护团队想做得更好，于是把玛丽安排在菲利普的房间里接受所有医疗护理。现在，他们靠在一起，波纹状高流量氧气管将空气输送到他们体内。玛丽看着丈夫，伸出手去摸他因为抽血而淤伤的手腕，不停地说："菲尔，我在这儿，我在这儿。"他们又在一起了。他们在与病毒斗争 3 周后，首次住院 10 天后，以及护士将他们安置在同一病房两天后，二人手牵着手，在家人们的陪伴中，在几小时内相继离去。凯西告诉我："我们从未离开过那间病房。护士们整天照顾我们，给我们提供盒饭，还给我们带来一篮子零食。她们真是太好了。"

即使笼罩在恐惧之中，你依然可以看到闪烁的希望。

看到这两对老夫妇共同生活这么久，仍然彼此相爱，让我想到了自己的婚姻和家庭。我们的孩子现在已经长大，都从大学毕业了，正在从事自己的职业。金和我结婚 30 多年了，有了更多在一起的时间，我们的关系正在加深。我们很享受这种成熟的夫妻关系。我想起了德国神学家、反法西斯斗士迪特里希·朋霍费尔（Dietrich Bonhoeffer）在纳粹的集中营中给他的侄女写过一封信，向她提出了这样的建议：

不是你们的爱情维系着婚姻，而是从现在起，婚姻维系着你们的爱情。

这句话也促使我思考我作为一名医生的角色，而这个角色远不仅仅是照顾患者。这种关系是互惠的，我的患者给了我灵感和意义来支持我。

我清楚地记得我第一次见到克莱门汀·亨特（Clementine Hunter）那天。当时我9岁，我和叔叔沃伦那天一早就出发了，沿着公路隆隆作响地行驶。一张用奶奶亲手缝制的床罩包裹着的新床垫在车后面弹来弹去。沃伦叔叔收集艺术品，通过口口相传的方式或那些摆在屋外展示的作品，来发现不知名的艺术家。克莱门汀是他带我拜访的第一位艺术家，我们给她带了绘画用品。我的左边是颜料、画笔和画布，右边是我垂在车窗外的手臂。路易斯安那州很热，早晨是一天中难得使我能感受到凉风拂面的时段。我们沿着柏油路从什里夫波特奔向克莱门汀居住的梅尔罗斯种植园。

沃伦叔叔拐进了一条尘土飞扬的车道，然后在一间简陋的排房前停了下来，房子上刷的白油漆被南方的烈日晒得斑驳不堪。克莱门汀就在那里，坐在门廊上，就像我见过的每一个纱窗门廊一样，破旧的金属纱窗上有裂缝。她弯腰微笑着把门打开，生锈的合页吱吱作响。她已经80多岁了。"你们好吗？"她问候道，并对我们的到来表示欢迎。

门廊上有一个画架，前厅里也有一个画架。她苍老的手上遍布红色、绿色、黄色和白色的油画颜料。我看到了她正在创作的一幅画，一支洗礼队伍，黑人妇女穿着白色的衣服，从山顶教堂漫步到下面的池塘，那里正在进行一场全浸礼。沃伦叔叔告诉我，她是一名记忆画家，能把脑海中的场景转移到画布上。注意到我在看她的画，她俯身抱住我，把我带到另一个画架前，开始画一幅新画。

她说："韦斯，这幅画是给你的。我叫它《周六之夜》（*Saturday Night*）。"我走近了看她的画作，笔触浓重，色彩明亮。当她作画的时候，她告诉我生活很艰难，人们生来就要抗争和受苦，但他们也会跳舞。这幅画会让我想起这一点。"你必须下定决心做更多的事，要么抗争，要么跳舞。"

稍后，沃伦叔叔和我把床垫从卡车上抬下来，放在里屋，把她那张破旧的床垫带走。当夜空浓烈的红色渐渐褪成粉红色，然后又变成黑色时，我们才起身回家。克莱门汀在门廊向我们挥手告别。今晚她一定可以睡个好觉了。

当那幅《周六之夜》完成时，沃伦叔叔为我买下了它，现在它就挂在我的房子里，借以纪念那天以及我与沃伦叔叔和克莱门汀共度的所有其他日子。我们经常带着颜料和画笔，有时带着自家做的红豆和米饭配辛辣的香肠去看望她，这些小礼物可以让她活得轻松些。现在我知道，她的祖辈都是黑奴，从早到晚在梅尔罗斯种植园中采摘棉花，克莱门汀本人也曾在田里干活，后来当过女佣和厨师。她没有受过正规教育，也没有机会学习读书和写字。但在20世纪40年代的一天，一些来访的艺术家客人把颜料遗弃在种植园房子的抽屉里。她没有把颜料扔掉，而是收拾好。此刻，有什么东西吸引着她从垃圾堆里捡起一块废弃的窗帘布，并画出了她记忆中的一个场景。

这开始了一种习惯，一种召唤，她创作了一幅又一幅描绘生活的画，通常是许多相同主题的画，比如摘棉花、婚礼、葬礼、周六晚上、去教堂，直到她101岁去世。如今，她已是美国南方最著名的民间艺术家之一，曾应邀访问白宫。她的作品曾在巴黎卢浮宫、纽约美国民间艺术博物馆和芝加哥奥普拉·温弗瑞收藏馆等著名艺术馆展出。

克莱门汀在她早年的生活中一直被视为异类，贫穷、无足轻重、没有个性，直到她的画被发现。但对我来说，她的故事是黑暗中的一缕光。在我的记忆中，她总是站在门廊上画画，追随内心的召唤。她告诉我生活中可能会有痛苦和暴力，而我可以走出去，为人们带来更多的希望和治愈。

几年前，我在赞比亚与我们的全球健康共同体合作伙伴以及孔德韦拉尼·马泰约（Kondwelani Mateyo）医生一起研究谵妄，他是该国为数不多的训练有素的肺科医生之一。赞比亚和非洲大部分地区一样，与持续的艾滋病毒和艾滋病传播作斗争,我们的研究所登记的危重患者中有 50% 以上是艾滋病毒携带者。虽然这种疾病通常会导致败血症,造成全身感染,并使患者易患谵妄,但在赞比亚或其他资源有限的地区,几乎没有关于这一问题的证据。在拥挤不堪的 ICU 中,当我站在一位神志不清的妇女的病床边时,我想起了我在慈善医院的日子,以及那里我所深爱的浓郁的人道主义氛围。马泰约医生似乎看出了我的心思,抬头问道:"一个来自路易斯安那州的男孩怎么会和我一起来到卢萨卡?"

整个旅途中我都在思考这个问题。后来,当我漫步在一片兼作墓地的果树林中时,我看到了挂满鲜花的墓碑和两座蓝黄相间的小屋,人们在那里感念逝去的亲人。这是一个充满光明和希望的地方。这是一片感恩之地!然而,我知道,如果这些死者生前生活在一个医疗资源丰富的国家,他们所患的许多疾病本可以得到治疗。

来到赞比亚是我在过去 25 年中所追求的改进医学科学进程的自然延伸。我仍然希望把我的镜头对准外面,帮助那些无法发声的人群。A2F 集束策略的科学性已被证明可以拯救生命和帮助重症康复者,随着它继续走向更广阔的世界,我们将对其进行调整,以满足每个患者群体的需求。在赞比亚等医疗资源匮乏的国家,我们在很多方面才刚刚起步。这令人感到一丝兴奋!因为希望和变革从一个 ICU 传播到另一个 ICU。我相信,像马泰约医生和他的团队这样的医务工作者将在撒哈拉以南非洲和其他地区传播信息,改善那里数百万患者的生活。

最近,我和"安宁疗护之心"(The Heart of Hospice)的负责人卡拉·戴维斯(Carla Davis)进行了一次交流。这是一个为临终患者提供安宁疗护服务的组织。卡拉的同情心和智慧给我留下了深刻的印象,尤其是在疫情期间。对于她和她的团队来说,疫情期间需要尽可能为每一位临终患者提供服务——尽管其中许多患者被其他安宁疗护机构拒绝服务,因为他们觉得没有能力帮助这些患者。

毫无疑问，"安宁疗护之心"会尽其所能地参与进来。卡拉说："一旦我们采购到足够多的个人防护用品，我们就从三个州招募大约 80 名志忑但自愿的员工来填补路易斯安那州的所有人员空缺。""早期病患激增，情况非常糟糕。"在最初的几个月里，他们在患者家里护理了 450 多名即将死去的新冠病毒患者，甚至包括那些休克和正在滴注肾上腺素的患者，安宁疗护机构通常不会为这些患者提供服务，因为对他们的护理很复杂。尽管如此，仍有许多患者在医院里孤独地死去，孑然一身，无家可归。

卡拉没有气馁，而是找了一个合适的地方为此类患者建立了一所住院中心，并在新奥尔良找到一台在一周前就不再使用的呼吸机。"虽然从构思到获批，我们花了一年的时间，但只用 10 天时间就将病房收满。"我想知道他们是如何迅速地克服那么多障碍的。"我们抄了小路。"我能听到卡拉声音中的兴奋，"道路是曲折的。砰！砰！砰！随着障碍物的轰然倒塌，我们为这些人服务的梦想就闪电般地实现了。"当我让她用一个词来概括整段经历时，我想她可能会说"混乱"或"奇迹"，而她却说："无花果。"她理了理自己金色的头发，笑了。她说："在为第一位患者服务时，我问她希望我们为她做什么？她带着浓重的卡津①口音说：'无花果，你知道，它们很甜。'有人出去为她找来一些泛着紫色和金色的无花果，饱满、多汁、新鲜，是我们路易斯安那州人非常喜欢吃的那种。这位患者吃下了每个果子，直到三天后去世。"

当我走进病房时，我收到了蒂莎·霍尔特（Tisha Holt）的一条短信：

谢谢您发来这条振奋人心的信息，埃利医生。像这样的美好祝

---

① 卡津人是指居住在美国路易斯安那州的法裔加拿大人的后代。——译者注

愿正在帮助我渡过难关。

我笑了。这似乎是一个很平常的时刻，一个对我今天早些时候发送的一条短信的简单回复。蒂莎是那天早上我要去查房的新冠病毒重症和急性呼吸窘迫综合征患者之一。她的肺部病情很严重，氧合指数很低，因而需要机械通气。如果没有呼吸机的支持，她可能早就去世了。她描述她呼吸的感觉，就像整个人被铁丝网缠住一样。今天她坐在病床上，靠着枕头，给她所有的朋友发短信告诉他们她还活着。用她的话说，我们用了适量的镇静剂来为她"驱除恐惧"，那天下午我们安排她下床。接下来，我们会想办法把她的父母带到她的病房。我们的工作重回正轨。一次一患，一次一人！

不久前，一位朋友给我发了一段视频，视频中一只蜘蛛正在湖边他家的门廊上织网。我入迷地看着它编织着错综复杂的网，从中心向外盘旋，创造出一层又一层令人惊叹的结构。我从未见过如此巨大的蜘蛛网。过了一会儿，一场倾盆大雨几乎把蜘蛛网扯了下来，蜘蛛急急忙忙地找地方躲避。雨后当我看着蜘蛛蹑手蹑脚走出来，正为网的破坏而感到难过时，我确信它会因为失去劳动成果而感到沮丧。相反，它耐心地重新开始织网。

我意识到这正是我需要做的。当疫情在我们周围肆虐时，我们必须重新开始，继续努力传播我们的理念，并将其从一个 ICU 传递到另一个 ICU，再传递到更多的 ICU，以确保重症监护的风向完全转向为 ICU 中的每一位患者提供富有同情心的、安全的和有依据的护理。我的工作是看到我的患者恢复到入住 ICU 之前的状态，并继续尽我所能照顾他们，挽救他们的生命，防止他们出现 ICU 后综合征，并为他们的 ICU 后生活提供支持。

当我还是一名年轻医生的时候，如果有人问我认为重症监护领域最重要的方面是什么，我会热切地谈论机械通气和血管活性药物，以及如何让患者摆脱休克并进行生命维持。而我从来没有想过有一天我的回答会是无花果，或是汤匙上的蜂蜜，或是一段音乐。

面对绝望，我会一如既往地向希望迈进。

以一个关于感恩和承诺的故事来结束本书似乎再恰当不过了。对我来说，这是一个令人欣慰的时刻，也是一个展望未来的时刻。几年来，我一直在努力寻找一位名叫特蕾莎·马丁的女子，多年前我曾竭尽全力挽救她的生命，最终把她活着送回了家，但她的大脑和身体都患上了新的疾病，即ICU后综合征。当我查到她的医疗档案时，我才得知她于不久前去世了，但我联系上了她已成年的儿子特拉维斯·马丁（Travis Martin）。我告诉他，我为对他母亲造成的伤害感到非常愧疚。我了解到，特蕾莎服药过量并住进ICU的那晚，特拉维斯就在她身边，她的儿子是她后悔自己的行为并决心活下去的原因。

特拉维斯没有太多属于自己的童年，他帮助母亲上下轮椅，并在她记忆衰退时替她处理事务。虽然他不知道，但他一直患有家属ICU后综合征，并与抑郁症和创伤后应激障碍作斗争。我原以为他可能会对发生在他母亲身上的事感到愤怒，但他没有。他找到了自己的治疗方法和解决方案，这于他很有帮助。当我再一次解释说，自己当时一直在努力挽救他母亲的生命，我的余生都在努力帮助其他患者应对危重疾病时，他打断了我：

> 您知道，我一直在修我妻子的车，所有的问题都是有特定解决方法的。虽然10年、20年前可能会有不同的解决方法，但在某个地方总会有人做出改进。听起来，您已经做出了类似的改进。我们需要不断对医学进行改进以帮助人们，这就是您想要说的。

我点点头，喉咙哽咽。他完全正确。这就是我一直想说的，一直想做的。

患者、家属和陪护者的资源

就在我思考如何向读者提供实用建议的时候，下起了一场倾盆大雨，雨水拍打着我正在参观的山中小屋的铁皮屋顶。我听到树枝折断的声音，头顶雷声大作。在这样一场充满危险的暴风雨中，我有点害怕。这使我想起了我生命中其他风雨飘摇的时刻，也使我想到了你将来也需要有一个避难所来躲避骤然刮起的狂风。在危机时刻，这就是我们真正想要的：一个躲避狂风暴雨的地方。

我希望除了《重塑 ICU》中的故事和真相，这些资源能为人们在罹患危重疾病期间和之后，在脆弱且充满不确定性的生活中提供一条前行的道路。

每个人所患的疾病及其康复的路径都各不相同。因此，没有谁可以替代你与医生、护士、药剂师、作业治疗师、理疗师、康复专家、社工、精神顾问或牧师以及医疗团队的其他成员进行直接交流。

在创建这些资源的过程中，作为 CIBS 中心的心理学家，格林博士和杰克逊博士为我们的 ICU 互助小组提供了有益的见解。本部分讨论以下主题：

- 了解谵妄：患者住院期间及出院以后亲属陪护指南
- 应对谵妄的建议
- 给医护团队成员的资源：ABCDEF 集束化护理方案
- 给 ICU 后综合征患者及其家属的综合指南
- ICU 后综合征和新冠病毒感染
- 离开 ICU 后：患者视角下的 ICU 后综合征康复指南
- 认知矫正
- 物理补救

了解谵妄：患者住院期间及出院以后亲属陪护指南

谵妄是一种思维和行为上突然出现的变化，主要表现为无法集中注意力或服从指令。谵妄可以从患者的提问中体现："我是不是有点糊涂了？他（她）糊涂了吗？"这可能看起来很奇怪，但当患者感到困惑时，他们往往有能力意识到他们的困惑。谵妄可影响任何年龄的人，但住院的老年患者，尤其是重症监护室的老年患者风险最高。ICU 中大约有 2/3 的患者会出现谵妄，许多患者开始进行机械通气时或随后不久就会出现谵妄。谵妄可迅速发作或逐渐发作。它可能很快出现又很快消失，也可能持续几天到几周。谵妄是一种危险的状态，是一个有关大脑工作方式的全球性问题，是一个导致死亡可能性变得更高、住院时间更长、护理费用更多，并且使思维和记忆问题持续恶化数月甚至数年的危险因素。最重要的是，你要意识到你的亲人在住院期间可能会出现谵妄，并对此保持警惕。

谵妄患者可能的表现：

- 糊涂
- 注意力和记忆力出现问题
- 不能集中注意力或服从指令
- 像是变了一个人
- 焦躁不安或异常安静
- 好斗
- 有剧烈的情绪变化
- 不知道自己在哪里
- 不知道一天中的确切时间
- 行为反常
- 使用与他们的性格不相称的表达方式
- 看到不存在的东西
- 睡眠习惯发生改变
- 出现异常的动作，比如颤抖或捏衣角

谵妄是由大脑工作方式的变化引起的，具体而言可能由以下因素引起或加重：

- 大脑供氧不足
- 大脑中的化学变化
- 某些药物
- 感染
- 剧痛
- （先前和当前）所患疾病

- 陌生环境
- 酒精、镇静剂或止痛药
- 尼古丁、酒精、麻醉品或镇静剂的戒断

最有可能出现谵妄的人：

- 患有痴呆或有轻微的认知问题的人
- 上了年纪的人
- 做过手术，特别是髋关节手术或心脏手术的人
- 患有抑郁症或其他先前存在精神疾病的人
- 服用某些高危药物的人
- 视力或听力欠佳的人
- 患有感染或脓毒症的人
- 心力衰竭的人

下一节讨论的是如果基于已经学到的东西，你认为自己的亲人存在出现谵妄的危险或怀疑其已陷入谵妄，应该如何应对。

应对谵妄的建议

如果你或你的家人正面临住院或手术，你可以采取一些措施来预防谵妄或减少谵妄持续的时间。

住院前的准备：

- 为任何计划中的手术或住院做好准备，就像为参加一场体育比赛而

进行训练一样。你可以做些运动，并保持健康饮食和良好睡眠。

- 带上你目前服用的药物和补充剂的清单。
- 在择期手术前后要求进行谵妄和认知筛查。
- 戴上助听器、眼镜和假牙并使用。
- 如果条件允许的话，让一个朋友或家人时刻陪在你身边。

住院治疗期间的建议：

- 只要情况允许，白天晒晒太阳，只在必要时躺在病床上。
- 尽早并且经常活动。手术后尽快恢复行走。
- 记住，运动疲劳后的自然睡眠比药物诱发的睡眠或镇静效果好得多。
- 关上房间的门，戴上睡眠耳塞和睡眠眼罩，也可以使用自己熟悉的枕头或毯子，这样睡得更好。是的，对于很多 ICU 患者来说，这些都是可以选择的。
- 在完全康复之前，不要做出重要的财务或其他方面的决定，也不要急于重返工作岗位。

专为陪护者（亲属及保健人员）提供的建议：

- 如果你发现你的亲人"就像换了个人一样"，请寻求医疗帮助。
- 承认患者所遭受的痛苦，让其放心，并向其保证正在采取措施让其感到舒服。这一步提醒你要维护亲人的尊严，并使其得到善待。
- 与医疗团队沟通，询问患者正在服用的任何活性药物是否会增加谵妄的风险。
- 确保疼痛得到充分控制（通常家人比医疗团队更清楚）。
- 如果你有挥之不去的疑问，可以咨询精神科医生、神经科医生或老年医学专家（适用于老年患者）。
- 如果患者出现谵妄，应为他们提供语言引导和安慰。

- 重新向患者介绍自己和医疗团队的成员。
- 向你的亲人解释当天的具体计划。
- 对患者要有耐心，轻声说话，经常重复对他们说过的话，使用简单的词汇或短语。
- 谈论你生活中发生的事和新闻，尽可能多地、经常地提醒患者时间、日期和身处的地方。
- 谈论家人、朋友以及熟悉的话题。
- 用日历或家庭照片装饰房间。这些熟悉的物品可能会让患者想起家人，在关键时刻给他们带来希望。
- 和医疗团队讨论如何为患者播放其最喜欢的音乐，或者在其醒着的时候如何安排其看电视节目。
- 向护士要一本 ICU 日记，用文字、照片和视频建立一个亲人住院时的个人记录。把每一天的细节记录下来，有助于日后帮助患者把零碎的记忆拼凑起来。
- 与医疗团队合作，帮助患者尽快安全下床活动。
- 确保患者身边有他所需要的眼镜、助听器和假牙。
- 和患者一起玩一些简单的游戏，比如井字棋、字谜游戏、填字游戏和数独游戏，让其大脑保持活跃。
- 离开医院后，要做好认知辅助的准备，因为"脑雾"可能会持续很长时间。

为增强患者感观所做的准备。如果条件允许，确保患者有：

- 助听器电池
- 眼镜湿巾
- 阅读眼镜
- 放大镜
- 清洁剂

- 药物清单

为了促进睡眠：

- 在安全和有人看护的情况下，通过活动使患者疲劳，从而产生睡意
- 眼罩
- 耳塞
- 通过一些特别的电视频道、音乐或有声读物让患者放松

在适当的时候，试着用以下物品来吸引患者：

- 拼图
- 蜡笔
- 涂色书
- 扑克牌
- 大字字谜或填字游戏
- 毛绒玩具
- 任何你知道的患者喜欢的东西

给医护团队成员的资源：ABCDEF 集束化护理方案

美国重症医学会是 A2F 集束化护理方案的主要推动者。A2F 集束化护理方案是 2005 ～ 2020 年基于循证医学开发的一系列护理方案，也是美国重症医学会的 ICU 解救组织倡议的基础。这一运动就是这本书中所讲述的那些患者经历的产物，促使世界各地的医学家和他们的研究团队设计了具有里程碑意义的队列研究和临床试验，揭示了护理方面的惊人进步，而这些进

步就浓缩在 A2F 集束化护理方案中。这是一项由全球无数人、资助机构以及最重要的——患者和家属共同努力的成果。

以下是 A2F 集束化护理方案的 6 个组成部分：

- 镇痛：评估、预防和管理疼痛
- 自主觉醒试验和自主呼吸试验：每日停止镇静和机械通气
- 镇痛和镇静的选择
- 谵妄：评估、预防和管理
- 早期活动和锻炼
- 家属参与和授权

在以技术为主导的 ICU 环境中，A2F 方案的 6 个安全步骤所包含的理念，对于使患者重新获得人性化对待至关重要。这是一种手段，可以确保我们避免我们无意识地、无根据地用化学和物理类的限制措施，导致患者受到伤害。医护人员可以采取具体步骤来预防谵妄或减轻谵妄的严重程度。这些步骤往往成本低廉，只需要很少的资源和专业培训，通常包括提出一些好问题，并依靠可靠的临床技能。

评估你的患者是否存在以下状况：

- 用药过量
- 缺氧
- 不必要的制动
- 脱水
- 不够温暖
- 便秘
- 缺乏食物

- 缺乏睡眠

建议：

- 预先告知患者及其家属谵妄的许多风险，并对如何避免给出建议。
- 寻找可能引起谵妄的感染或潜在的病症。
- 尽可能使用非阿片类镇痛药或最小剂量的阿片类镇痛药。
- 首先使用非药物方法管理谵妄，如活动和最大限度地与亲人接触。
- 尽可能避免使用镇静药物。
- 除非有合格的护理人员在家陪护，否则不要让有谵妄症状的患者出院。
- 向他人讲解有关谵妄的知识，以及出院后出现怎样的表现应视为需要立即就医的谵妄并发症的警示信号。

对麻醉和手术的特别建议，麻醉医生可以采取一些措施帮助患者预防和治疗谵妄：

- 跨专业团队合作：让拥有各种技能的团队成员共同来优化护理。例如，将医生的评估、药剂师的药物评估、护士手术前的谵妄筛查，与在住院前由心理医生或技术人员以及有意愿的家属所进行的认知"预防性训练"相结合。
- 认知功能筛查：术前应评估所有患者是否已存在认知功能下降和发生谵妄的危险因素。
- 减少致谵妄药物的使用：避免使用不必要的镇静剂、抗胆碱能药物和抗精神病药物。寻找谵妄的潜在原因，并让家属给予协助。
- 评估疼痛控制方案：使用多模式疼痛管理，在可能的情况下局部使用对乙酰氨基酚和局部镇痛，使用非麻醉性镇痛，尽量减少阿片类药物的使用。避免使用苯二氮䓬类药物。

- 教育：家庭和医务人员需要了解如何预防和治疗谵妄。

给 ICU 后综合征患者及其家属的综合指南 [1]

ICU 后综合征是由一群关注 ICU 重症康复者需求的专家创造出来的术语。它指的是患者在重症康复之后，在身体、认知或精神方面，经历新的或不断恶化的损伤时发生的状况。这些损伤可能会在患者从 ICU 出院后持续存在，在某些情况下代表一种"新常态"或永久状态。在入住 ICU 之前，有固定工作的所有危重症康复者中，有近一半在一年后离开了工作岗位。1/4 的 ICU 重症康复者在入住 ICU 一年后，在日常生活中需要有人照顾，大约一半为 ICU 重症康复者提供护理的家庭必须对他们的生活做出重大调整。

患有 ICU 后综合征的人可能会经历身体、情感和认知方面的症状的任意组合。这些可能是全新的问题，也可能是患者患上危重症之前就已存在的问题的恶化。ICU 后综合征患者会出现以下症状：

- 身体症状，如虚弱、耐力下降、疼痛、呼吸短促、做动作或运动困难。
- 心理健康症状，如焦虑、恐慌障碍、情绪受损、重度抑郁、睡眠问题和创伤后应激障碍。
- 认知问题，包括处理事情缓慢、难以集中注意力、一心多用和记忆障碍。

---

① 本部分经美国胸科协会患者与家庭教育系列许可改编：S. Kosinski, R. A. Mohammad, M. Pitcher, et al., American Journal of Respiratory and Critical Care Medicine 201 (2020): 15–16.

医护人员可以监测症状或询问患者焦虑、抑郁、呼吸困难、完成日常任务（如洗澡）的能力等方面的问题，以及患者总体生活质量和日常功能方面的问题。患者有必要完成 ICU 后综合征症状严重程度的评估，包括认知、心理和身体健康测试。家属如果注意到他们的亲人出院后身体出现问题，应该帮助他们预约医生。

ICU 后综合征可能影响任何在危重疾病中存活下来的人，甚至包括那些患危重疾病住院之前身体健康的人。ICU 后综合征在住进 ICU 的患者中最常见，但许多在 ICU 以外接受治疗的人也会出现这种症状。虽然这个病的名字特指 ICU，但在非 ICU 病房住院期间，一些患者也可能会出现认知功能障碍、抑郁、身体残疾等状况。如果患者住院前已存在健康问题，如患肺部疾病或存在肌肉紊乱，患 ICU 后综合征的风险更高。患有精神疾病或认知障碍（包括轻度认知障碍或痴呆）的人住进 ICU 后，症状也更有可能恶化。一些可能在医院出现的疾病和事件也可能增加患 ICU 后综合征的风险。例如，在患病期间患有严重感染、急性呼吸窘迫综合征、谵妄、低氧血症和／或低血压的人更有可能患 ICU 后综合征。

在住院期间做到以下几点，可以降低患 ICU 后综合征的风险：

- 如果患者需要呼吸支持，医疗团队可以尽量减少机械通气的时间，并在安全的情况下尽量少使用镇静药物。
- 即使其他强化治疗（如机械通气）正在进行中，也可以在患病期间尽早开始物理治疗。
- 许多国际指南建议在 ICU 中对每名患者每天进行多次谵妄监测，并在病历中提供正式文件，作为对其日常护理的一部分。
- 家属和医务人员可以记录在医院发生的事情，帮助患者将他们在恢复期间的记忆同他们在 ICU 接受的护理联系起来。这样做能使患者在几周、几个月甚至几年后都受益。

- 让家人和朋友与患者交谈，从家里带来音乐和照片，这可能也有助于医疗团队的工作。
- 医护人员可以为患者及其家属讲解从 ICU 出院后可能出现的问题，如此一来，即使出现问题，患者也不会措手不及，并知道自己身上发生了什么。

ICU 后综合征的治疗取决于具体的症状：

- 多学科诊疗为重症患者提供支持，初级护理医生应该接受有关这一复杂护理的培训并参与实践。治疗计划可能需要几个专业人员组成一个团队。心理医生、社工、药剂师、理疗师、作业治疗师、护士和医生都可能为患者康复做出贡献。
- 虚弱和身体状况不佳可以通过物理疗法和锻炼计划来改善。
- 抑郁、焦虑、创伤后应激障碍等心理疾病可以综合采用理疗和药物疗法来治疗。
- 患者和他们的陪护者可能会发现，彼此分享故事对治疗是有帮助的，既可以获得建议，也可以帮助他人解决一些问题。这一点对 ICU 重症康复者互助小组尤其有帮助。
- 如果认知障碍导致思考、记忆或集中注意力困难，由神经认知专家进行正式评估可能会有所帮助，并可以制订认知治疗计划。
- 作业治疗可以帮助 ICU 重症康复者应对那些新的困难并改善症状。
- 让患者感受到自己被倾听和被认可，并认真对待他们的症状是至关重要的。

ICU 后综合征症状通常在住院 6 个月至 1 年或更长时间后出现。每个人都有不同的康复过程。有些症状可在数周或数月内改善或完全消失。遗憾的是，对某些人来说，ICU 后综合征症状可能会持续数年，甚至一生。当人们在重大疾病康复后，调整到一个新的身体机能水平时，医务人员可以在每个阶段为他们提供支持。

对 ICU 重症康复者的护理是家属和其他护理人员所要面临的难题。人们常常忽视一点，即陪护者可能会感受到压力，甚至在患者出院后发展为抑郁、焦虑或创伤后应激障碍。重要的是，陪护人员要抽出时间进行自我护理，寻求支持，并与自己的医务人员（包括专业的心理健康工作者）合作，以应对自己可能出现的任何症状。

ICU 后综合征和新冠病毒感染

新冠病毒感染患者是患 ICU 后综合征的高危人群，常被称为长时间新冠病毒感染或严重急性呼吸综合征冠状病毒 2 型（SARS-CoV-2）感染急性后遗症，而后遗症是指先前的疾病或伤害所造成的某种组织、器官的损伤或者功能上的障碍以及非正常状态。严重急性呼吸综合征冠状病毒 2 型是导致新型冠状病毒感染的病毒的名称。患有持续症状的患者被称为"长期载体"。那些转入 ICU 的患者基本上都是 ICU 后综合征的长期载体，这是长时间新型冠状病毒感染的最令人震惊的表现形式。在感染新型冠状病毒的 ICU 重症康复者中，ICU 后综合征发生得如此频繁的一些原因包括：

- 住院期间的社会支持限制
- 长期进行机械通气
- 高剂量和长时间使用镇静剂（如苯二氮䓬类）
- 由于存在感染传播的风险，也由于医院人手不足，只能将患者长时间固定，以及进行有限的物理治疗
- 探视政策的限制导致患者与家人和朋友严重隔绝
- 由于服务限制和区域限制，获得 ICU 后护理的机会有限

无论是在普通 ICU 住院后，还是作为一种应对长期新冠病毒感染的形式，治疗 ICU 后综合征的前进道路，可以在下一节 ICU 后综合征康复者指南中找到。

离开 ICU 之后：患者视角下的 ICU 后综合征康复指南

特别感谢奥丁·胡斯利德（Audin Huslid）先生，他曾是一名 ICU 患者，他为自己的康复经历提供了基础材料，并形容这段经历就像"从荒野中走出来"。

一般补救措施：

- 了解 ICU 后综合征的相关知识，以便在出院后一旦出现任何症状，随时准备为自己寻求帮助。
- 通过察看医疗记录，并与任何在此期间见过你的人（如家人和朋友、护士、医生、社工、精神顾问或牧师等）进行交流，来了解你的 ICU 病史。
- 如果你的 ICU 日记是在住院期间写的，可以要求看一看，并和来医院看望你的家人一起看一遍。
- 如果你在 ICU 中出现谵妄，要意识到你所经历的幻觉是很常见的。这些幻觉可能是令人痛苦的、极为逼真的，并涉及一系列主题和图像，包括酷刑、死亡或性。这些幻觉会在你离开 ICU 后再次出现。
- 请注意，ICU 患者的亲人可能会因为 ICU 陪护的压力而出现 ICU 综合征的症状（通常称为 PICS-Family 或 PICS-F）。他们可能也需要与心理医生或精神科医生进行沟通。

- 在 ICU 医生和治疗师与 ICU 后医生和治疗师之间，建立连续性护理（continuity of care，COC）。

- ICU 医护人员通常不会在 ICU 后跟踪患者的康复进展。值得高兴的是，这种情况正在发生改变，许多医院都开设了专门的 ICU 康复门诊和康复中心。

- 在出院前，获取一名 ICU 医生或护士的联系方式，以备日后你和你的 ICU 后医生了解情况。

- 要求院方提供你在住院期间所用的所有药物的副作用信息，并在出院前索要处方和补充药。出院后，向医务人员咨询一下这些药物。

- 确保为你可能需要的任何 ICU 后治疗提供特定转诊。这可能需要很多专业人士的护理，这些人包括作业治疗师、语言治疗师、理疗师、心理医生、精神病医生、神经内科医生、呼吸内科医生、营养师或社工。

- 患者和家属通常完全不知道需要或可以获得这种支持，即 ICU 康复中心工作人员会在患者从 ICU 出院后的几周和几个月内看望患者。

掌握自己的财务状况：

- 确保你的健康保险没有过期。如果它可能在可预见的未来到期，制订预案。

- 可以考虑使用每日／每周／每月预算工具。向财务顾问寻求帮助。设法为不可预见的医疗费用建立一个家庭应急备用金。

- 许多人发现有必要尽可能减少持续开支，甚至出售他们拥有的资产。

- 可以考虑申请残疾保险和任何其他适用的保险（如失业险、工伤赔偿）。让你的社工（如果你在医院有一位愿意在出院后帮助你的人）或你的医疗团队通过打电话或写信等方式为你申请。

- 可以考虑找人来帮助你，解决你过去经常做的，但现在对你而言可能具有挑战性的财务问题。

接受现在的自己：

- 接受你的"新常态"，并重新让自己振作起来。这种接受可能会带来一段时间的心情低落。在康复的过程中，有时候你可能会觉得自己的状况在下降。
- 找到一个 ICU 后综合征互助小组。向你所在的医院咨询，看他们是否组织过这样的小组或知道哪里有这样的小组。
- 朋友、家人和许多医生可能无法理解你的经历，所以可以考虑向治疗师求助，让其帮助你适应 ICU 的住院、疾病和伤害。
- 保持充足的睡眠。如果可以的话，进行有挑战性的脑力和体力运动，并按照你的健康管理师的建议保证饮食均衡。
- 正确看待事物。很多人没有从你所经受的这类疾病折磨中活下来。时间就是良药，你度过的每一天都会让你变得更好。
- 记住，你已经度过了一次重大的健康挑战，并存活了下来。这证明了你的坚韧和毅力。同时，不要忘记对他人展现出理解和关心。

认知矫正

记忆障碍的应对措施：

- 同你的医生谈谈可能适合控制认知障碍或疲劳的药物，但要知道没有神奇的解决办法。
- 制订详细的每日/每周/每月计划，并为重要任务设置闹钟提醒（比如在智能手机上设置）。你可能需要有人帮你做这件事。

- 将参考资料和待办事项清单放在手边（包括药物清单和紧急联系人）。
- 可以考虑接受作业治疗师、语言矫正师或康复心理医生的治疗。这些专业人士可以帮助你学习认知策略，并制订一个计划来最大限度地开发你现有的能力。
- 当你感觉可以做到时，尝试不同的活动来挑战你的记忆，重建大脑的神经回路。

注意力难以集中的应对措施：

- 提前计划好你想谈论的话题，无论是对话还是书面交流。
- 与你的医疗团队讨论后，试着制定一个定期（最好是每天）进行的需要集中注意力的智力游戏（如国际象棋或数独）和身体运动（如颠球或瑜伽）的时间表。
- 可以考虑做一个神经心理评估。它可以帮助你确定自己特定的认知和心理优势以及局限性，以指导你更好地恢复。这种测试也有助于向其他人解释你的状况，包括家人、朋友、医生、保险公司和未来的老板。

组织和解决问题方面的挑战：

- 确保有一套故障预防机制来管理你的药物和账单支付。使用日常药物管理器，设置自动药品补充和账单支付，并在需要时寻求一个值得信赖的人来协助你完成复杂的任务。
- 系统地了解自己的缺陷，并克服它们。
- 如果有条件，可利用电子设备（智能手机、计算器、电子表格、拼写纠正器、文字组织类应用程序），并可以考虑使用降噪耳机。

- 在做新计划时，你要比以前更深思熟虑。
- 将问题分解为很小的问题，然后分别解决每个小问题。可以考虑咨询一下认知矫正专家或作业治疗师。

管理情绪方面的应对措施：

- 可以考虑接受 ICU 后创伤后应激障碍、焦虑或抑郁的评估。情绪症状会加剧记忆衰退或其他认知方面的问题，或者使这些问题混在一起。
- 向你的医生咨询可以帮助你控制焦虑和抑郁的药物。虽然精神科医生经常开这些药物，但他们也受到内科医生、家庭医生和护士的监督。
- 尽管看起来很难，但试着定期（最好是每天）锻炼身体。这是非常重要的。从你可以轻松做到的事开始，哪怕只是在客厅里走几步也是有益的，可以就从这件事开始。如果感兴趣的话，可以试试适合初学者的瑜伽动作。有氧运动和力量训练都被证明可以帮助人们改善认知，让身体更健康、更强壮。
- 如果可以的话，试着每天出去走走。
- 尽可能多地与朋友和家人联系，即使这听起来很困难。试试发短信和视频消息、发电子邮件、打电话或寄明信片。
- 冥想和正念都对情绪和认知有益。在这方面有很多免费的应用程序可供尝试。
- 加入 ICU 后综合征互助小组。

保持警觉的方式：

- 如果你不确定在 ICU 住院后你是否患有认知障碍，问问你身边的人是否注意到你的行为或言语与以前有何不同。

物理补救

ICU 获得性衰弱的物理补救措施：

- 根据需要，获得物理和作业治疗的转诊。尽可能早、尽可能多地进行这些治疗。
- 出院前，你会得到一份全面的身体机能评估报告。确保你的物理和 / 或职业治疗师得到这份报告的副本。
- 如果你出现持续的呼吸急促，请咨询你的医生做肺功能测试（PFTs），它可以检测出持续的肺损伤。此外，作为 PICS 的一部分，肺部可能会没有问题，但肌肉和神经可能会受到损伤。在这种情况下，其他测试可能包括肌电图和神经传导测试以及运动耐受性测试。如果可能的话，咨询一下呼吸和 / 或心脏康复专家。

疲劳管理的物理补救措施：

- 与你的医生讨论各种药物治疗疲劳的潜在好处。一些医生可能会要求你验血，检查可能导致疲劳的激素失衡（如甲状腺素、雌激素、睾酮、皮质醇激素失衡）。
- 高质量的睡眠对缓解疲劳至关重要。养成健康的睡眠习惯，向医生询问哪些药物有助于睡眠，哪些药物会干扰睡眠。
- 如果你做噩梦，考虑接受创伤后应激障碍评估（参见"认知矫正"部分）。
- 保证身体恢复所需的充足睡眠。
- 记住，如果你能做到的话，锻炼身体对睡眠有好处。

功能障碍（指日常生活功能上的"残疾"）的应对措施：

- 询问你的医疗团队是否需要协调和／或平衡不同的运动方式（如瑜伽、舞蹈、间歇训练）。这些运动可能会帮助一些人，也可能会伤害一些人，所以一定要咨询关于这些活动的个体化建议。
- 无论你选择什么活动，从简单的开始，循序渐进。
- 如果方便的话，与医生商量做视力和／或听力测试。
- 记得用音乐、阅读、锻炼、健康饮食、社交、户外活动和休息来滋养你的身心。

揭秘大脑衰老之谜（见表附录-1）：

表附录-1　大脑衰老的猜想和真相

猜想	真相
大脑中的所有神经元都是与生俱来的	在你的一生中，大脑的某些区域通过神经发生不断地产生神经元
随着年龄的增长，你无法学习新东西	任何年龄段的人都可以通过认知刺激活动（如认识新朋友或尝试新爱好）来学习
我们不知道大脑是如何工作的	近年来，研究人员在了解大脑方面取得了长足的进步，神经科学正处于令人兴奋的新突破的尖端
痴呆是衰老的必然结果	痴呆不是衰老的正常部分，大脑中与年龄相关的典型变化与由疾病引起的变化之间存在很大差异
只有年轻人才能学习一门新语言	虽然对孩子来说更简单，但年纪大了并不会阻碍你学习一门新语言
随着年龄的增长，你注定会忘记一些事情	记住细节对有些人来说比其他人更容易，但这对各个年龄的人都是如此，行之有效的策略可以帮助你记住名字和事实等，仅仅做到集中注意力就能帮助你更好地记忆
受过记忆训练的人是不会出现遗忘的	坚持做记忆训练，"用进废退"这句话适用于记忆训练，就像它适用于保持身体健康一样

※ 经美国退休人员协会（American Association for Retired Persons，AARP）全球脑部健康委员会许可改编。

　　这是一本叙事性非虚构类读物，其中没有编造的故事或虚构的场景。为此，首先我要感谢那些同意分享他们人生中私密且高度个人化经历的人们。在得到书面许可的情况下，我尽可能地在书中使用真名。一位已故患者的家人要求我使用化名，但她的故事中的医疗细节仍然是真实的。我还为三位无法取得联系的海地患者取了化名，并修改了故事的细节，以保护他们的隐私。

　　我要感谢我的家人一直以来对我的容忍。金，与我结婚30多年，并且会与我相伴永远的妻子，她给我的爱比我应得的更多。我的孩子经历过血淋淋的重症监护治疗，讲出那段经历对我而言是痛苦的。曾经的我甚至觉得除非她们伤到流血不止，否则受点外伤并无大碍。作为某种救赎，当她们在野营旅行或体育比赛中不小心受伤时，我总是很乐意为她们缝合伤口或处理烫伤。

　　很多人无私地帮助我完成这本书。写书这个想法伴随我十多年，一路上，很多人将智慧倾注在我身上。在科学发现的道路上保持耐心是极为重要的。我们在学术界有很长一段时间的争论，只有经过岁月的流逝和时间的沉淀，事情才会变得清晰明朗。在此，我要感谢我的导师琼·班尼特（Joan W. Bennett）医生、爱德华·哈波尼克（Edward F. Haponik）医生、威廉·哈扎德（William R. Hazzard）医生、戈登·伯纳德（Gordon R. Bernard）医生和罗伯特·迪图斯（Robert S. Dittus）医生。从他们那里，我学到的不仅仅是方法论和数据分析。他们教会我如何确定工作任务的优先次序以及如何向前推进，不过，我承认自己一路走来跌跌撞撞。

我要感谢那些让我将成为一名医生作为人生目标的人。我在我叔叔沃伦·C. 罗伊（Warren C. Lowe）身上找到了一位坚强父亲的影子，更感谢他带我走进了克莱门汀和詹姆斯·哈罗德·詹宁斯（James Harold Jennings）等艺术家的绚丽世界。还有我的岳父弗兰克·亚当斯（Frank Adams），我叫他爸爸。我已故的父亲吉恩·埃利（Gene Ely），谢谢你对我的爱，我比您想象的更尊敬您。我想对萨拉·科瑟（Sara Corser）博士说，您和您的家人是一束照进我生活的光，您和诺尔实现了我当乡村医生的梦想。

同样，我要感谢无数的护士、医生、药剂师、医师助理、护理师、物理和作业治疗师、呼吸治疗师、营养师、社工和医院牧师，他们每天都在生活和实践中无私地向我传授他们的知识。我也同他们每个人分享自己从患者那里得到的启迪。谢谢大家！这本书里写的也是你们的故事。

我们的研究由美国退伍军人事务部、美国国立卫生研究院、美国老龄化研究联合会和其他基金会提供资助，以实现我们将假设变为现实的梦想。我要特别感谢 R. 卢奇·罗伯茨（R. Luci Roberts）医生、苏珊·齐曼（Susan J. Zieman）博士和莫利·瓦格斯特（Molly V. Wagster）医生，他们与美国老龄化研究所的一支庞大团队一起，在国家和国际层面为我们所有人进行有关谵妄和痴呆方面研究，以推进科学发展并改善无数患者的生活。我发现，很少有什么事情比提出一个没人知道答案的问题，然后有条不紊地找到答案更令人兴奋的了。我和 CIBS 中心的同事们总是说，我们不在乎我们知道了什么，我们需要的只是真相。我们中心的每个人都不辞辛劳地记录和收集患者的数据，仔细分析，然后得出结论，进而帮助那些我们素昧平生的患者。对于你们每一个人，当然包括每一位患者，我都深表感激。这是一个成员众多、构成复杂的家庭。

学术界也是一个家庭。有多少次，我在讲台上或在科学大会上受到挑战，被迫为拟议的标准护理改革进行辩护。有多少次，这些调整让我回过头重新思考，再从更好的角度重新开始。这一学术历程虽然让人狼狈不堪，却让我们都长出了厚厚的铠甲。不过，同行评议的许多方面都经过了时间的考验，并且行之有效。我们对患者和科学本身的足够关注，使彼此做得更好。归根结底，这就是医学继续变革的方式。对于每一位对我要求更高的人，我感谢您一直以来对我的鞭策。

林赛·塔特（Lindsey Tate），在本书的写作过程中，你一直是我的协助者和伙伴，言语无法充分表达我对你的感激之情。出于对陀思妥耶夫斯基的热爱，我们一路前进。我们曾开玩笑说，写这本书有时感觉就像把一睡袋的信息塞进一个钱包里，时至今日仍然觉得很好笑。你始终强调本书的主题是将患者当人来审视，并且这个主题要像北极星一样鲜明。

苏珊·戈洛姆（Susan Golomb），我的出版经纪人，你坚持不懈的热情、独到的见解和强大的人格促使我完成了这本书。感谢你对出版的精深了解，也感谢你提醒我在疫情期间在医疗前线要小心。我知道这是出于对我个人的真诚关怀。我在斯克里布纳出版社的编辑卡拉·沃特森（Kara Watson）和我的出版商南·格雷厄姆（Nan Graham）在疫情期间看到了这本书的前景。感谢你们给新作者一次机会，并相信我的作品有更大的意义。卡拉，我很感谢你始终如一的耐心、深刻的理解和不可思议的直觉，在整个写作过程中，你给了我很多启发。

我还要感谢原稿的三位读者，他们提出了深思熟虑的意见。汉娜·文施（Hannah Wunsch）医生和安吉洛·沃兰德斯（Angelo Volandes）医生分享了他们的医学专业知识，而教我女儿如何阅读的尼娜·德马特奥（Nena DeMetteo）修女则提供了她对语言的精妙理解。

在我人生的每个阶段，我都会遇到精神导师。高中时 E.J. 杰克斯（E. J. Jacques）让我沉浸于《哥德尔、艾舍尔、巴赫：集异壁之大成》（*Gödel, Escher, Bach: An Eternal Golden Braid*）一书中，并在我心里扎了根。我在医学院上学时，每个长周末，我的舅舅杜巴·马里恩（Dubba Marion）修士都会在路易斯安那州的圣约瑟夫修道院启迪我的心灵。在密苏里州广播公司就职的约翰·拉斐尔（John J. Raphael），我在纳什维尔最好的朋友，感谢你在我不知道下一步该去哪里的时候一直在身边指导我。比尔·W.（Bill W.），我是你拯救的众多人中的一员。

我要感谢那些无意中帮助了我的朋友。一份不完整的名单包括玛丽、凯瑟琳、福斯蒂娜、特蕾莎、巴基塔、吉安娜、约瑟夫、弗朗西斯、托马斯、伊格纳修斯和约翰，以及雅克、弗兰纳里、卡吕尔、亚历山大、弗朗茨、富尔顿和瓦尔特。

最后，我写这本书的初衷是尽一切可能确保未来的患者得到最佳的护理，得到最彻底的康复，并在生命自然结束时得到最平静的死亡。因此，我将我的图书预付款和 100% 的图书销售收入捐赠给一家非营利基金，用于批判性研究，以促进循证实践的推广，并帮助 ICU 重症康复者及其家属。我想感谢所有通过为自己或他人购买这本书和为这项工作做出贡献的人，或者任何选择通过我们的网站直接进行免税捐赠来为这项事业出一份力的人。

考虑到环保的因素，也为了节省纸张、降低图书定价，本书编辑制作了电子版的参考书目。扫码查看本书全部参考书目内容。

未来，属于终身学习者

我们正在亲历前所未有的变革——互联网改变了信息传递的方式，指数级技术快速发展并颠覆商业世界，人工智能正在侵占越来越多的人类领地。

面对这些变化，我们需要问自己：未来需要什么样的人才？

答案是，成为终身学习者。终身学习意味着具备全面的知识结构、强大的逻辑思考能力和敏锐的感知力。这是一套能够在不断变化中随时重建、更新认知体系的能力。阅读，无疑是帮助我们整合这些能力的最佳途径。

在充满不确定性的时代，答案并不总是简单地出现在书本之中。"读万卷书"不仅要亲自阅读、广泛阅读，也需要我们深入探索好书的内部世界，让知识不再局限于书本之中。

湛庐阅读 App: 与最聪明的人共同进化

我们现在推出全新的湛庐阅读 App，它将成为您在书本之外，践行终身学习的场所。

- 不用考虑"读什么"。这里汇集了湛庐所有纸质书、电子书、有声书和各种阅读服务。
- 可以学习"怎么读"。我们提供包括课程、精读班和讲书在内的全方位阅读解决方案。
- 谁来领读？您能最先了解到作者、译者、专家等大咖的前沿洞见，他们是高质量思想的源泉。
- 与谁共读？您将加入优秀的读者和终身学习者的行列，他们对阅读和学习具有持久的热情和源源不断的动力。

在湛庐阅读 App 首页，编辑为您精选了经典书目和优质音视频内容，每天早、中、晚更新，满足您不间断的阅读需求。

【特别专题】【主题书单】【人物特写】等原创专栏，提供专业、深度的解读和选书参考，回应社会议题，是您了解湛庐近千位重要作者思想的独家渠道。

在每本图书的详情页，您将通过深度导读栏目【专家视点】【深度访谈】和【书评】读懂、读透一本好书。

通过这个不设限的学习平台，您在任何时间、任何地点都能获得有价值的思想，并通过阅读实现终身学习。我们邀您共建一个与最聪明的人共同进化的社区，使其成为先进思想交汇的聚集地，这正是我们的使命和价值所在。

CHEERS

湛庐阅读 App
使用指南

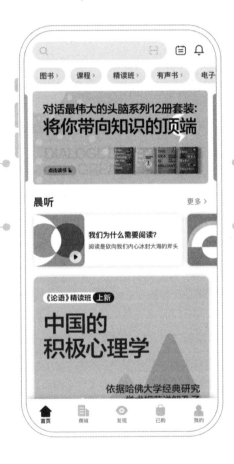

读什么
- 纸质书
- 电子书
- 有声书

与谁共读
- 主题书单
- 特别专题
- 人物特写
- 日更专栏
- 编辑推荐

怎么读
- 课程
- 精读班
- 讲书
- 测一测
- 参考文献
- 图片资料

谁来领读
- 专家视点
- 深度访谈
- 书评
- 精彩视频

HERE COMES EVERYBODY

下载湛庐阅读 App
一站获取阅读服务

著作权合同登记号：图字：01-2023-3999 号

图书在版编目（ＣＩＰ）数据

每一次深重的呼吸 /（美）韦斯·埃利著；田行瀚，
王磊译 . —— 北京：华龄出版社，2023.9
　书名原文：Every Deep-Drawn Breath
　ISBN 978-7-5169-2601-7

　Ⅰ.①每… Ⅱ.①韦… ②田… ③王… Ⅲ.①险症—
诊疗 Ⅳ.① R459.7

中国国家版本馆 CIP 数据核字（2023）第 172328 号

出 版 人	周　宏		责任印制	李末圻
责任编辑	李　健　陈　馨		装帧设计	湛庐文化

书　　名	每一次深重的呼吸		作　　者	［美］韦斯·埃利
出　　版	华龄出版社 HUALING PRESS		译　　者	田行瀚　王　磊
发　　行				
社　　址	北京市东城区安定门外大街甲 57 号		邮　编	100011
发　　行	（010）58122255		传　真	（010）84049572
承　　印	唐山富达印务有限公司			
版　　次	2023 年 10 月第 1 版		印　次	2023 年 10 月第 1 次印刷
规　　格	710mm×965mm		开　本	1/16
印　　张	18.25		字　数	292 千字
书　　号	ISBN 978-7-5169-2601-7			
定　　价	109.90 元			